U0304656

杏林漫录

宋书功 著

中医古籍出版社

图书在版编目（CIP）数据

杏林漫录/宋书功著 . -北京：中医古籍出版社，2014.1

ISBN 978-7-5152-0492-5

Ⅰ.①杏… Ⅱ.①宋… Ⅲ.①中医学-文集 Ⅳ.①R2-53

中国版本图书馆 CIP 数据核字（2013）第 280144 号

杏林漫录

宋书功 著

责任编辑 刘 婷

封面设计 映象视觉

出版发行 中医古籍出版社

社 址 北京东直门内南小街 16 号（100700）

印 刷 三河市华东印刷厂

开 本 710mm×1000mm 1/16

印 张 19.125

字 数 240 千字

版 次 2014 年 1 月第 1 版 2014 年 1 月第 1 次印刷

印 数 0001～2000 册

书 号 ISBN 978-7-5152-0492-5

定 价 32.00 元

作者简介

　　宋书功，北京中医药大学医学人文学系教授，北京大学医学部性学中心研究员，中国性学会常务理事，《中国性科学》杂志编委。长期从事《医古文》、《大学语文》的教学工作和中医药古籍整理研究工作。主要著作有：

　　独编的：1.《金匮要略广注校诠》、2.《中国古代房室养生集要》、3.《中国古代房室养生集要增补版》、4.《中国古代房中养生真要》、5.《医古文注译题解》、6.《医古文自学文凭考试指南》、7.《医古文助学助考》、8.《摄生总要与阴阳双修》、9.《诗经情诗正解》、10.《四库荟要·日讲易经解义点校》、11.《日讲四书解义点校》。

　　主编的：1.《全国高等中医院校助学助考系列丛书》总主编、2.《全国高等中医院校各学科考试大纲题解丛书》总主编、3.《全国职业中药师资格考试习题集》主编、4.《养生五经》、5.《千金房中的养生经》、6.《本草纲目中的食疗方》、7.《养生导引秘籍》、8.《王翰林说养生》、9.《手握健康》、10.《手到病除》、11.《健

康从脚开始》、12.《家庭健康枕边书》、13.《房事养生与性病证治》、14.《古今名人长寿要妙》

合编的：1.《养生长寿诗歌诀》、2.《性医学教程》主编之一、3.《性法医学》主编之一、4. 全国高等中医院校七年制《中医古汉语基础》副主编、5.《全国高等中医药院校七年制古汉语基础教学参考资料》副主编、6.《医古文习题集》、7.《全国高等中医药院校七年制古汉语基础习题集》、8.《中国性科学发展蓝皮书》、9.《医古文基础》、10. 电视专题片《中国古代性文化》等。

序

　　杏是人们熟知且喜爱的一种果木，其花可赏，"沾衣欲湿杏花雨"，"一枝红杏出墙来"，"牧童遥指杏花村"。"杏"字屡屡出现在古今诗人的句中。其肉酸甜可食，其核可制成杏酪、杏粉，香甜可口，招人喜欢，还可入药，用于治疗心脑血管的疾病，如输液用的银杏达姆及口服的银杏蜜环溶液等。总之，银杏是个好东西。

　　孔子聚徒讲学处称作杏坛。《庄子·渔夫》："孔子避乎缁帷之林，休坐乎杏坛之上，弟子读书，孔子弦歌鼓瑟。"故杏坛可喻教室、校园、教学园地。唐朝有杏园，在曲江池西南，为新科进士游醮处。全唐诗刘沧《及第后宴曲江》云："及第新春选胜游，杏园初宴曲江头。"因此也用以喻进士及第。唐温庭筠《春日将欲东归寄先及第苗绅先辈诗》云："几年辛苦与君同，得丧悲欢尽是空。…知有杏园无计入，马前惆怅满枝红。"我们今天也可以把考入高等医药院校称作入杏园，把学医人呼作杏林子，杏林生。

　　三国时期吴国有名医董奉居江西庐山，一说居安徽凤阳县杏山，给人看病不要钱，重病愈者在此种杏五棵，轻者一棵。一年后治好的病人无数，得杏树十余万棵，蔚然成林。因董奉在此修炼成仙，故称此"董仙杏林"。后世遂以"杏林春满"，"誉满杏林"称颂医

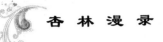

师的医术高明，医德高尚。

显然，杏园、杏田、杏林、杏苑都是同义词，董奉的典故都可以喻医，都可以与医学事业、医学人物、医学研究、医学教育、医风医德等有关，我这本书里用"杏林"一词将这些内容含该之。

我在中医药院校从事《医古文》、《大学语文》的教学工作和古籍整理研究工作数十年，时有心悟，亦有质疑，时有所论，亦有所记。我将它们漫而录之，多有在报刊杂志发表过的，亦有未及发表的，内容涉及中医文化、医籍训诂、教材教学、中医人物、中医性学、中医文学等等。今将其中主要内容辑而成册，名为《杏林漫录》，或许对杏林学子有所裨益。

囿于水平，缺点错误之处在所难免，请方家读者批评指正。

宋书功

2013 年 5 月 2 日记录于

北京中医药大学家属楼古丹居室

目录

1

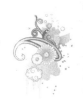

一、中医是中华民族的幸福树

——致嚷嚷要取消中医者

中国医药学（简称中医）是世界上最早的人体生命科学，她从远古走来，在华夏传统文化的土壤中生长、发展、壮大，历经几千年，长成为一棵参天大树，她根深叶茂，枝粗杆壮，庇荫着中华民族的休养生息。从仓公的《诊籍》，到华佗、刘河间、李杲、张从正、朱丹溪等医家的医案，再到明代江瓘的《名医类案》、清代魏之琇的《续名医类案》，等等，不知多少患者从医生的刀圭中起死回生，释缚脱艰。汉代《禽经》曰："灵鹊兆喜"，喻医生像翩翩飞翔的灵鹊，将起死回生、病愈康复的喜讯送到病家。因此，中国医药学是中华民族的幸福树。

早在公元前21世纪的《尚书·洪范》中就提出了阴阳五行的哲学观，这是中医理论的哲学思维，并由此产生了"辨证施治"的中医临症方法。因此，中医"天人合一"的整体观和认识论是植根于中国古代传统文化的宇宙观之中的，这是一种朴素的唯物主义科学观。

"阴阳学说"贯穿于中医学术的辨疾、治则、处方、用药等各个系统。中医把健康人叫做"平人"，将其脉象称为"平人之脉"，其体况即如《黄帝内经》所言"阴平阳秘，精神乃治"。即阴阳调和，阴阳和谐，人的精气神就平安正常了。反之，阴阳失和，"过犹不及"，或"阳盛阴虚"，或"阴盛阳虚"，或"阴阳俱虚"，则为病人之体。因而"治则"也随之产生了，那就是调理阴阳，"虚则实之，

实则虚之"，"寒则热之，热则寒之"，"反之于平"，亦即"致中和"，而这又正是传统文化的内容，是孔子思想学说中的"和"文化在医学、人体生命学中的运用。接着，根据治则，医家就可以开出扶正祛邪、调理阴阳的处方来。这一系列的连续过程，都显示出严密的逻辑关系，具有缜密的科学性。

古代医家根据人体生理、病理的变化，在长期临床实践中发明了严密而科学的诊疾方法，即望、闻、问、切四诊法。《难经》曰："望而知之谓之工，闻而知之谓之巧，问而知之谓之仁（神），切脉而知之谓之圣。"四诊之中，脉诊最重要也最难。张介宾曰："脉色通神，吉凶判矣"，是指五色诊脉的理论，从面部的五色和脉搏的情况可知五脏的精气神是否有病了。这是非常准确的科学方法。战国时秦越人研究《内经》的理论时把诊脉术提到纯熟的地步，故司马迁在《史记·扁鹊仓公列传》中赞誉道："至今天下言脉者，由扁鹊也。"西晋王熙（字叔和）将前人研究成果汇编成《脉经》，对28种脉象作了准确而精细的描述，这就是一本教材了。医生的本事就在脉上的工夫，现在仍有一些高明的中医大师，当病人拿着各种化验单去找他看病时，他还是习惯地用他的三个指头。

在上古思想文化学说广阔的背景下，在丰富多彩的文化苑囿中，人类医学史上第一部有关人体生命医学的理论著作产生了，那就是响震世界医学界的《黄帝内经》。唐代王冰在其《黄帝内经素问注序》中评赞说："稽其言有征，验之事不忒。诚可谓至道之宗，奉生之始矣。"此说甚是。还有，它的"不治已病治未病"、"预防为主，防重于治"的医学思想更是放射着永恒的光辉。关于《黄帝内经》的产生年代，历来众说纷纭，在此不赘述。

未冠以黄帝之名的《内经》，则是一部系统而全面的医学和人体生命学的理论专著，其内容涉及到生理学、病理学、疾病学、治疗学等方方面面。在临床上它的最大特色是"天人合一"的宇宙观和整体观，充分贯穿了唯物辩证法的科学思想。这在人类医学史上的贡献是空前的，举世无双的。几年前，一个德国医生在一次学术会议上热情洋溢地盛赞一个中国医生的发言，说他提出了"不治已病治未病"的观点非常可贵。可他哪里知道这是几千年前中国古代医家在《内经》中提出的观点。秦越人就是研究这本古《内经》而写出《难经》的。这部古《内经》虽不如汉代成书的《黄帝内经》充分而完备，但它已经具备了《黄帝内经》的基本方面。因此，古《内经》是对此前医学的总结，是对此后医学发展的指导，是它指引着代代医家去把医学科学发展更完备、更成熟、更辉煌！

《周礼》分医为四，唐朝曾建立过类似今日之中医学院之皇家医药学校，有疾医科、药园科、针灸科、兽医科四个专业，而且朝廷还设有医学进士考试。到元代，医学分为十三科，即大方脉科（内科）、杂科、小方脉科（小儿科）、风科（神经精神科）、产科、眼科、叩齿科、咽喉科、正骨科（伤科）、金疮科（外科）、针灸科、按摩科和祝由科（心理疗法），与今之医院分科相差无几。

医治疾病离不开药物，中国药物学的历史也很悠久。先民们先是无意识地发现了某种植物能够治什么病，继而有意识地去探寻哪些植物有什么除疾之功效，积少成多，遂成为一门科学。说黄帝发明了医药，那只是传说。《神农本草经》曰："神农尝百草，一日而遇七十毒。"神农也是传说中的人物。所谓神农著《本草》，那只是汉人的假托，但也反映了先民之中一些有志于医学事业的人的那种不避艰险，为医药事业而勇敢献身的精神。《神农本草经》成书于东汉，收药365种，且分上、中、下三品，上品养命，中品养性，下品治病。可见在汉代，我国的医药科学已经得到高度的发展。至梁陶弘景著《神农本草经集注》，又将当时名医的用药收进去，增药365种。至唐高宗李治命李勣重修，增药120种。这是我国第一部由政府颁布的国家药典，比1542年纽伦堡药典要早八百多年。至宋朝，宋太祖命刘翰详校，仁宗再诏补注，增药一百。唐慎微将仁宗时的《嘉祐补注本草》及苏颂的《图经本草》合为《经史政类备急本草》，共收药 1518 种。至明代李时珍著《本草纲目》增药 374 种，共收药 1892 种。而今之《中华人民共和国药典》收药五千多种。这些著作都明载药物的性味、功能、主治、附方，对于医生临床用药和科学研究都是极其宝贵的财富。同时对于药物的加工和炮制也有卓越的贡献。南朝宋时的医药学家雷敩的《雷公炮炙论》中的许多方法，经后世不断改进和提高，至今仍被采用。

针灸学是我国医学中的一个独特的门类，它从石器时代的砭箴走来，到铁器时代的金针，其来历很是遥远。《黄帝内经》中《灵枢经》部分全是讲针学的，其《素问》部分也有很多针灸学的内容。可见在汉代以前针刺医疗技术已经达到很高的水平了。晋代皇甫谧根据古代针灸学文献编写出《黄帝三部针灸甲乙经》，更加方便于教学、临床和科研。宋朝著名针灸学家王唯一创造了铜人内景图，是供针灸医生考试用的。特别令人惊异的是古代医家对人体的经脉腧穴把握得如此之准确！皇甫谧《针灸甲乙经》收录的人体穴位达 654 个之多，且每个穴位都有其名称，记载其功能、主治等等。此书现在是国际针灸学的教材，那些外国习针灸者要求用数字序号来代替穴位名称，说是太难记了。但这个决定权在中国医家手中，那是不能改的，因为每个穴位名称都有其特定含义。明代医家张介宾《类经序》曰："药饵不及，古有针砭。九法搜玄，道超凡矣。"一根银针，几千年来，不知给多少人解除了痛苦和病困！两年前，曾见一个叫罗伯特的美国人，每个周末从美国坐飞机来北京中医药大学扎针治病，一连几个星期，直至病愈。

在方剂学方面，自商汤时伊尹的《汤液经法》，历代医家不断探索，到汉代张仲景将其收入书中，创制出方剂学的经典著作《伤寒论》。至此，理、法、方、药，祖国医学已经高度成熟地完成了它的科学架构。此后，孙思邈的《千金方》，唐人王焘的《外台秘要方》，使方剂学的研究得到更多的发展。至明清时温病学著作的问世，中国医学跟疾病作斗争的武器就更加全面了。2003 年 SARS 肆虐期间，一个曾在北京攻读过中医学博士的新加坡医生，通过研究吴鞠通的《温病条辨》，制成一方，让家人服用后，其家人终无一人染病。

我国传统的医药科学是祖先留给我们的一份珍贵的遗产。日本人称之为"汉方医学"，韩国人称之为"韩医"，并且他们正在向联合国科教文组织申请为他们的文化遗产。可见外国人对中医是多么珍惜和重视。然而，在国内，从清末国学大师俞樾提出"医可废，不可尽废"，到近代史上著名的"教育系统漏列中医案"，从1929 年南京政府的"废止中医"提案到前些日子张功耀、方舟子等人的嘶声呐喊，都不禁令中国人倒抽几口冷气，也不禁令外国人哑然失笑！

"中医"一词是现代才出现，过去只称作"医"，鸦片战争后西方医学传入中国，才有了中医、西医的说法。西医传入后，以其治疗上的便捷，很快为国人所接受，因为从此有两套方法来对付疾病，谁不欢迎呢？但现在个别年轻的西医生，以及一些崇洋媚外数典忘祖的人士指责中医不科学，说中医没有数据概念，没有量化标准。这种说法显然是太幼稚、太无知了。中医和西医是两种理论体系的科学，怎么能用西医的模式去比对中医，而说中医不科学呢？有个中医老大夫听后开玩笑地说："西医连小儿尿炕都治不了，难道就能说它不科学吗？"

中国中医研究院更名为中国中医科学院，这是一种科学的认知和正名。其实，中西医都是人民所需要的，如果一个高明的医学家中西医都很精通，那他为人类的健康事业做出的贡献就更大了。发出"取消中医"声音的人，可能是他在看病时上当受骗，因而怨恨地说出了气话；可能是有些骗子混进了中医队伍，给中医的形象和声誉带来了恶劣的影响。20多年前，已故中医学家任应秋教授就在光明日报上疾呼："中医乏术，中医乏人！"正是对有志于中医药事业的志士仁人的一个激励！

新中国成立后不久，毛泽东主席即发出号召："中医药是一个伟大的宝库，要努力加以发掘。"于是在1956年率先创办了北京、上海、广州、成都4所中医药院校，此后扩展到每省都有中医药院校；部分西医院校也设立中医系，从而使这门在当时几乎只存在于民间的传统文化科学得到了振兴和崛起，而且从国家政策上得到了保证。半个多世纪以来，已经培养了大批的中医药人才，他们在全国各地的医疗和科研岗位上发挥着重要作用，在继承发展祖国传统医药事业上取得了显著成绩，作出了重要的贡献。中医药正在走出国门，走向海外，来中国学中医的外国留学生逐年增多。现在在欧美等国家也可以看到不少中医院或中医门诊部。

改革开放以来，在党和政府的关怀下，我国的中医药事业取得了辉煌的成就，中医教育事业也在科学地发展前进。"勤求博采，厚德济生"，一批批中医药人在教学、科研、临床的岗位上拼搏，一大批中医药院校都成为各地中医药事业的领头羊。现在，中医事业欣欣向荣的气象完全可以告慰任师于九泉之下了。祖国医学这棵参天大树，如今枝更荣、叶更茂、花更香！

如此，有谁敢来取消中医呢？真是：撼山易，撼中医难！

（原载《中国卫生产业》2007年第一期）

二、仲景学之佳作，《金匮》注之珍品

——清人李彣《金匮要略广注》

　　《金匮要略广注》一书，可比诸何氏之璧，一经医家慧眼识之，必被视为珍宝而怀揣之。又可比诸丰城之剑，一经医家妙手得之，必被视为利人济物之神器而持用之。堪称为仲景学之佳作，《金匮》注之珍品。习医者研读之，定能抉灵兰之秘典，可望起凋敝之沉疴。

　　作者李彣，字珥臣，清康熙年间钱塘（今杭州）人。有清一代，医学大盛，名医甚夥，灿若群星。奈史家欠重方技，故载入史籍中者无多。李彣其人，史亦无载，惜哉！然而其学有渊源，术有奇验，道有所传，何碍无良史之辞而显其声名哉？其《金匮要略广注》一书，足以使之响震千古！

　　李彣少时多病，百药备尝，遂留心医药，"从事张卿子、潘邓林两师门下。两师固医宗，多善诱"，兼其学业勤笃，遂成大器。李彣之二师，今之医家亦皆敬崇。张卿子（1589～1668 年）名遂辰，号相期，又号西农，少时曾以诗文见赏于江南才子董其昌诸公，因自少羸弱多病，久医不效，乃自检方书，自疗自愈；明末潜名里巷，业医自给，有起死回生之誉。张氏推崇金代成无己之《注解伤寒论》，尝以此为蓝本，博采各家，撰《张卿子伤寒论》七卷。门人众多，皆名震遐迩，其中以张志聪（《清史稿》有传）等最享盛名。潘邓林，乃明清浙江名医潘楫（字硕甫）之号，著有《医灯续焰》、《伤寒大旨》等书，据乾隆年间所修《仁和县志》、《钱塘县志》、《浙江通志》载："门人数百辈，皆不同凡响。"李彣自序曰："二师精通仲景之学，深得《伤寒论》、《金匮要略》之微旨，且乐于亹亹诲人，培植桃李。"故李彣既得二师所授仲景心法，遂又"穷年力索，一以贯之，几易寒暑"，终于著成是书。书成后，他"又未敢自信，质之二师"，二师阅毕赞曰："行世有余，何惜剞劂？"并主动予以作序。后又过了十余年，与同学及门人反复讨论，发隐启秘，共为折中，终于在同学潘霨师、汪我俊等人的力劝下，于康熙二十一年（1682）付诸剞劂氏，梓行于世。由此看来，《金匮要略广注》一书，是李彣为主编，著名医家张遂辰、潘楫为导师，潘霨师、王我俊、李玮西、李升玺等同学及门人共同研讨的结晶，熔合前人之研究成果，增益其所发明而编著成的高水平的集体创作，完全可以代表《金匮》之学发展到明清之际的最高研究水平，可以说是一个划时代的里程碑。

果然，《金匮要略广注》梓行六十年后，即乾隆七年（1742），太医院判吴谦奉敕发内府藏书，并征集天下藏书及传世良方，编成大型医学丛书《医宗金鉴》，其中《订正仲景全书·金匮要略注》中，录古今29家之注，而李彣之注选录最多。那些被选录较多的注家有：程林《金匮要略直解》78条，尤怡《金匮心典》、《金匮翼》71条，赵良《金匮方衍义》35条，徐彬《金匮要略论注》35条，魏荔彤《金匮要略本义》30条，沈明宗《金匮要略编注》26条，高世栻（李彣同门张志聪之高足）《金匮直解》14条，周扬俊《金匮玉涵经二注》12条。其余各名家则仅录一、二条者。而所录李彣《金匮要略广注》凡92条之多（内有其侄子兼门人李玮西一条），数量之多为诸家之冠。可见李彣之《广注》是何等受太医院判吴谦所重视，亦可见其在当时学术界地位之高，影响之大！

统观《金匮要略广注》一书有以下特点：

（一）体例完备而精当：

李彣注《金匮》，其在每篇题目下，有一段类似题解的总论性文字，概括地阐述全篇之大纲。李彣在范例中说："今于篇首，括枢要而总断之，以见治固多端，理归一致，大纲既举，众目毕张也。"然后逐节分解，先列经文，后即逐词逐句解析阐释。读者披而览之，即可明其体例。若欲习悟某节某条乃至某句之义，指之而得，甚便习用。

（二）溯源求本，治学严谨：

李彣曰："《金匮要略》，世尊为经，大旨既深，匪易蠡测。今探索有年，悉为注解。然必原本《内经》，以溯学之有本；推明幽隐，以究理之所归；不敢闭门造车，或非曲学诬人乎！"这几句话，不是李彣之自我标榜，亦不是以经解经之机械运用，而是他研读仲景之学的心血结晶，是其得经之旨，握其心法，故而上下逢源的深切体会，说明他对《金匮要略》之研究，已经步入前人所未达之境界。

（三）注释精当，见解超人。抉幽阐微，发前人之未发；析理述方，启后学之难明。

李彣注《金匮》，甚重前人研究成果。他说："缘前列愚意注解外，有昔贤名论最优者，备详姓氏，附葺于后，以广见闻，以便咨考。"是即该书命名"广注"之由。

注疏之事，最忌当注不注、注而未当，尤忌遇难而默。李彣注《金匮》，凡疑难深奥之处，悉为注解。今之习中医者多未见过李彣之《广注》，而所流行之《金匮》注本，多有存疑藏惑及有误注之处，然一读李彣之《广注》，则群疑冰释，悉得确解。试略举数例，以证此说：

《奔豚气病脉证治第八》云："师曰：病有奔豚，有吐脓，有惊怖，有火邪，此四部病皆从惊发得之。"

其中奔豚、惊怖两部病从惊发得之，古今医家都可理解，而吐脓、火邪亦得之于惊发，古代医家无注，可能是遇难而默吧！今之医家则对仲景此说持怀疑，如王渭川氏《金匮心释》云："吐脓、火邪两种病单纯说是因惊而发，证据不足。"又，何任氏《金匮要略校注》云："前文所论四部之病，统言惊发，未必尽然。奔豚、惊怖从惊恐得之，可信，而吐脓、火邪亦谓惊所致，其理未明。"

然而我们一看李彣之注，则是有证有据，其理阐述得明明白白：

李彣《广注》曰：

《内经》云："肝病发惊骇（肝藏魂，魂摇则惊）"。又云："脾移热于肝，为惊衄。"又："二阳一阴之病主惊骇（二阳，胃也。一阴，肝也）"。又："阳明终者，善惊。"又："胃病，闻木音则惕然而惊（胃，土也。闻木音惊者，土恶木也）。"由是观之，则心、肝、脾、胃，皆有所惊也。

今以奔豚从惊发得者言之，《伤寒论》云："太阳伤寒者，加温针必惊也。"盖心主血，汗者，心之液。烧针发汗，则损阴血而惊动心气，肾邪因虚而上凌，发为奔豚（木克火也），则因惊以致奔豚。此惊发之属于心者也。

以吐脓从惊发得者言之，胃为水谷之海，惊则饮食停滞，气血不行，蓄而为热，内不能容，外无所泄，于是腐化为脓。病胃脘病而吐脓血者有之（嗳吐出于胃），则因惊以致吐脓。此惊发之属于胃者也。

以惊怖从惊发得者言之，《内经》云："惊则气乱，以心无所倚，神无所归。"丹溪谓心藏神，惊则神出于舍，舍空痰客，血气入舍，痰拒其神不得归，则因惊而惊怖不已。此惊发之亦属于心者也。

以火邪从惊发得者言之，《经》云："诸病惊骇皆属于火（心恶热，火动则心惕不宁）"。又，相火寄在肝胆，肝多惊，木旺则心火愈炎（肝属木）。如小儿热剧者，其受惊必多；发搐者，则肝火弥炽。则此病情宜细审也。

李彣立足于中医理论的整体观，如此从病机、病理、病因上分析四部病皆从惊发得之，可谓高屋建瓴，精辟透彻，语语破的。而于吐脓、火邪二病皆从惊发得之之解析，更可谓扫千古之疑，除古今之惑。

李彣于方论之解说阐释亦精辟透彻，今随便举其一例，即可知其一班。如太阳病篇：

"太阳中热者，暍是也。汗出恶寒，身热而渴也。白虎加人参汤主之。"

李彣释曰：

"热伤气，气泄则汗出，气虚则恶寒；热蒸肌腠，则身热；消津液，则作渴。此恶寒身热，与伤寒相类，所异者：伤寒初起无汗，不渴；中暍初起即汗出而渴也。"

此段文字，将暍病之病因、机理、症状，阐述得明明白白。

李彣于《金匮》中方剂之释，亦详尽而细致，令人开慧启智：

白虎加人参汤方：

石膏一斤，碎　　知母二两　　甘草二两　　人参三两　　粳米六合

右五味，以水一斗，煮米熟，汤成，去滓，温服一升，日三服。

李彣释曰：

白虎，西方金神也，炽热方张，欲转夏暑为秋凉，故以白虎为名。石膏，气味辛甘寒，其甘也，能止渴去火；其辛也，能解肌发汗。知母，辛苦寒，下则润肾燥以滋阴，上则清肺金而泻火。人参，益元气而生津液。甘草、粳米，滋养脾土，且甘温除大热也。

又按：春属木，夏属火，木能生火，故可转春为夏；秋属金，冬属水，金能生水，故能转秋为冬。若夏属火，秋属金，火能克金，何能转夏为秋？故用甘草、粳米，味甘属土者使火生土，土生金，是谓转夏为秋之义也。东垣曰："身以前，胃之经也。胸前，肺之室也。邪在阳明，肺受火制，故用辛寒以清肺气，所以有白虎之名也。"

如此析理释方于药物之性味、主治、功能，配伍之君臣佐使，乃至方名方义，尽道其详，这在《金匮》注家中未有出其右者。

李彣博通经史，有很深的古文功底，因此，于经文词语训释，亦务求确解。

如《水气病篇》中"皮水，其脉亦浮，外症胕肿，按之没指。"其中"胕肿"，注家多训"胕"同"肤"，谓周身皮肤肿胀。然此训于文理、医理皆不可通。按辞书无"胕同肤"之训；从医理上讲，水气病并非全身浮肿，而只是脚面肿，按之能淹没手指。李彣训胕为脚面，即"胕同跗"，《说文》："跗，脚面也。"如此，既合文理，亦合医理。请看李彣之注：

"胕，脚面也，阳明经动脉之处。又，脾经入腹，脾胃皆属土，土虚不能制水，而反为水所乘，故浮肿，腹如鼓。"《内经》云："水病，下为浮肿大腹是也。"

按《内经》水气病上部症状为"喘呼，不得卧"，下部症状为"浮肿，大腹"，故李彣之训有根据，无可辩驳。

再如《水气篇》中：

"阳气不通即身冷，阴气不通即骨疼。阳前通则恶寒，阴前通则痹不仁。"

句中"前通"，今之注家多据《说文》："前，齐断也"，训"前通"为"断绝流通之义"，然将此训置入句中，则显见上下文意不协。上二句是"阳气不通"、"阴气不通"，下二句是"阳前通"和"阴前通"，则"不通"与"前通"显然有别，若"前通"训为"断绝流通"，则与"不通"有何区别呢？

李彣注曰："阴阳前通者，气又散亡也。"李彣谓"不通"为郁结，"前通"为散亡，这就明言其词义之不同了。考《说文》徐颢笺，训"前"为"勤"，则"前通"犹"勤通"，谓过于流通，即大量散亡之义。故李彣之训，确而有据。

如此过人的见解，在李彣《广注》中有很多，毋庸赘举了。仅就上述所言，也就可以看出李彣之《广注》是超出前代，而今之名彦时贤能企及者尚未得见。故称之为仲景学之佳作，《金匮》注之珍品，绝无过分。

然而，如此之宝书，则久已消息淹闻。今之学者，知者不多，见者尤少。《四库全书总目》不载，《全国馆藏联合书目》亦未录，唯《全国中医联合书目》载齐齐哈尔市图书馆有一清刻本，然亦有所残缺。此外，笔者有幸，得见北京中医药大学图书馆有一清抄本，字迹工整清秀，个别章节的经文有纠讹补脱的朱笔校记，或于天头，或于行间。全书分上、中、下三卷，每卷又分上下二册。上卷下册第廿页面有篆刻"少癸"篆字之印章，当是藏书家之名号。关于《金匮要略广注》一书，其存世消息，除此以外则别无所闻了。

对于这种孤本独存的凄凉情景，不能不令人为之心寒！失传之哀，殆无日矣！果若如此，岂非祖国医学之一大损失！

丰城之剑岂可久埋狱底！和氏之璧终会宝传人间。为不使如此佳作失传，且以发皇仲景学术，俾《金匮》之学昌明宇内，为中医学术研究和临床服务，著名仲景学家北京中医学院刘渡舟教授和著名中医学家中国工程院院士董建华教授皆力倡将此书整理出版。故不揣浅陋，将上述二书对校，参校他书，择善而从，略加注释，成《金匮要略广注校诠》，以飨读者。李彣地下有知，当亦心许焉。如此，庶可使珠映于川，玉润于山，金辉于沙，得以泽滋杏林，学传岐黄，造福寰宇也。笔者有感于诸时贤之力，特此以识功德，以申谢忱！

1992 年 1 月 25 日

（原刊于《北京中医药大学五十周年校庆论文集》，亦作人民卫生出版社出版之《金匮要略广注校诠》一书之序）

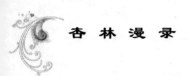

三、清儒医籍训诂研究之一

——《广雅疏证》与医籍书证

1.《广雅疏证》之由来

古有《尔雅》一书，是世界上最早且保存得最完整的一部词典，自汉以后，向为儒士所珍宝，至唐时又升列为儒学经典，为十三经之一。三国时魏人张揖（字稚让，河北清河人）受《尔雅》之迪思，遂依照其体例和篇目，博取汉儒笺注及《三苍》、《说文》诸书以增广之，以其所收词语皆《尔雅》之外者，故名《广雅》。此书堪与《尔雅》、《方言》、《说文》齐名，为其后又一部训诂专著。但是由于历史的原因，《尔雅》一书自汉、晋、唐、宋有郭舍人、樊光、刘歆、李巡、孙炎、郭璞、裴谕、郑樵八家的注疏，而《广雅》一书除隋代曹宪作音释四卷名《博雅音》（为避隋炀帝讳改广为博）外，至清代才有王念孙作《广雅疏证》。

王念孙，字怀祖，号石臞，清代江苏高邮人，太宗伯（礼部尚书）王文肃公之子，生于乾隆九年（1744），卒于道光十二年（1832），寿89岁。乾隆四十年进士，官至永定河道。念孙12岁受业于朴学大师休宁戴震，精通音韵、文字、训诂之学，著述甚富，其中影响最大的是《广雅疏证》十卷和《读书杂志》八十二卷。

《广雅》原分上中下三篇，唐以后的传本则为十卷，皆同《尔雅》为十九目，始于《释诂》，终于《释兽》。念孙以曹宪《博雅》为底本进行校注，其《自序》云："盖是书讹脱久矣，今据耳目所及，旁考诸书，以校此本。凡字讹者五百八十，脱者四百九十，衍者三十九，先后错乱者百二十三，正文误入音内者十九，音内字误入正文者五十七，辄复随条补正，详举所由。最后一卷，子引之习其义，亦即存其说，窃放（仿）范氏《谷梁传集解》子弟列名之例。博访通人，载稽前典。义或易晓，略而不论；于所不知，盖阙如也。"王念孙76岁才着手著此书，每日限定注若干个字，一日都不能旷课，于临终前四年，即嘉庆元年正月，完成了这部训诂学的皇皇巨著。

2.《广雅疏证》的训诂大法

王念孙对于这部时空久远、内容广博的古代字书是怎样注疏的呢？这一历代诸儒不敢啃的硬骨头，而王念孙是采用什么方法把它啃下来的呢？段玉裁在《广雅疏证·序》中揭示了他的秘诀：

"小学有形、有音、有义，三者互相求，举一可得其二。有古形、有今形；有古音，有今音；有古义、有今义，六者互相求，举一可得其五。"

又说："学者之考字，因形以得其音，因音以得其义。治经莫重于得义，得义莫切于得音。"并称赞道："怀祖氏能以三者互求、六者互求，尤能以古音得经义，盖天下一人而已。"

这就是说，王氏《广雅疏证》是别出心裁，独辟蹊径，他不拘于字形，断然以音义为纲，就古音以求古义，引申触类，从而综合排比出具有亲缘关系的字词系列，融会贯通，而探讨出古文词义。这在训诂学上是前无古人的独创，且对以后之训诂学研究影响极大。我们且以《广雅疏证》卷一上《释诂》第一条为例，来认识王氏训诂方法的这种特点：

古、昔、先、创、方、作、造、朔、萌、芽、本、根、櫱、畗、荤、昌、孟、鼻、業，始也。

"作"者，《鲁颂》"思马斯作"。《毛传》云："作，始也。"作之言乍也，乍亦始也。《皋陶谟》："蒸民乃粒，万邦作乂（同"刈"，治也）。""作"与"乃"相对成文，言"烝民乃粒，万民始乂也。"《禹贡》"莱夷作牧"，言莱夷水退，始放牧也。"沱潜既道，云梦土作乂。""作"与"既"相对成文，言沱潜之水既道，云梦之土始乂也。《夏本纪》皆以"为"字代之。于文义稍疏矣。"造"者，高诱注《吕氏春秋·大乐篇》云："造，始也。"《孟子·万章篇》引《伊训》云："天诛造自牧宫。""朔"者，《礼运》云："皆从其初，皆从其朔。""蘗"与"萌、芽"同义。《盘庚》云："若颠木之有由蘗。芽米谓之蘗，灾始生谓之蘗。""鼀、莽"者，《方言》："鼀，律，始也。"律与率通。《说文》："厗，始开也。从户聿。"聿，亦始也，声与律近而义同。凡事之始，即为事之法，故始谓之方，亦谓之律；法谓之律，亦谓之方矣。昌，读为"倡和"之"倡"。王逸注《九章》云："昌，始也。"《周官·乐师》："教恺歌，遂倡之。"郑注云："故书倡为昌，是昌与倡通。""鼻"之言"自"也，《说文》："自，始也，读若鼻。"今俗以始生子为鼻子，是。《方言》："鼻，始也。兽之初生谓之鼻，人之初生谓之首。"《庄子·天地篇》："谁其比忧?"比，司马彪本作"鼻"，云："始也。""业"与"基"同义，故亦训为始。《齐语》："择其业者而用之。"韦昭注云："业犹创也。"《史记·太史公自序》云："项梁业之，子羽接之。"

　　这是全书开卷第一条疏证，阅读此条，即可知全书的体例、训诂方法及其内容丰富之概况。在这一条里，张楫搜罗了散见于古籍中的19个作"始"解的词。如果不看王氏的训释，这些词为什么都做"始"解，后人就很难知道了。王氏在训释这一组同义词时，其中"古、昔、先、根、本、孟"等词未单独训解，这大概就是他自序中所说的"义或易晓，略而不论"之类吧。其余各词均一一注疏，并列举了书证，其中所引古籍竟有 20 余种之多，即此亦可窥知王氏学问渊博之大概了。这些引证既提出了这些词作"始"解的根据，另外，从训诂方法上来看，亦可见其就古音以求古义的训诂纲领。例如："作之言乍也"，这是古音通假，"乍"作"始"讲，现代汉语里还有"初来乍到"这一词语。又如"朔、蘽、律、聿、萃"这些是叠韵通假或音同音近而通假的词义现象。至于"昌通倡"这种同音通假现象就更不用说了。还有"自"与"鼻"，是古今字，"自"是古体象形字，"鼻"是后起形声字。求"自"音同"鼻"，"自"为"始"义，而"鼻之言自也"，故"鼻"亦作"始"讲。这真是所谓"三者互相求，举一可得其二"，"六者互相求，举一可得其五"了。

王念孙《广雅疏证·序》中有一段精辟的论述：**"窃以训诂之旨，本于声音。故有声同字异，声近义同。虽或类聚群分，实亦同条共贯，譬如振裘必提起领，举网必挈其纲。故曰本立而道生，知天下之啧而不可乱也。"**这与段玉裁"治经莫切于得音，得音莫切与得义"的说法是一致的，真可谓英雄所见略同。

3.《广雅疏证》中的医籍训诂及其贡献

现在该谈另一个值得引起我们充分注意的问题了，这就是在《广雅疏证》中王氏父子征引了大量的医药古籍中的词语作书证。而这一点，正是历代诸儒古籍研究中的空白区。

时至清代，清儒对古籍研究只是局限于经学范围的现象已经感到不满意了，而将其扩大到子、史、集部各个领域，而子部中的医家类，特别是《黄帝内经》等古医籍，以其丰富的语言现象，特别引起清儒们的兴趣和注重。因此，自清初的方以智、顾炎武，至清末的俞樾、章太炎等，其三百年间不少经学大师对中医古籍都有精湛的研究，且都有著作传世。他们以其文字学、音韵学、训诂学的深厚功底，对《黄帝内经》、《伤寒论》、《金匮要略》等中医古籍进行刊误纠缪，匡正是非、诠释训诂，或析千古之疑，或断无休之讼。这对中医古籍的流传、对中医学术的继承和发展，起到了正本清源，授示后学的有益作用。而王氏父子的《广雅疏证》亦对此作出来重大贡献，是清儒中医古籍研究的重要代表作之一。

据王念孙覈计，《广雅》凡万七千三百二十六字，分别部居在有亲缘关系的二千六百二十三条同义词组中。王氏在《疏证》全书中，属于"义或易晓，略而不论"者有一百三十二条，如卷五上《释言》中"焚、燎，烧也"之类；属于"于所不知，盖阙如也"者有二十八条，如"郷，救也"者之类。如此算来，王氏父子共疏证了二千四百六十三条，而其中征引医籍的有二百六十一条，约占全部词条的九分之一以上。所引医籍以《素问》、《灵枢》、历代诸家本草为最多，其次是《伤寒论》、《金匮要略》，此外尚有《周官·医师》、《养生论》、《抱朴子·黄白篇》、《范汪方》、《服食经》、《扁鹊仓公列传》等。其引《素问》篇目有《刺热篇》、《脏气法时篇》、《生气通天论》、《风论》、《腹中论》、《六元正纪大论》、《骨空论》、《脉解篇》、《诊要经终论》、《痹论》、《五常政大论》、《气交变大论》、《脉要精微论》、《气府论》等。其引《灵枢》篇目有：《寒热病篇》、《通天篇》、《长刺节论》、《痈疽》、《骨度篇》、《五更篇》等，而王引之所释卷十中征引历代诸家本草有《吴普本草》、《李当之本草药对》、《名医别录》、《神农本草经》、《唐本草》、《蜀本草》、《食疗本草》、《蜀本图经本草》、《嘉佑本草》、《日华子本草》、《本草衍义》、《本草拾遗》、《南海药谱》、《本草纲目》等。王氏父子若非对古代医药书籍十分精熟，是不能如此广征博引，且信手拈来的。试举一例，即可知此中消息。

在《广雅·释诂》中，张揖从散见于古籍中作"病"解的同义词共搜罗有五十个之多（见中华书局影印本《广雅疏证》卷一上15

页），王念孙一一予以疏证。现将其征引医籍训诂的内容摘录于下，以睹王氏父子的学术风采：

殡、殰者，《周官·蜡氏》注引《曲礼》："四足死者曰殡。"今本作"渍"。《注》云："殡、渍、积、瘠、并通殰。"《周官·疾医》："四时皆有癘（疠）疾。"

疥，读为痎。《说文》："二日一发虐也。"《素问·生气通天论》："夏伤于暑，秋为疥虐。"

疝者，《说文》："疝，肠痛也。"《素问·长刺节论》云："病在少腹，不得大小便，病名曰疝。"

龋者，《说文》："齿蠹也。"《史记·扁鹊仓公列传》："齐中大夫病龋齿。"

痫者，《说文》："风病也。"《素问·大奇论》云："心脉满大，痫瘈筋挛。"

痟（xi）者，《周官·疾医》："春时有痟首疾。"郑注："痟削，犹瘦瘠，语之转耳。"

痿瘚者，《说文》："痹疾也。"《素问·痿论》云："大筋空虚，发为肌痹，传为脉痿。"《素问·厥论》云："阳气衰于下则为寒厥，阴气衰于下则为热厥。"

痔者：《说文》："后病也。"《素问·生气通天论》云："因而饱食，筋脉横解，肠澼为痔。"

痟瘄者，《玉篇》："痟，痟瘄病也。"《素问·脉要精微论》："瘅成为消中。"《奇病论》："肥者令人内热。甘者令人中满，故其上溢，转为消渴。"肾气不周于胸，胃中津润消渴，故欲得水也。并与痟瘄同。曹宪音于发反，失之也。

鼽者，《说文》："病寒鼻窒也。"《素问·金匮真言论》云："春善病鼻鼽。"

疰者，郑注《周官·疡医》云："祝，读如注病之注。"《释名》："注病，一人死，一人复得气相灌注也。"注与疰通。

痕者，《灵枢·胀论》云："夫胀者，皆在脏腑之外排脏腑而郭胸胁，张皮肤，故命曰胀。"痕、胀、张并通。

府者，《玉篇》："胕、附，俱扶禹二切，肿也。"《素问·水热穴论》云："胕肿者，聚水而生病也。"胕、附、府，并通。《集韵》引《广雅》："胕，病也。"今本脱胕字。

此条疏证共引医籍书证 14 处，而其中引《素问》、《灵枢》有 10 处之多，如同信手拈来。可见王氏不仅对经史百家著作非常熟悉，而且对古医籍亦十分通晓，否则不会如此得心应手，如数家珍似地随意引证的。

此条注疏中，亦可看出王氏以声训为纲，就古音以求古义的训诂大法，如"殰、渍、瘠，并通殈。"这是叠韵通假。"殰、殈、疬、厉并通。"这是同音通假。又，"瘘疬，犹瘘疬，语之转耳。"这是双声通假。

从此条注疏中还可以看出王氏对曹宪《博雅音》纠缪补缺的贡献，"瘑，曹宪音于发反，失之也。"又《集韵》引《广雅》："胕，病也。今本脱胕字。"书中此类例证尚多，恕不赘举了。

训诂之式，皆先引《说文》、《方言》等字书解释词义，再引文证义来作为训释的根据，从而说明其所解词义的准确性。其所引古籍当是以最早出现的文献为首先，而张揖作《广雅》搜罗的词语有些是直接从古医籍中而来，这一点，王念孙可算是按到了他的脉搏。例如《释诂》卷一下：

知、瘥、蠲、除、慧、闲、瘳，愈也。瘥，通作差。《方言》："差、闲、知，愈也。南楚病愈者谓之差，或谓之闲，或谓之知。知，通语也。或谓之慧，或谓之瘳，或谓之除。"《素问·刺虐篇》云："一刺则衰，二刺则知，三刺则已。"《藏气法时论》云："肝病者，平旦慧，下晡甚，夜半静。"

这里仅引《素问》中的两句话为书证，足见其从现存文献来看，"知、慧"二字作"愈"解，这是最早的出处。上例中的"瘥、疝、闦、瘕、痔、虬、瘅"等，亦属此例。

在《广雅疏证》卷十中，王引之子承父教，同样注意到这种情况。《疏证》卷十含释草、释木、释虫、释鱼、释鸟、释兽六目，这部分内容与医药有关者甚多，故王引之在疏证时特别注意到这一点。如释草凡192条，其中引医药著作为书证者竟有145条之多。例如：

王连，黄连也。各本脱"黄连也"三字。《神农本草经》云："黄连，一名王连。"《御览》引《广雅》云："王连，黄连也。今据补。

常蓼、马尾，蔏陆也。《尔雅》云："蓫薚，马尾。"郭注云："《广雅》云：'马尾，蔏陆。'"《本草》云："别名薚。今关西亦呼为薚，江东呼为陆。"薚与蔏，声相近。常蓼、蔏陆、当陆，声亦相近也。《玉篇》云："葟柳，当陆别名。"又云："蘜，章陆也。"葟、蔏，古同声。柳、蘜、陆三字古亦同声也。《神农本草经》云："商陆，一名荙根，一名夜呼，生咸阳川谷。"《蜀本草图经》云："叶大而如牛舌而厚脆，有赤花者根赤，白花者根白。今所在有之。"

牛茎，牛䣎也。《神农本草经》云；"一名百倍。"《名医别录》云："生河内川谷及临朐。"套隐居云："今出近道、蔡州者最长大柔润，其茎有节似牛䣎，故以为名也，乃云有雌雄，雄者茎紫色而节大者为胜也。"《御览》引《吴普本草》云："牛䣎生河内或临邛，叶如夏蓝，茎本赤。"又引《广雅》："牛茎，牛䣎也。"各本茎讹作茎，今订正。《广韵》："茎、䝙，并户耕切。"《说文》："䝙，牛䣎下骨也。"牛茎之名，殆取此义。

仅举此数例，即可窥其全豹了。《神农本草经》成书于汉平帝元始五年（公元5年），《疏证》首列其书证于被训词之下，显然是表明其词应是从《神农本草经》中选来，然后再引注家本草，当是为曲尽其意，丰富其内容，以使读者获得更多的知识。

综上可见，《疏证》在勘误方面，不仅对《广雅》的传本有纠讹补脱之功、以及对历代诸家本草有勘误之功，即对《神农本草经》亦有纠讹之处。例如《广雅》"螳螂"条中注云："《本草》云：'桑螵蛸，一名蚀肬。'蚀与食同。食疣，螳螂别名，非螵蛸也。本草误耳。"此亦应是《疏证》之一大贡献。

另外，《广雅疏证》在一些有关医学词语的训释中虽未征引医籍，但其训释却可以为医籍训诂纠千古之讹，析千古之疑。如仲景《伤寒论》中有"痓病"一词，后人传写误作"痉"。北宋林亿等整理仲景之书注曰："痓，一作痓（痉），余同。"林亿等的这"一作"之说，遂为后世痓、痉不分、讹以传讹之误源。金代成无己注解仲景曰："痓，当作痉。"他明确指出"痓"为误字。但或许人们是先入为主，后世传本仍将痉写作痓，甚至有人认为仲景书中既有痉病，又有痓病，实大乖仲景之本意。

考《说文》无"痓"字，东汉张仲景作《伤寒杂病论》时"痓"字尚未出现，三国时魏人张揖作《广雅》才收有"痓"字，释义为"恶也"。王念孙作《广雅疏证》，从西汉扬雄所著《方言》中找到一个训为"恶也的"悊"字，因此他认为"悊与痓同"。"又与蛭、蜤同"。而《说文》中有"蜤"字，音大结反（dié），释义为"恶也，蛇毒长。"早在《尔雅》中已有"蜤"字，郭璞注云："蝮属，大眼，最有毒"。这就是说，悊、蜤、痓是音义相同而造字方法不同的异体字，只是"痓"出现较晚，当仲景后张揖前。而"蛭"为水蛭，音至（zhì），王念孙谓其与"蜤"同，那是从通假关系而言，因二字均在古音十二部，故言。而"痉"，《说文》云："强急也。从疒，巠声。"段注："《广韵》：'风强病也'。按《急就篇》'痈疽瘼瘲痿痹疛'。疛，即痉。颜曰：'体强急，难用屈伸也。'"此正是仲景所论之病症，而与释义为蛇腹恶毒之"痓"，其音义皆相去甚远。这就是说，仲景《伤寒论》中只有"痓"字，而无"痉"字。王念孙的这一条疏证，可纠林亿等将"痓，一作痉"的形近而讹的千古之缪，且析后人对此的千古之疑了。

在王念孙的《广雅疏证》中有大量关于医药专业词语的内容，这对于理解古医籍中医药词语的意义甚有帮助，所以《广雅疏证》一书，不仅是文史工作者必备的工具书，而尤为中医药人员必备之工具书。

（原载北京中医药大学学报 2000 年 23 卷第一期）

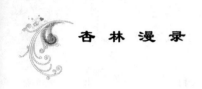
四、任督二脉穴名解诂

解释穴位名称，向为历代医家所重视。唐人王冰，宋人林亿，明代李时珍、张介宾，清人马莳，等等，对穴名都作过研究和训释。之所以如此，正如孙思邈所言："凡诸孔穴，名不虚设，皆有深意。"故初学医者，弄清腧穴命名之义，这对人体解剖学和经络学的研究，以及针灸在临床实践上都有积极意义。尤于今日，中国医学之针灸学已越来越广泛地为国际医学界所重视。但一些外国针灸师有感于针灸穴名的难记难懂，向国际针灸学会提出，要求将针灸穴名改用数字序号来代替。然而这个决定权在中国针灸师，是绝不可以改用数字序号的。因为中医针灸穴名，不仅有其科学特定含义，而且有丰富的文化内涵。为使祖国医学宝库中针灸学这一瑰宝贡献于世界，为全世界人民的健康事业服务，故对腧穴之命名进行解诂实有必要。人身经络十四，凡三百四十一穴。考腧穴之命名皆有所本；其命名之由，皆有所因，实为我国古代所特别注重的"循物定名"之产物。兹将任督二脉之穴名解诂于下，以证其特定的科学意义及其丰富的文化内涵之深意。

任脉诸穴解诂

检《说文》："任，保也。"引申之，即为"堪任、担任、总管"之义。人身经络十四，任督则为人身六阴经、六阳经之总纲。任脉为六阴经之总纲，居腹部正中线上，起于中极之下之会阴，循腹部正中线而上，止于头部下颌之下之承浆，凡二十四穴。逐一训解于下。

会阴

会，《说文》："合也。"刘熙《释名》："阴，荫也。"又，大小便处曰阴。《素问·骨空论》"其络循阴器，合篡间，绕篡后。"王冰注："所谓间者，谓前后两阴之间也。"故会阴者，谓会合于大小便两阴间之穴也。又《后汉书·周章传注》云："会，际也。"际者，《小尔雅·广诂》曰："界也。"故此穴在两阴之正中间，正如《甲乙经》云："在大便前、小便后两阴之间，任脉别络侠督脉、冲脉之会。"故名会阴。

曲骨

曲，《说文》："像器曲受物之形也。"即弯曲之义。骨，《说文》："肉之核也，以骨有肉。"曲骨之位置《甲乙经》谓"在横骨之上、中极下一寸"，即当耻骨联合处之上方，骨形呈凹曲状，外观则为阴毛部凹陷处，故因以为名。

中极

中，《说文》："内也。下上通也。"《后汉书·陈宠传》注："中，正也。"此处谓腹正中线。极，《说文》："栋也。，从木，亟声。"段注："今俗语皆呼栋梁也。"栋梁，即屋栋，为房屋之最高处。故中极者，为腹部正中线之尽头处也。《甲乙经》云："中极，膀胱募也…在脐下四寸。"故以其部位之称，名曰中极。

关元

关，《说文》："以木横持门户也。"即关闭之义。元，《后汉书·郎颢传》注云："元为元精，谓之精气。"即人身之真元之气。故关元者，关住真元之气也。此穴在脐下三寸，处足三阴、任脉之会合处，意即任脉之气起于中极之下，循腹里，至此与足三阴之气开始贯通。本穴既能关住下元之气以防流散，又有与足三阴之气贯通出入之功，故名关元。

石门

石，通"硕"，据《汉书》九四下《匈奴传·扬雄谏书》："时奇谲之士，石画之臣甚众。"注："邓展曰：'石，大也。'"则石有硕大、重大之义。考"门"，《玉篇》："人所出入也。在堂曰户，在区域曰门。又《淮南子·原道》："万物有所生而独知守其门。"注："门，禁要地。"故凡物之关键处皆可谓之门。此穴在腹前正中线脐下二寸，位于三焦会聚之处，又为肾气注输之所。肾脏是影响人身各脏的重大关键，故据此诸因素而定穴名为石门。

气海

《礼记·祭义》郑玄注云："气也者，神之盛也。"《素问·宝命全形大论》："天地合气。"王冰注："气者，生之母。"即人生先天真元之气，又称真气。《灵枢·刺节真邪论》："真气者，所受于天，与谷气并而宠身者也。"考"海"，《说文》："天池也，以纳百川者。"故气海者，乃真气广汇之处也。本穴在腹前正中线脐下一寸五分处，任脉之气行此，能助全身百脉之沟通、聚汇、输注，气之所至，血为通之，皆赖本穴沟通之功，故名气海。

神阙

《易·系辞上》郑玄注云："精气谓之神。"王弼云："神者也，万物而为言、不可以形诘。"《素问·调经论》云："心藏神…肾藏志。"故"神"有神志、精气之义，考"阙"，《说文》："门观也。"可知阙为中门。中门为帝王出入之通道，出入于中阙，以显尊贵。

人身以神志为最贵，故以神志、精气出入之通道喻为神阙。穴在脐中也。

水分

本穴在腹正中线脐上一寸。《管子·水地》："水者，地之血气，如经脉之流通者也。"《春秋元命包》："水之为言演也。因化淖濡，流施潜行也。"又云："水者，天地之包幕，五行之始焉，万物之所由生，元气之津液也。"又《白虎通·五行》："水者，准也，养物平均有准则也。"人身不可无水，无水则血气绝。人身亦不可水盛，水盛则为病，或呕，或泻…，故于水，则需准而分之。分，《说文》："别也，从八刀会意，刀以别物也。"故有分泌、分解、分化之义。水分者，言人体内水谷分解消化之意也。本穴正处吸水化物之部位，故以其主治水病之功而命名水分。

下脘

脘，《说文》："胃脯也。"徐铉本作"胃府"。段注："胃脘，谓胃宛中可容受，盖宛之俗。"腕，即宛，弯曲之义。故下脘者，胃之下部大弯曲处也。本穴在腹正中线脐上二寸，为足太阴、任脉之会穴，本穴内景正对胃下大弯侧，故名下脘。

建里

建，《说文》："立朝律也。"段注："今谓凡树立为建。"故有建立、设置、安定之义。里，《说文》："居也。"故建里者，谓安定居止之义也。本穴位于腹正中线脐上三寸，内应胃中部偏下近幽门（即胃口），若胃腹有病，取此穴可安定闾里，通彻门户，使胃腹安和，故名建里。

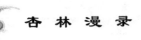

中脘

脘，宛也。弯曲之义（义见前释）。本穴在腹上中线脐上四寸，内应胃中部之小弯处，故名中脘。

上脘

上，方位名词，与下、中可相对。脘，义见前释。本穴在腹正中线脐上五寸，内应胃之贲门，即胃之上口，故以其部位而名上脘。

巨阙

巨，《玉篇》："大也。"阙，宫廷中门也。本穴在腹正中线脐上六寸处，内应腹膜，上应膈肌，为胸腹之交界处，上下胸膜之间犹如巨大之宫，故名巨阙。

鸠尾

鸠，鸟名。鸠鸟之尾常垂蔽。《甲乙经》云："穴在臆（胸）前蔽骨（一名剑突）下五分"。在脐上七寸。此处肋骨两向斜分，如鸟张翼，其中垂之蔽骨状似鸟尾，故以其形状而喻以为穴名。

中庭

庭，《玉篇》："堂阶前也。中庭者，正中堂室前之庭院也。本穴在胸骨正中线平第五肋间蔽骨上之凹陷处，两旁各二寸处为足少阴肾经之步廊穴。宫室与廊房相对，构成一空廊院落。心为人身之帝君，任脉行此中庭，则为朝君之初步，再进，则升堂入室矣。故喻以为穴名。

膻中

膻，《说文》："肉膻也，从肉，亶声。"李巡云："脱衣见体曰肉襜。"今又作袒。俗云："袒胸露乳。"故膻，即袒，谓胸也。膻中，即胸之中央。按此穴在胸骨上，两乳中央之胸正中线上，故以其部位所在而名膻中。

玉堂

玉，《说文》："石之美有五德者。"古时候君子佩玉，以示身份之尊贵。堂，《说文》："殿也。"《释名》云："室也。"即正室之义。故玉堂者，尊贵者所居正室也。《素问·气府论》：谓本穴在"膺中骨陷中。"即在胸骨正中线平第三肋间隙内，夹于心脏之间，状似一座房屋之正室。心者，人身之至尊也，故以其部位而喻以为穴名。

紫宫

紫，《说文》："帛青赤色也。"即蓝红合染成的丝织物。古帝王着紫衣。紫衣为君王之服饰，而紫宫者，帝王之禁室也。按本穴在玉堂穴上一寸六分，平第二肋间，正处心君之后端，像王者之深宫禁室，故名是处之穴为紫宫。

华盖

华，美观有文采之义。盖，为苫蔽覆盖之义。华盖，本谓帝王贵宦所用华美之伞盖。按本穴在胸骨正中线平第一肋间隙内，内应肺脏，《内经》曰："肺者，藏之盖也。"肺居于胸腔之最上端，肺叶如盖，覆护心脏，故据此意而定穴名为华盖。

璇玑

璇，美玉也。玑，珠之小者。璇玑，即圆润之珠玉，象本穴内景喉之圆润转动之状，故以为穴名。

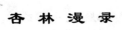

天突

天突，一名玉户，在颈结下二寸中央宛宛中。户即门也，即在胸骨柄颈静脉切迹与左右锁乳突肌之间形成的凹陷处，状似持锁之门。人身之胸腹被喻为天地，本穴位胸腔最上，此为任脉之气向上通行之门，又似升天之烟囱，故名天突。

廉泉

廉，"濂"之借字。濂，同潇。《广韵》："大水中绝，小水出谓之廉。"泉，《说文》："水原也，象水流出成川形。"《甲乙经》云："廉泉，一名本地，在颌下结喉上、舌本下，阴维、任脉之会。"即在结喉上方、舌骨下缘的凹陷处。舌下孔窍名曰海泉。本穴与海泉内通，若海泉枯竭，刺本穴，则津液生焉，可以润咽喉，调脏腑，泽肌腠，故名曰濂泉。

承浆

承，《说文》："奉也，受也。"即承受之意。浆，本指淡酒，汤液醪醴之类。《甲乙经》云："承浆，一名天池，在颐前之下宛宛中（末三字据《铜人》、《圣济总录》、《资生经》补），位足阳明、任脉之会。"即在下唇下之正中央凹陷处。按其位置，乃承受所盛浆液之杯皿处也。故名承浆。

督脉穴名解诂

督，《尔雅·释诂》："正也。"又《方言》："理也。"《说文》："察视也。"故"督"，有居中都统督理之义。任督二脉为人身十四经之主。督脉居背之正中，犹如军中最高将领，督导全身六阳之经，故谓之督脉。本经腧穴自尾椎下之长强穴始，循背而上，上百会，下龈交，与任脉衔接，凡二十八穴。现依次训释于下。

长强

长，《说文》："久远也。"《广雅·释诂》："常也。"又《汉书·百官公卿表上》："更名大长秋"注："长，恒久之义。"则"长"有永恒、长远、无休无止之义。强：《广韵》："健也。"又《易·乾卦》："君子以自强不息。"则"强"有健行不息之义。本穴在尾椎下，为督脉经穴之始，与任脉经穴之始穴会阴最近，故长强者，循环无端，往复不已，健行不息之谓也。

腰俞

腰，《说文》："身中也。象人腰之臼形。"俞，同腧，音义皆同输，输送转运之义。中医谓人体穴位之总称曰俞，故腰俞者，腰部穴位之代表也。本穴在第四骶椎下，骶管裂孔中。腰背有病，皆因郁滞之气所致，需取本穴将其转运疏解方能痊可，故名腰俞。

阳关

阳，此谓人身之阳经也。关，《周礼》郑玄注云："界上之门曰关。"引申为出入要塞之关隘。本穴在十六椎节下间。王冰云："使摇动其臂，屈折其肘，自项之下，横齐肘端，当其中间，则其处也。"本穴两旁为足阳明大肠腧，督脉所发之气经此穴向其输注，则本穴为与足阳明经交通出入之关隘，故名阳关。

命门

"命门"二字已属常义，即性命之关键处也，本穴在十四椎节下间，就内景而观，恰在两肾之间，像一门形，且又以肾脏与人性命之作用甚为关键，故名命门。

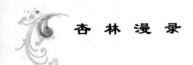

悬枢

悬，吊挂之义。枢，星名，北斗七星第一星，也称天枢。故悬枢者，悬空吊挂之星也。本穴在第十三椎节下间，犹天枢星悬空高挂，故名悬枢。《甲乙经》云："督脉气所发，伏而取之。"

脊中

脊为脊椎，中为正中。《甲乙经》云："在第十一椎节下间。"即位于脊椎之中。故名脊中。又云："督脉气所发，俯而取之。"

中枢

本穴在背部第十胸椎下凹陷中，当后脊正中线上，为天地人三部的中部。枢，《说文》："户枢也。"段注："户所以转动开闭之枢机也。"言本穴如同枢纽一般将督脉气血外输脊背各部，故名中枢。

筋缩

筋，《说文》："肉之力也。从肉，从力、从竹。竹，物之多筋者。"缩，义与赢、盈反，有减短、收缩、抽搐之义。本穴在第九棘突下，左与足阳明肝俞平位。《素问·宣明五气篇》曰："肝主筋。"又，《素问·阴阳应象大论》曰："肝生筋。"风邪客筋，所生诸症，刺灸本穴以通肝俞，可祛邪愈疾。故以其主治之功而名筋缩。

至阳

至，"到达"之义。阳，《素问·金匮真言论》："背为阳，阳中之阳，心也。"本穴在第七椎节下间，督脉气所发，当俯而取之。本穴上为灵台穴，内应心脏，古人谓心为灵台，则至阳者，谓督脉精气由下循背而上，至此已为通达灵台之驿站也，故以为名。

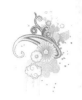

灵台

灵，神也。《书·泰誓》："人为万物之灵。"又："神之精明者称灵。"《诗·大雅·灵台》："经始灵台，经之营之。"郑玄《笺》云："观台而曰灵者，文王化行似神之精明，故以名焉。"又，《庄子·庚桑楚》："不可内于灵台。"《素问·灵兰秘典论》云："心者，君主之官也。"故《释文》引郭象注云："心也。案谓心有灵智能任持也。"王冰注："在第六椎节下间。"体表定位在第六、第七胸椎棘突间。凡关神志之病，需调性灵、强感奋者，可取本穴，故名灵台。

神道

神，《易》郑玄注云："精气谓之神。"道，《尔雅》云："一达之谓道。"即通直的道路。本穴在第五椎节下间，内应心脏，旁平心俞，故此处之神气，乃心脏之精神元气。督脉精气循背直达上行，则本穴乃心之精神元气直达上行之通道也，故名神道。

身柱

身即人之体也，柱为直立之木也。身柱者，即为人之身体直立如木柱也。本穴在第三胸椎与第四胸椎棘突间。刺本穴，可充盛督经之气，使人身能正立直行，故以其功能疗效而名身柱。

陶道

陶，本指陶器，此指陶钧，是制造陶器的转轮，用以比喻对事物的控制、调节。汉代桓宽《盐铁论·遵道》："辞若循环，转若陶钧。"又，《汉书·邹阳传》："是以圣王制世御俗，独化于陶钧之上。"注："陶家名转者为钧，盖取周回调钧耳。言圣王制驭天下，亦犹陶人转钩。"故陶道者，调节运转之门道也。本穴在大椎节下间，督脉、足太阳之会。刺灸本穴，则使督、任、足太阳诸阴阳之气得以调节和运转，勿使阴阳偏盛而生疟疾、头痛、骨蒸、脊强等阴阳寒热之症，故以其功能而名陶道。

大椎

《甲乙经》云："大椎，在第一椎上陷者中，三阳督脉之会。"为诸阳之总纲，故其调益阳气之功能最大。因第七椎为椎骨中之最大者，故名大椎。

瘖门

瘖，《说文》："不能言也。从疒，音声。"故本穴又名哑门，在项后发际上0.5寸处，当第一颈椎与第二颈椎棘突间凹陷处，内应舌咽。《甲乙经》云："不可灸，灸之令人瘖。"而刺入四分，则使能发音，故名瘖门。

风府

风，谓风邪。府，王冰注云："气之所聚处也。"本穴在后发际正中线上一寸，枕外粗隆，直上凹陷处。若人体有风邪舍聚而生诸风邪之症，浅刺此穴则可愈疾。

脑户

户，即门。本谓人所出入处。本穴为督脉太阳经之会穴，位于头正中线风府前一寸五分处，督脉气由此上行至头入脑，为督经入脑之门户，又足太阳膀胱经出脑后由此下项，为其出脑之门户，故名脑户。

强间

强，坚也，硬也。本穴在头正中线脑户前一寸五分，脑后颅硬骨之下缘。本穴功能同脑户。以此间头骨坚强，故名强间。

后顶

后，方位名词，与前相对。顶为颠顶、头顶。本穴位于颠顶后部头正中线上，强间前一寸五分。主治头后下颈项等症，故名后顶。

百会

百会，一名三阳五会。谓手足三阳与督脉及足厥阴之会也。在后顶前一寸五分，颠顶中央旋毛中。《道藏》云："天脑者，一身之宗，百神之会。"故名百会。

前顶

本穴以颠顶中央为界，与后顶相对，各距颠顶正中央一寸五分，故名前顶。与后顶治症略同，只是前顶偏于治额，而后顶偏于治项而已。

囟会

囟，《说文》："头会垴盖也。"段注："首之会合处，头颅之覆盖额空。"或作"顖"，乃后起字。囟，本谓小儿头盖骨未合之时，合之，是为囟会。俗谓脑门囟，是处有一穴，位头正中线百会前三寸，名曰囟会。头部之病，可取此穴。

上星

上，谓头上，星，所以照明。本穴位头正中线百会前四寸，入前发际一寸。设若风热上冲，使人神志不清，头晕目眩，迷蒙昏沉如坠雾夜，至有鼻衄、鼻塞诸症，取本穴，则如扫却迷雾，明星高照，神志清朗，故名上星。

神庭

神，为阳之精气，庭，为院落。此二字可分别参阅前训。本穴位头部正中线上，百会穴前四点五寸处，居面部之上，为诸阳之总会，犹如人身神气中府，而本穴则其前之庭院。《续博物志》云："面者，神之庭也。"故名神庭。

素髎

素，《说文》："白緻缯也。"段注："以其色白也，故为凡白之称。"白于五行为金，于时令为秋，于五脏为肺。鼻为肺之窍，故素者，鼻也。髎，《奇经八脉考·释音》："髎，音寥，骨空处也。"本穴一名"面王"，王者，处正中之位者也。穴在鼻尖端正中央之骨空处，故名"素髎"。

水沟

本穴在鼻柱下人中沟的上三分之一与中三分之一的交界处，为督、手阳明之会穴。以其在人中沟上，故又名人中。其沟在口鼻之间，形同溪水之沟渠，故名水沟。

兑端

兑，有孔穴之义。《老子》："塞其兑，闭其门。"段玉裁注云："（兑）借为阅字，阅同穴。人身气穴亦为孔穴。端，有尽头、末尾之义。本穴在上唇中央之尖端，为督脉本经之末穴，故名兑端。

龈交

龈，齿本肉也。亦作断。交，为交会、交叉之义。本穴位上门齿正中，上唇系带之端，门齿缝隙上方，为任督二经之会穴，故名龈交。督经末穴为下唇端之"承浆"，则二经通过络脉相连交会，故名曰"龈交"。（原载《新疆中医药》1987年1、2期）

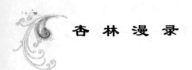

五、闳中肆外，千古佳什

——前赤壁赋内容剖析

东坡翁的《前赤壁赋》以妙若天衣之艺术构思，灿若珠玑之精炼语言，虽为写怀古伤今之纪游，却能摅潇洒超脱之胸襟。熔人生际遇之不平和豪放坦荡之情怀于一炉，而冶就传颂千古之佳什，可谓闳其中而肆其外，不愧为名人之名篇矣！高等中医自学考试列其为重点篇目，确有一定之意义。现对此文试加破析。

1. 作品的历史背景

本文写于"乌台诗案"、作者遭诬、身陷囹圄、幸免出狱后贬谪黄州（今湖北黄冈）期间所写。"乌台诗案"是北宋政治生活中的一起重大案件，是苏轼一生中至关重大的事件和他人生旅程中的重大转折，因此，要了解作品的背景，得从广阔的时空上去把握。

苏轼（1037～1101），字子瞻，号东坡居士，四川眉山人。是一位博学多才的作家。博通经史，长于文章，幼得母亲程氏的亲自教授，二十一岁中进士，二十二岁试礼部时以《刑赏忠厚之至论》令主考欧阳修至为惊喜，"欲冠第一，犹疑其客曾巩所为，但置第二。"从此声名顿扬，誉满士林，亦深为皇家帝后之赏识。

俗云："树大招风"。苏轼才气横溢，学识超人，在北宋统治集团内部政治斗争尖锐复杂的社会里，竟成了身遭乌台诗案、贬谪黄州以致终身不得志的悲剧之由。

宋神宗熙宁四年（1071），王安石想变科举制度，"罢诗赋及明经诸科，以经义论策士。"神宗先令学士们议论，苏轼在告院（发给官员任免的机构）工作，对此提出异议："但患求治太急，听言太广，进人太锐"。这触怒了王安石党人。后御史又用杂事诬陷，他只好自请外任，授杭州通判。又转知密州、徐州、湖州。神宗熙宁九年（1076），王安石罢相，任用吴充为相、王珪为参知政事（副相），且此时之新法已成为王安石党人争权夺利、维护既得利益之工具。仍在御史府工作的御史中丞李定、御史舒亶等，唯恐苏轼会被召回朝廷，急忙断章取义地摘引先生诗文，串通宰臣王珪，以"谤讪朝廷"罪将其下御史台狱。时苏轼在知湖州，御史府遣官到湖州将其押赴京师，羁押锻炼达四个月之久。更为恶者，舒亶等曲解苏轼《王复秀才所居双桧》诗中"根到九泉无曲处，世间唯有蛰龙知"句诬陷之，在神宗面前挑唆道："苏轼于陛下有不臣之意"。意欲迫神宗置之死地，覆灭其家族。宰臣王珪代为谗曰："陛下飞龙在天，轼以为不知己，而求之地下之蛰龙，非不臣而何？"（《经进东坡文集事略》）这就是北宋的一起著名的文字狱，轰动一时的"乌台（御史台的别称）诗案"，牵连者有苏辙、司马光等二十二人。后以士大夫闻知多有不满，愤然上书援救，方得免死释狱，判以团练副使，黄州安置。轼在黄州，名为团练副使，实际为被软禁看管，行动不自由，不得走出黄州，不得签署公事，故内心极端苦闷。为了排解内心的苦闷和不平，他纵情山水，饮酒赋诗作画。轼于元丰三年（1080）二月一日抵达黄州，住在县东南定慧院，复移县南之临皋馆。元丰五年（1082）秋，就其种地之处东坡筑室，作为劳动后休息的地方，自书"东坡雪堂"四字，从此自号东坡居士。这年七月和十月，他与友人先后两次泛舟赤壁之下，写了两篇《赤壁赋》。这是前赋。文中以所游黄州之赤壁，借指魏吴交战之赤壁，怀古感今，写下了这首卓绝千古之名篇。

2. 层次结构及内容分析

全文共分以下四个层次：

（1）从开头至"望美人兮天一方"。

写月夜泛舟赤壁，与客饮酒击歌乐甚，极尽乐以忘忧之情状。

这一段文字所展现的生活画面确实是很美好的，这一画面中人物的心情也确实是很快乐的。你看，时间是七月既望，地点是赤壁山下的江面上，景色是清风明月之中。而且有客相伴（据《清赵翼《陔余丛考》谓四川绵竹道士杨世昌，一说为潘生、李生、郭生等)，活动也不单调，有酒有诗（诵《明月》之诗，歌《窈窕》之章，唱思美人之曲）行动也很自由可以"纵一苇之所如，凌万顷之茫然"。这种快乐确实是超乎寻常，别有一番情趣的。但是我们透过描写这种超然之乐的字里行间，就会发现：这种乐是苦的折光，这种一时之乐是从长期愤怒的内心里所强露于脸上的一丝苦笑。须知，这种乐是纵情于山水。先生的游山玩水之作，正是为了消磨现实生活中痛苦的岁月，排解内心的苦闷而作的。所以他那种"飘飘乎如遗世而独立，羽化而登仙"的快乐感，实际上是他力图摆脱现实苦闷的一种歇斯迭里式的忧心的流露。当然，苦闷中人能写出如此轻快之乐，豪放而坦荡，足见气度之不凡和境界之不俗。而此段极写乐，正为下文写现实生活中之忧，形成鲜明的对照，使文章显得跌宕起伏。先生这种写乐寄忧，乐极转忧之笔法，真可谓无缝之天衣也。

（2）从"客有吹洞箫者"至"泣孤舟之嫠妇"：以悲凉的箫声作为由超然之乐回到现实苦闷生活中的过度。从而引出中心内容。

这是极其巧妙的过度！正当乐甚而歌时，突然悲箫声起，如怨如慕，如泣如诉，使气氛、情节急转直下，终使"扣舷而歌"的"苏子愀然，正襟危坐"。但箫声是"倚歌而和"的，所以急速而不失自然，虽突起而不生龃龉，前后紧密相连。先生运笔之匠心，可谓奇巧缜密之极。

（3）从"苏子愀然"至"托遗响于悲风"，借主客之答问，感叹历史人物的兴亡，写现实的苦闷。

这一段是着重写坡翁贬谪黄州时的内心的愤怒与苦闷之情的，但通篇不见一个"愤"和"苦"字，而处处都在寄"愤"述"苦"，可谓"不着一字，尽得风流"。决非大气度、大手笔者，则不能尽此之妙。

先生此时置身赤壁，联想其三国旧事是很自然的。这段怀古共有三层意思：①由当时清风明月的景色气氛，触景生情地想起曹操《短歌行》中"月明星稀，乌鹊南飞"之诗句。因为"乌鹊"本喻贤士，谓东汉末年，天下大乱，贤士无主可依。曹操为借贤士之力以图澄清天下而思贤若渴。东坡反用其意，影含自己虽处一统之天下，却不为人主所用，亦无所依托的苦闷心情。②写曹操在赤壁困于周郎之事，感慨曹操不辨奸贤导致赤壁取败，隐含自己对朝廷不辨奸贤，致使自己身遭非分之祸的不满。③写曹操"破荆州，下江陵…酾酒临江，横槊赋诗"之事，这是对曹操赫赫功业、英雄气概的赞叹和羡慕，为自己年近半百，却功业无就，身居困境而强烈地感慨和深深地苦闷。而"而今安在哉"一句，则是这种感叹之情的寄愤和自勉：时光易逝，人生有限，

古往英雄，已为陈迹了。而碌碌一生，又将何堪呢？先生时年已四十七岁，历任杭、密、徐、湖等地方官，所到之处，尽力兴利除弊，为百姓做了不少好事，现在竟然遭诬被谪而耗费年华，不能一展抱负。面对历史英雄的陈迹，放眼终古不绝的滔滔江流，深感光阴迅迫，时不我待，心中郁藏了无限的愤怒和不平。这里，我们仿佛听到了先生的心跳，这种心跳声中有一种强烈的生命的紧迫感，看到了先生有一颗欲发奋建功立业而身不由己的急迫的心！

下文的"况"字，又把这种感叹进一步升华，它把历史（怀古）和现实（感今）紧密地联系起来，它将跃马横抢走天下的曹操和被困在黄州荒野的自己联系起来，形成鲜明而强烈的对比。如果说前面撼发内心的苦闷和不平是借凭吊历史人物而暗含，而"况"字下的内容则是这种心情的直露了：贬谪的生活是凄凉冷漠的——"渔樵于江渚之上，侣鱼虾而友麋鹿"；又是十分无聊的——"驾一叶之扁舟，举匏樽以相属"。光阴空度，年华虚掷！但人生短促——"寄蜉蝣于天地，渺沧海①之一粟"。岁月不再——"哀吾生之须臾，羡长江之无穷"。谁能和飞仙、明月永相共存呢？惟其如此，更感有生之年壮志难酬，抱负难展，身处如涸鲋笼鸟之境遇，被谗遭陷，满心之苦闷和不平何处述诉？无可奈何，只能"托遗响于悲风"了。

本段是中心段、灵魂段，亦是先生之胸臆段。先生游赤壁，本欲"忘意于世"，但处境若是，又怎能忘却得了呢？

（4）自"苏子曰"至篇末。写先生对内心愤懑和痛苦的自我排解。

上一段所写苦闷和不平均用客人的话，故这段是用"水与月"之变与不变的道理来劝解客人。这是借他人之酒杯浇自己胸中之块垒；借他人之口，说出自己心中欲吐之语。

这段话共分三层。

先阐述水与月之变与不变之道理，是针对上文"羡长江之无穷"、"抱明月而长终"，感叹人生短促、功业无就的愤懑情绪而发的。水之流逝、月之盈亏，是谓变，谓水、月、人类、万物，瞬时皆变；"而未尝往也"和"卒莫消长也"，是谓不变，谓水、月、人类、万物，是永远存在而不变的，即"物与我皆无尽也"，而分别用

---

① 沧海：据《三希堂法帖》东坡原迹为"浮海"，义更胜，隐含有人生漂浮不定之意。

"而"把它们联系起来，说明变与不变是一回事，无所谓变，也无所谓不变，只是看问题的角度不同而已。作者这是在谈玄，是一种虚无主义的唯心哲学观。《庄子·齐物论》云："天下莫大于秋毫之末，而泰山为小；莫寿乎殇子，而彭祖为夭。"又说："方生方死，方死方生；方可方不可，方不可方可；因是因非，因非因是。"又《庄子·德充符》："自其异者视之，肝胆楚越也；自其同者视之，万物皆一也。"封建士大夫总是爱用这种齐生死、等荣辱、同变否、无是无非的虚无主义的人生哲学来排解身处逆境时的内心的苦闷，东坡这里也是如此。意即：水是奔流的，又是静止的；月亮有时是满的，但经常是亏的；曹操有"破荆州、下江陵"之壮举，亦有困于周郎之厄遇。古往今来轰轰烈烈者多矣，平平庸庸者亦多矣，不都是活完短暂的一生就死而后已者？因而"又何羡乎？"

有这种虚无主义的人生哲学，必然表现为与世不争、不重得失、缘随自适的人生态度。因此本段第二层，即从"且夫"至"吾与子之共适"①，就是这种人生态度的反映。作者在说人世间的一切都是造物者安排的，都是上帝给的，故"苟非吾之所有，虽一毫而莫取。"意即我虽贬谪黄州，"乃分之宜"（韩愈语），是不应该有所怨恨和苦闷的。

于是，感叹时光易逝、壮志难酬的愤懑情绪被解脱了，遭诬陷困、贬谪黄州的苦闷之情被消释了，文章最后（本段末层）以"客喜而笑，洗盏更②酌"的兴奋情绪和一觉睡到东方发白的坦然心境结束全篇。

但是，如果我们仔细玩味，就可发现：这种"喜而笑"，是藏着

---

① 共适：据《三希堂法帖》东坡原迹为"共食"。"食"为飨祭之义。

② 更：据《三希堂法帖》东坡在"更"字下有标声调之"平"字，谓读平声，通"赓"，继续、连续之义。

忧的喜，是挂着泪的笑。这不是酣睡，而是醉眠！这不是苦闷已消，而是在滴血！因为他虽能与世不争，但他所能得到的只是"江上之清风与山间之明月"，实际上应该给他的（量才录用）却没有给，不应该给的（遭诬被陷）却给他了。一般人用"打打算盘"来劝慰自己，士大夫借释、道来解闷，谁都知道这是表面账的套话，并非这种老庄哲学已成为东坡身处逆境的精神支柱，实际上那是解除不了内心的愤懑的。因为那只是断水之刀、浇愁之杯，待到醉意消去，一觉醒来时，又是生活在痛苦的现实中。我们读到这段说理文字，似乎感觉到写得有点苍白无力之感，有些牵强附会，于理不通，不能自圆其说，是大作家作品中的一点败笔。其实不然，这是作者的故欲之辞。这跟韩愈在《进学解》中所写的明明自己才大，却说自己才小；明明朝廷对自己待遇不公平，却说圣主宰臣对自己很优遇的反话是一种手法，一种用心。与其说是用这种人生哲学来排忧解闷，倒不如说是用它来泄愤诉冤更为确切。因为文章至此必须收篇结尾，故只能如此运笔，才能达到言虽尽而意无穷的艺术效果，令人去回味和深思。从某种意义上说，末段实际是接前文摅发内心愤懑和不平之情的继续，真可谓"余音袅袅，不绝如缕"了。这正是作者手法高明之处和匠心独运之所在。

东坡此文写成后，一直珍藏在箱底，未敢示人。后来，他的老乡巢谷，本是陕西军中副将，因与主将不和，辞官归里，特去黄州看望东坡，并索求新作。东坡从箱底拿出与之，并嘱咐千万勿示人，否则脑袋就保不住了。直至东坡去世后，此文才得以见天日，但社会上早就传诵开了。

3. 主题及其它

前面谈到，第三段是胸臆段，是主题段，是专写作者的愤懑与苦闷的。其实，这一主题是像神经一样网络着全篇各段的。第一段写"乐甚"，那是"苦极"的折光；第二段写箫声，那是悲曲的伴奏；第三段是悲愤的正曲；第四段是余音。

那么，这种痛苦的处境、不平的待遇，是谁给的呢？作者当然不敢明说，但我们从字里行间可以找到答案，那就是两个字：皇命。如何免除这不公平的待遇，摆脱这苦闷的处境呢？也还是这两个字：皇命。而要理解这一点，必须引起我们注意的，是要去仔细品味文中的引诗。

文中第一段所提到的诵"明月"之诗，歌窈窕之章，虽未引出原句，但很有深意。原句见《诗经·陈风·月出》："月出皎兮，佼人嫽兮，舒窈纠兮，劳心悄兮。"译成今语，其意为："月儿一出亮晶晶，照得美人儿多么俊。安闲的步姿苗条的影，折磨我心里不安宁。"

这似乎是一首美丽动人的爱情诗，其实是借情诗以寄托（古诗中的美人皆隐喻君王），它寄托着作者对美好理想的追求而不得的痛苦，隐含着皇命使自己陷入困境这一深意，——"劳心悄兮"——折磨得我心不安宁了！

本段还有一首思美人的歌，这是作者变用诗骚词语的即兴之作，更见其身居困境而不能自达的思君之情：

> "渺渺兮予怀，
> 望美人兮天一方。"

其思君之情至深，其求主开解之心甚切！

第三段引曹操《短歌行》中"月明星稀，乌鹊南飞"句，本写曹操为一统天下，思贤若渴之意，作者这里易其位置，化用其意，隐含现今虽天下一统，贤才却不为人主所用，而被弃置在黄州荒野的苦闷心情。

第四段虽无引诗，但"且夫天地之间，物各有主"句，可辐射引申为"人各有主"，人臣之命运是掌握在君王手里。作者深知，老庄之道是不能使他摆脱苦闷的，根本的希望还在于皇命。他嘴上虽说是苦闷解脱了，实际上怎么能解脱得了呢？而于此可以看出他是在期待。所以他纵情山水，以消磨不得志的岁月，借醉眠以忘记忧愁，在山水诗酒中，期待着君王开释的恩典。因为在那君权至上的社会里，作为一个封建士大夫，除此以外还有什么办法呢？由于时代和阶级的局限性，他只能看到这一条出路。

最后，我们统观全篇，作者塑造了这样一个自我形象：他的心情是苦闷的，但并未自溺；他的内心是悲愤的，而并不哀伤；他用以排解苦闷的人生哲学和处世态度是消极的，但并未消沉；全无一般士大夫身处困境而自沉、自溺、悲观厌世的晦暗心理。相反，我们却听到了他昂扬奋发、积极上进的心。文章的格调是高雅的，作者的胸襟是开阔的，气度是豪放的，品节是高尚的。故后人评曰："唯东坡赤壁之赋，一洗万古，欲仿佛其一语，毕世不可得也"（《庚子西语录》）。这些丰富的内容，复杂的情感，错综的文思，全都经纬纵横地组织在"文赋"这一文体形式中，用和谐的音节，整齐的句式铺写出来，令人读来有如同行云流水、情景交融之感。这些，应是这篇名赋脍炙人口、传诵千古，具有极强艺术生命力的根本原因吧！

（原载《现代中医药》1087 年 06 期）

六、古医籍书名释典

　　中医古籍多有不以医药、方术、症治等字样命名的，这就使这些著作若不是见于中医目录学著作或有关介绍，人们就不会想到它是医学书籍，甚至虽然知道它是医学著作，但也不知道书名的意思，故对一些设典定名的古医书试作训释，或对初学者有所裨益。

　　《儒门事亲》：

　　儒学为孔子所创。儒门，指读圣贤书的人，亦即中国封建社会的知识阶层。孔子曰："为人子者不可不知医。"《礼经》曰："君有疾，饮药，臣先尝之；父母有病，饮药，子先尝之。"李濂《医史》曰："唯儒者能辨之，而事亲者当知医也。"为《儒门事亲》作序的邵伯崖说："盖以医家奥旨，非儒不能明；非孝不能备也。"忠君孝亲，是儒家提倡的封建道德观，而以医药事君孝亲，则是这种道德观的直接体现。医为儒者之事，在封建社会中有其重要的政治作用及其社会地位，故将医学著作命名为《儒门事亲》。此书为金元四大家攻下派的代表人物张从政所著。

　　《格致余论》：

　　"格致"，即"格物致知"之省语。《礼记·大学》云："欲诚其意者，先致其知，致知在格物。"朱熹解"格物"为穷至事物之理。《书·大诰》云："其有格知天命。""格致"，亦即穷至之义。"天命"，则是儒家的政治观念和哲学观念最高境界。故"格致"之语，实为号召儒生学子要极力探究儒学广博精微的思想理论，亦即"修身、齐家、治国、平天下"的高深理论。而"余论"，是指医学理论，是治儒学之余探究的为忠君孝亲服务的医学理论。故《格致余论》是指医学著作。此书为元代医家婺州义乌人朱震亨所著。

《红炉点雪》：

杜甫《刘顺宅宴饮诗》："照室红炉促曙光，萦窗素月垂文练。"王毂《苦日行》："日轮当午凝不去，一点灵珠透室明。"又有诗句："红炉迸溅炼金英。"以上各句中的"红炉"均指通红的火炉。"点雪"，即熔化雪水，又可谓"一点雪"。此与"红炉"共句，意思是红炉上的一点雪，着炉即化。《近思录》："颜子克己，如红炉上一点雪。"喻胸中无滞碍之理。此书是医学理论著作，凡一百三十二论，书名之意为：弄通这些医学理论，就像在火红的火炉上熔化雪水一样，各种滞碍难通之理全都悟解了。

《巾箱集》：

巾箱，本谓放置巾帕的小箱子。《南史·齐·衡阳王钧传》："钧常手自细书，写五经，部为一卷，置于巾箱之中，以备遗忘。侍读贺玠问曰：'殿下家自有坟索（注：三坟五典八索九丘。谓藏书很多），复何自蝇头细书别藏巾箱中乎？'答曰：'巾箱中有五经，于检阅既易，且一经手写，则永不忘。'诸王闻而争效，为巾箱五经。"故"巾箱"用作书名，本谓儒人手抄之五经，医家为临症检阅方便，亦手抄医方之书，称为"巾箱集"。

《折肱漫录》：

典出《左传·定公十三年》："三折肱知为良医。"三折肱，字面之以为多次断折臂膀，有久病成医之义。从医家来说，比喻其在长期的临床实践中积累了丰富的经验。汉代刘向《说苑·杂言》云："语不云乎？三折肱而成良医。"故此书当为医家临症经验之记录。

《青囊完璧》：

青囊，本指盛印之布袋，又多指青布药袋。《后汉书·华佗传》张骥补注云："吴押役者，每以酒食供奉。佗觉其恩，告曰：'我死非命，有青囊未传，二子不能继业，修书与汝，可往取之。'吴至金陵，取而藏之。"此处青囊谓医术和医书。赵之深许道宁《群峰暮雪诗》："为君疗却烟霞癖，比似青囊药更神。"此典以喻医药也。

完璧，典出《史记·廉颇蔺相如列传》，战国时赵惠王得和氏璧，秦昭王给赵惠王信，愿以十五诚换璧。相如请奉使往，曰："使城入赵而璧留秦，城不入，臣请完璧归赵。"完璧，谓完整无缺的璧。故《青囊完璧》谓医学著作大全之意。

《橘井元珠》：

橘井，橘树和井，亦谓井名。故址在今湖南苏仙岭下。据葛洪《神仙传》载："苏仙公告母曰：'某受命当仙，被召有期。'母曰：'汝死之后，使我如何存活？'仙公曰：'明年天下疾疫，庭中井水、檐边橘树，可以代养。'如期疫果作，郡人忆前言，竟诣饮。饮下咽即愈。"后人以橘井赞誉德高艺精的医家。

元珠即玄珠，典出《庄子·天地篇》："黄帝游乎赤水之北，登乎昆仑之丘而南望还归，遗其玄珠。"陆德明《经典释文》引司马彪云："玄珠，道真也。"古代医家多崇尚老庄之学，书名中亦藏此思想，比喻医家潜心深悟之真道也。明代医家孙一奎之医学理论专著《赤水玄珠》亦取此意。

《银海精微》：

银海，典出苏东坡《雪》诗："冻合玉楼寒起栗，光摇银海眩

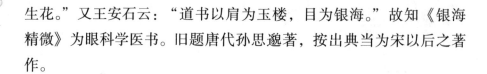
生花。"又王安石云:"道书以肩为玉楼,目为银海。"故知《银海精微》为眼科学医书。旧题唐代孙思邈著,按出典当为宋以后之著作。

《螽斯广育》:

螽斯,虫名。《集韵》注曰:"蝗属。"典出《诗经·周南·螽斯》:"宜尔子孙,振振兮。"《毛传》注为"子孙众多也。"《魏书》:"都尉常据谏曰:'小子今乃逆行,灾之大者,愿出之。'重华曰:'子孙繁昌之征,何灾也?'"《诗经·周南·螽斯》序曰:"子孙众多也。"故知此书为产科及孕子育婴之医书。

《慈幼筏》:

慈,谓佛家以慈悲为本。筏:《说文》:"海中大船。"范成大《梅雨》诗:"肯将筏船换柴扉,卧听打鼓踏车声。"故《慈幼筏》者,谓医家有如佛之善心,普渡病儿出苦海,则知其为儿科方书。

《山林相业》:

语意为隐居山中而为如宰相之业。南朝梁陶弘景隐居曲山,礼聘不出。据《南史》本传载:"国家每有大事,(武帝)辄就咨询,时称山中宰相。"又《稗史》云:"赵呵曰:'太史来!'童曰:'但识山中宰相,不知朝内太史'。赵曰:'宰相何人?'童曰:'公欲见,我为导。'既至草舍而已。"故知山中宰相指不愿为官或政治上失意的隐士。又《广事类赋》云:"范文正公少时尝曰:吾不能为良相,必为良医,以医可以救人也。"后世医家慕隐士,故在所著医书中多以此寄情言志。

(原载《医古文知识》1986年03期)

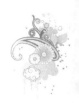

七、谈谈药名诗

——兼诠《伍子胥变文中》的药名诗

祖国医药学与文学历来有着密切的关系，诗歌、小说、戏曲、说唱乃至史传文学中，常有医药方面的记述和描写。众所周知，《红楼梦》中就有不少医方、医案及相关的文学表现。这种医、文之间的密切关系，还有一个重要的内容，那就是在文学体裁中有一种以药名为体例的诗体——药名诗。这是中国文学史上特有的一种文学现象，历代诗人和医家多有药名诗、药名词、药名楹联之作。

药名诗的特点是以药名藏事隐语，递音通问，表情达意。这种文学的源起，应归溯于《诗经》、《左传》。

《左传·宣公十二年》记载楚王讨伐萧国，楚军逼于萧城，萧国灭亡在即。萧大夫还无社与楚大夫申叔展有旧，想求其救己。叔展为避人耳目，以免通敌之嫌，遂问道："有麦麴乎？"曰："无。"曰："有山鞠穷乎？"曰："无。"叔展问的是两种药名，据杜预注云："其有御湿之功。"叔展之意是借此提示无社躲藏在泥水之中以保全自己，但无社不解，故答曰"无"。叔展于是又提示一句："河鱼腹疾奈何？"其意是说，待在泥水之中，若无御湿药将要患病，意即无社若不在泥水之中躲藏，一旦城破，就有被俘虏杀戮的危险。这才使无社醒悟，决定藏在枯井之中待叔展援救。在两军交战你死我活的战场上，叔展用药名递音通问，救护了他在敌军中的朋友。这种以药名藏事隐语的表达方式，对后世文学创作中有关此等情节的描写甚有影响。

《诗经·周南·芣苢》应是药名诗的滥觞。诗人以轻快活泼的节奏，用复沓的手法，生动地表达了妇女采芣苢时喜悦欢乐的心情。诗凡三章，首章"采采芣苢，薄言采之。采采芣苢，薄言有之。"下二章只是将"采之"、"有之"换为"掇之"、"捋之"和"袺之"、"襭之"。芣苢并非五谷果菜，而是一种草药，即车前子。采草药又有什么值得喜悦和欢乐的呢？唐陆德明《经典释文》云："芣苢，木也，果实似李，食之宜子。"原来古人认为芣苢有助孕之效。《诗小序》曰："和平，则妇人乐有子矣。"天下大治，政教和平，妇女喜乐能生育儿女，这正是诗人以芣苢藏情隐意之用心。当然，药名诗作为诗体的一种还是后来的事，《芣苢》一诗，从表现形式来看，还不同于后世的药名诗。

药名诗之作，前人多认为起自宋代的陈亚。宋人魏庆之《诗人玉屑》中否认此说，其曰："东汉已有离合体。"但何时得有药名之号，魏庆之和晁公武皆谓"始于唐人张籍（见《郡斋读书志》）。然究其实，以药名之号作诗者，始见于梁简文帝，且梁元帝及梁宫体诗人庾肩吾（庾信之父）、沈约等都有药名诗之作。因此，南北朝时期当是药名诗产生的时期。

梁简文帝药名诗：

"朝风动春草，落日照红塘。

重台荡子妾，黄昏独自伤。

烛映合欢被，帷飘苏合香。

石墨聊书赋，铅华试作粧。

徒令惜萱草，蔓延满空房。"

又，梁庾肩吾奉和药名诗：

"英五牧荆楚，听讼出池台。

督邮称螗去，亭长说乌来。

行塘朱露响，当道赤帷开。

马鞭聊赋诗，竹叶暂倾怀。"

由上可见，梁代的药名诗写法比较简单，只是将药名嵌入诗句中就可以了。唐宋以降，人们对药名诗的写作开始讲究起来，从内容到形式均刻意求工，臻于完善。其形式可分为三种，且相沿至今。

（一）联句体

唐张籍的《答鄱阳客》诗，就是采用的这种形式：

> 江皋岁暮相逢地，黄叶霜前半夏枝。
>
> 子夜吟诗向松桂，心中万事岂君知。

乍一看，诗中只有"半夏"这一个药名，若以药名诗称之，似乎太牵强。其实，句中即使无半夏这一药名，则其仍为药名诗。因为联句体的药名诗是以药名联句，其药名是分离在上下两句中，即将上句的末一字和下句的首字合起来构成药名，所以称它为联句体。这首诗中即是用地黄、枝（栀）子、和桂心三个药名分别置于上句末和下句首而联成的四句诗。这种格式是药名诗中要求较严而难的一种。

（二）编织体

所谓编织体，就是将药名巧妙地编织在诗句中而不露痕迹。药名的首字与其前面的字构成词组，药名的末字与其后面的字构成词组，或将构成药名的复音字当作词组解，这样将编织成的几个词或词组连成句子，因而从诗句的意思来理解，则不见药名了。如宋孔毅夫的《药名诗》：

> 此地龙舒国，池隍兽血余。
>
> 木香多野橘，石乳最宜鱼。
>
> 古瓦松杉冷，旱天麻麦疏。
>
> 题诗非杜若，牋腻粉难书。

首句"此地龙舒国",由"此地"和"龙舒国"这两个词组构成。"此地"为偏正词组,作句中的主语。"龙舒国"是专门名词,作句中谓语(此为判断句)。句中似乎看不出有药名,然而"此地"中的"地"和"龙舒国"中的"龙",却构成药名"地龙"。这是将药名"地龙"二字离拆开来,分别与其前或后的字,组成词组或复音词而编成诗句。诗中的"血余、瓦松、天麻、腻粉"这几个药名都是用这种格式入诗的。另外,"木香",本是一个复音词的药名,而在句中不是单词而是偏正词组,即"树木的香味"之义。还有中草药"杜若",也是这样入诗的,在句中"杜若"之意为"像杜甫那样"。

(三)镶嵌体

所谓镶嵌体,是将药名嵌入句中,巧妙地藏情隐意。这种写法较为普遍,前举梁代药名诗即为此体。现在再举清代褚人获《坚弧集》中所载夫妇通信的药名诗为例,来了解这种格式。先举妻子思夫的信:

槟榔一去,已过半夏,岂不当归耶?
谁使君子,效寄生缠绕它枝,
令故园芍药花无主矣!
妾仰观天南星,下视忍冬藤,
盼不见白芷书,茹不尽黄连苦!
古诗云:豆蔻不消心上恨,丁香空结雨中愁。
奈何!奈何!

诗中共用十二种药名,除"使君子"一药是属于离字组词体外,其余则皆是将药名直接嵌入句中。而其丈夫的回信则纯属镶嵌体的药名诗。请看:

红娘子一别，桂枝香已凋谢矣！

也思菊花茂盛，欲归紫苑，

奈常山路远，滑石难行，汝待从容耳！

卿勿使急性子，骂我的苍耳子。

明春红花开时，吾与马勃、杜仲结伴还乡，

至时有金相赠矣！

以上两封信虽不似古诗体，但可以说唱文学中的唱词。所用药名较多，皆贴切自然，并无生搬硬套之感，不像有的作品为拼凑药名而作，则为流入游戏了。

药名诗的表现形式主要有以上三种，而后两种，则往往在一首诗中可以同时采用，上述例中已可以看出，兹不赘述。

宋朝是药名诗作的鼎盛时期，不惟格式严限，药名入诗巧妙，而且诗的意境宽广，感情沉厚，思想性强，显然是以寄情托志为宗旨，使药名诗的思想性和艺术性达到新的高度。请看辛弃疾的两首定风波词：

其一：

用药名招婺源马荀仲游雨严（马善医）

山路风来草木香，雨余凉意到胡床。

泉石膏肓吾已甚，多病，提防风月费篇章。

孤负寻常山涧醉，独自，故应知子草玄忙。

湖海早知身汗漫，谁伴？只甘松竹共凄凉。

又：再和前韵，药名。

仄月高寒水石乡，倚空青碧对禅房。

白发自怜心似铁，风月，使君子细与平章。

平昔生涯琼竹杖，来往，却惭沙鸟笑人忙。

便好利留黄娟句，谁赋？银钩小草晚天凉。

　　两首词共编织镶嵌了药名十六种，其巧妙自然，可谓天衣无缝。隐去药名不提，从字面上看到的则是花草、泉石、风月、松竹、流水、禅房、沙鸟等景物，而透过这些景物的描写，曲折而深刻地表达了作者忧国伤时的思想感情，亦可看出托药名诗言志的高超的艺术手法。

　　药名诗渗入说唱文学和戏曲文学中，大概是从唐代开始。《敦煌变文集》有《伍子胥变文》，是说唱文学中用药名诗最早的一篇。所谓变文，就是散文和韵文交替变换，亦即说和唱交替变换的一种文学体裁。《伍子胥变文》这篇说唱文学是唐代寺僧根据历史故事编成的。子胥为楚之上相伍奢之次子，其兄名子尚。楚大夫魏陵欲为楚太子召秦穆公之女为妻，伍奢议为不可。魏陵在楚平王面前进谗言，伍奢因而被囚。魏陵为斩草除根，欲赚杀其二子。伍子胥察其阴谋，未往就范，遂即奔逃，伺机报仇。子胥为避官兵追捕，日夜趱程。这天不觉来到自家门前乞食，骤见其妻，即欲相认，忽又佯作不识，并示意其妻：

　　贵人多忘错相认，不省从未识娘子。

　　今欲进发往江东，幸愿存情相指示。

　　其妻会意，于是夫妇谈话遂为两首药名诗词。

　　"其妻遂作药名词问曰：

　　'妾是仵茄之妇细辛，夫早仕於梁，就礼未及当归，遂使妾闲居独活，膏茛姜芥，泽泻无怜。仰叹槟榔，何时远志？近闻楚王无道，遂发豺狐之心，诛妾家破芒硝，屈身苜蓿，葳蕤怯弱，石胆难当。夫怕逃人，茱萸得脱，潜形菌草，匿影藜芦，状似被趁野干，遂使狂夫莨菪。妾忆泪沾赤石，结恨青箱，夜寝难可决明，日念舌乾卷柏。闻君乞声厚朴，不觉踯躅君前。谓言夫聋麦门，遂使苁蓉缓步。看君龙齿，似妾狼牙。桔梗若为？愿陈枳壳。'"

　　兹将这首诗语译于下，并作诠解。

"我是伍家的媳妇细辛，丈夫很早就去梁国做官。按照国家礼制法度，还没有到应当回来的时候，使我冷清清地待在家里，独自过着艰辛的生活，粗粮野菜，使我患了水泻之病。无人怜悯，只得仰天长叹，我的郎君何时才能从远方归至我的身边？最近听说楚王昏庸无道，竟然发起豺狐之心，诛戮我家破人亡，我屈身于首蓿丛中，本来就萎顿怯弱的我，此时即使胆如石坚之人，也难承当这种恐怖和惊骇。我知夫郎是怕中楚王之计，遂做了逃亡之人。幸而很快得以脱身，但也只能潜形屈身在草莽之中，隐匿身影在藜木丛里和芦苇荡中，人形就像被追赶的野鸡一样，逼得我夫逃亡流浪。我一想起这些，泪尽泣血，点点滴滴，把石头都染红了。咱家跟楚王真是结下了世代之仇恨。我夜寝无眠，思念夫君，艰难地挨到天明；白天念叨夫君，舌头干燥得如同卷柏。刚才听到你乞求之声是那样敦厚诚朴，于是不觉徘徊到你跟前，从言语和声音上觉得是夫婿来到家门，这才使我缓步来到你面前。我看你口中的龙齿，恰似我郎君的双板牙。你心中郁结梗塞的痛苦又是如何呢？我愿意拿出枳壳来让你服食，为你消除心中的气滞郁结。"

　　以上是伍子胥之妻在这篇变文中的一段唱词，所用药名有：仵茄、细辛、於梁（余粮）、当归、独活、膏菱、姜、芥、泽泻、槟榔、远志、材狐（柴胡）、芒硝、首蓿、葳蕤、石胆、逃人（桃仁）、茱萸、菌草、藜芦、野干（射干）、莨菪（子）、赤石、青箱（青箱）、决明、舌乾（射干）、卷柏、厚朴、踯躅、君前（前胡）、夫聋（夫婿）、麦门（冬）、苁蓉、龙齿、狼牙、桔梗、枳壳。将这些药名连接成句，既表达了她对丈夫的深切思念和沉重担忧，又表达了对楚王的刻骨铭心的深仇大恨，还有对丈夫来到家门前却不敢认妻的心曲表示疑惧而婉言动问的情态。这些复杂的感情用三十八种药名编织在三十二句诗中，多赖药名藏事隐语之力，方能曲尽其妙。

这些药名，或以其谐音表意，一语双关，例如：远志，谐音为远至，意即从远方来到；泽泻，亦名水泻，此指水泻之病；萸萸，音近须臾，义同迅快；青葙子，即青箱子。此处是述典用事，本谓世传家学之义，典出《宋书·王准之传》："曾祖彪之，尚书令……彪之多闻多识，练习朝仪，自是家世相传，并谙江左旧事，缄之青箱，世人谓之王氏青箱学。"又，唐人张读《宣室志》四："（沈）约指其子谓陆（乔）：'此吾爱子也，少聪敏，好读书，吾甚怜之，因此以青箱为名焉，欲使继吾学也。'"此处引申作世传家仇之义，即伍奢家族与楚王结下了世代相传的深仇大恨。再有：决明，即决明子，此为天亮，天放明之义；麦门，即麦门冬，麦，古音读来，句寓丈夫来到家门前。此外如当归、独活、厚朴等皆属此类用法。

或以通语谐药名，如"踯躅君前"，谐羊踯躅和君前草（前胡），意为徘徊到你跟前。又如"舌干卷柏"，字面意思是舌头干燥得如同卷起的柏树皮，而此意却藏在射干和卷柏两个药名。舌、射同音，而"射"在药名中读（ye），与下文"野干"同。此外如葳蕤（萎顿貌）、菌草（此草是郁结不申的样子）、赤石（鲜血染红了石头）等，皆属通语谐药名的用法。

或以藏事隐意于药名之中，如末句"愿陈枳壳"便是，枳壳的药效有消除气滞郁结之功。

全诗就是这样交错互出，句句以药名镶嵌联句而传情达意的。

伍子胥见妻以上述药名诗隐事藏语递音通问，情真意切，急欲认妇之情已溢于言表，但为防走漏风声，有误大计，故亦以药名诗答曰：

"余亦不是仵茄之子（栀子），亦不是避难逃人，听说途之行李。余乃生于巴蜀，长在藿乡（香），父是蜈蚣，生居贝母，遂使金牙采宝，支子（栀子）远行。刘寄奴是余贱朋，徐长卿为之贵友。共渡襄河（香河叶），被寒水（石）伤身，三伴芒硝，唯余独活。

每日悬肠断续（续断），情思飘遥。独步恒山（常山），石膏（谓山高）难渡。披岩巴戟（天），数值狼胡（野柴胡），乃意款冬（花），忽逢钟乳（石），留心半夏，不见郁金（香）。余乃返步当归，芎䓖（川芎）至此。我之羊齿，非是狼牙。桔梗之情，愿知其意。"

诗中共用药名二十八处，读罢则感隐奥晦涩，扑朔迷离，不像其妻之诗那样顺理成文，有迹可寻。其实，这正是药名诗作者匠心独运之处，这是伍子胥为扰乱其妻之视听，使其不欲相认的故作之语，故从整体来看，实显得自然真切。前一首，伍子胥之妻的形象鲜明，呼之欲出，而后一首中伍子胥之言行则有些虚飘难测；前一首所用之药名，其隐事藏意皆有着落，后一首所用药名多半难知其含指。这一实一虚，一有一无，对于整个变文的内容情节来讲，却是恰到好处，有力地推动了故事情节的向前发展，使复仇者伍子胥的形象更加富有内在的耐力。

（原载《中医教育》1985 年第三期）

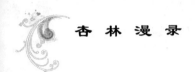
八、《医古文》教学随笔四则

（一）释通假要准确地释出本字

《诗经·周南·汝坟》有"未见君子，惄如调饥"之语。"调饥"之"调"为何义？西汉毛亨《诗故训传》释曰："调，朝也。"即早晨的意思。此训一出，千古相沿，至清儒陈焕又补而释之，曰："调，其义训朝，即'朝'之假借字。古人朝食曰饔，夕食曰飧。朝饔少缺，是为朝饥。"今之学者亦遵旧训，如周振甫《诗经译注》译为"如同早上没吃饭"，吴兆基《诗经（图文本）》译为"好似早饥肠辘辘"，程俊英《诗经译注》译为"就像早饥心里焦"，李山《诗经析读》云："调，字又作周、朝。朝饥或周饥，都是形容内心焦急"。…等等。然而必须指出，所有古儒今生们于此都讲错了。须知，由于这个字的讲错，则在很大程度上，或根本上说，整首诗的意思都讲错了。

考"调"，《毛诗》又作"輖"，通"周、朝、州、渚、涿、豚"，皆为古音通假现象。然而其中哪个字才是此句中的本字呢？显然，輖、周、朝、州、渚、涿，皆非其字，因为将它们置于"饥"前，皆为不词。《毛传》以"朝"为本字，且将当作"忧"讲的"惄"也释为饥饿的意思，这样就使"惄如调饥"的句意重复不词而含糊不清了。今之学者一遵毛训，实属讹以传讹。至于有人提出以饥饿喻"忧"，亦令人费解，一顿早饭不吃就至于忧愁烦闷焦急吗？可见其皆非此句中的本字。

再看"州、渚"二字，《素问·灵兰秘典论篇》曰："膀胱者，州渚之官，津液藏焉。气化则能出矣。"州渚之官即膀胱，然而膀胱也不存在什么饥饿问题呀，则"州渚"亦非其本字。至于"涿"，其本意为水滴，在此亦与"调饥"之"调"的意义无涉了。

那么，我们再看"豚"字，《释文》："尾下窍也。"尾巴下的孔窍是排泄器官，亦是生殖器官，则此女子之"豚饥"是何意，也就不言而喻了。

对于《诗经·周南·汝坟》这首诗，《毛诗序》的解说完全是错误的。《毛诗序》曰："《汝坟》，道化行也。文王之化，行乎汝坟之国，妇人能闵其君子，犹勉之以正也。"意思是说，周文王的政治教化通行于汝坟之国，一个从役的男子跑回家了，女子虽然怜悯他服役的痛苦，但还是勉励他的丈夫去为国从役，从而歌颂了她以国事为重的高贵品质。这完全是作《序》者为封建政治和封建礼教服务实行诗教而作的谎言式的说解。

这首诗是写夫妻性生活片段的。诗凡三章，首章"未见君子，惄如调饥"。写丈夫久别在外，女子独守空房，而有情感之忧愁和性欲之饥饿，且忧虑丈夫是否已经将她抛弃。二章"既见君子，不我遐弃"。写丈夫回到家，没有抛弃她，女子很高兴。三章"鲂鱼赪尾，王室如燬"。前句言鳊鱼的尾巴红红的，注意，这是男根的隐喻。"王室"是妻子对丈夫的称呼，犹后世称官家、官人。"燬"是火，言男子欲火中烧，然而"虽则如燬，父母孔迩"。意为虽则欲火中烧，但挨着父母不好搞。这是说妻子要他控制点。这才是诗的本来面目。

因此，读古文，释通假，务必准确地释出本字。否则，一字讲错，则句意，乃至文意，就全都讲错了。

这首诗内容很不雅，但《诗经》是一部原始诗歌文学，其所反映的西周时期的爱情生活有很大的原始性。所以，用闻一多先生的话来说，那真是"好色而淫，淫得厉害。"但在三千多年前的古人的观念中，还没有今人所谓的"雅"和"淫"的概念，这当是无可厚非的。《诗经》中这类内容很多，可参阅拙著《诗经情诗正解》一书。

（原载《中国中医药报》2008 - 5 - 7）

（二）误训、误用与讹传

在全国中医药院校统编《医古文》教材中，收有唐代医家王焘的《外台秘要序》一文，文中论述古代方书的珍贵价值及其编辑整理这些方书的经过。在第一段的最后有这样两句话："永言笔削，未暇尸之。"

意思是王焘他总是常常在说要编辑整理这些方书，但没有时间主持这件事。教材及各种辅导书都将句中的"尸"训为"主持"之义。似亦文从字顺。

然而，"尸"怎么能作"主持"解呢？实在令人茫然不解。

清儒戴震在其《与是仲明论学书》一文中有其训释古书字义的的至理名言，他说："考诸篆书，得许氏《说文解字》，三年知其节目，乃知一字之义，当贯群经，本六书然后为定。"

那么，"尸"字于六书何属呢？

按《说文》："尸，陈也。像卧之形。"《说文诂林》曰："横陈之人也。…《论语》：'寝不尸'。包注：'偃卧四体，布展四足，似死人。'…尸字本像生人，而死人亦沿此称（即屍）。"据此，尸于六书为象形，若训为"主持"，亦非转注、引申、假借之类，显然与六书中之意不合。

然而像王焘这样的名医宿儒，其行文用字必有根据；今之读者于此必然求助《辞源.》《辞海》。果然在《辞源》尸部尸字条下第四个义项即为"主持、主其事"之义。所引书证为《诗经·召南·采蘋》："谁其尸之，有齐季女。"

这下可找到了训"尸"为主持的总根源了，是出自西汉毛亨的，毛诗故训传》。但必须指出《毛传》此训是错误的，而且是故意误训的。

《诗经·召南·采蘋》篇幅不长，不妨文白对照地阅读一过。

原文	今译
于以采蘋？	祭祀用蘋何处采？
南涧之滨。	南溪水边四叶菜。
于以采藻？	祭祀用藻何处找？
于彼行潦。	流水沟中浮萍草。
于以盛之？	采得蘋藻哪里放？
维筐及筥。	放进方筐和圆筐。
于以湘之？	烧煮蘋藻用什么？
维錡及釜。	无脚锅和三脚锅。
于以奠之？	祭品煮好放在哪？
宗室牖下。	宗庙门前窗户下。
谁其尸之？	谁来行使交媾礼？
有齐季女。	美好虔敬一少女。

这是一首为祈福求子而祀神祭祖的诗，古称高禖之祀。这在古人的生活中是一件庄严而神圣的大事。这首诗主要写祭祀前的准备工作的：先是准备祭品。所谓祭品，正如《左传》所云"蘋蘩蕴藻之菜，可荐于鬼神，可羞于王公。"这些都是女子所做的事，第一章

即写此。二章写把采来的蘋藻放在筐里，然后再放在锅里烧煮。三章把煮好的蘋藻放在宗庙门外的窗户下备用，并准备好祭祀中行交媾礼的少女听命待用。

按《周礼》，祭祀的程序是：先由主祭人宣布祭礼开始。主祭者必须是家族中男性长者担任。家族其他成员和女子只能担任助祭和观祭。接着第二步是主祭者请尸神登位。尸神是由专人扮演，或是职业巫师，象征家族先祖的神灵。第三步是上祭品，这中间要伴以歌舞音乐。主祭者与尸神对话，无非是主祭者为家族祈福求子，尸神答以降幅庇佑的吉祥话。第四步是行交媾礼，这就是诗中"谁其尸之，有齐季女"的内容。"尸之"为动宾结构，"尸"，躺卧也。句意为少女与尸神行交媾礼。郭沫若在《释妣祖》中释为"通淫之义"，然句中"齐"通"斋"，为"斋敬"、"虔诚"的意思，这在重生殖崇拜的古人的心目中，没有"淫"的观念，而认为这是庄严神圣的礼拜。又，《左传襄公二十八年》："济泽之阿，行潦之蘋藻，置诸宗室，季兰尸之。"这几句话也可以帮助我们对《采蘋》这首诗的理解。不过这是指济水之旁的齐国人祀高禖的事，"季兰"或许是季氏之女的通称，是祀高禖中行交媾礼的专职人员。第五步是主祭人宣布祭礼结束，育龄妇女将祭品蘋藻之类抢而食之，意为能多生早生贵子。

综上所述，"尸"字从来没有，也根本没有"主持"之义，这一点，被称作古文经学家的毛亨是很清楚的，那么他为什么要故意讲错呢？须知，毛亨讲《诗经．》是为汉代的帝王政治和封建礼教服务的，西周时那原始的祀高禖已经不适用于西汉时代了，且《诗小序》为该诗所规定的主题是："《采蘋》，大夫妻能循法度也。能循法度，则可以承先祖，共祭祀也。"封建统治者对毛诗序如此恭维，当然是很赏识的，这也是毛诗能取代齐、鲁、韩三家诗而得以独传的原因。但诗中的"季女"怎么能说成是大夫妻呢？再有，在男权为中心的封建社会中，主持祭祀这样的大事只有男性长者可以担任，哪有女子行主祭之事呢？这是汉儒为行诗教而编造的谎言，因而才将"尸"故作误训。

因此，《毛诗》训"尸"为"主持"，这是误训；后儒如王焘等用其训，那是误用；《辞源》将其收入义项，那是讹传。

此可谓正本清源也。

（原载《中国中医药报》2008 – 7 – 18 年）

（三）句读与文意

古人作文不加标点，而读者必须予以断句。《礼记·学记》称之为"离经辨志"，即断开句子，辨明文意的意思。古时断句只有两个符号，表示语意已完的曰句，用"、"（今音主 zhu），表示语意未完暂休曰读，用"亅"（音决 jue）表示。故称句读，又写作"句投"、"句度"、"句逗"，音义皆同。

唐人李匡义《资暇集》云："学问多少观点书"，谓句读能力的大小，是学问多少的标志。国学大师章太炎先生说："句读是读通文献的起步。"如果起步错了，则文献也就无法读通了。可见句读之事绝非小事，如果句读错了则一切皆错，或则文句不通，或则有乖文意。

即使大学问家也有失误的时候，如《礼记·檀弓》中的这段文字：

"孔子少孤，不知其墓殡于五父之衢。人见之者，皆以为葬也；其慎也，盖殡也。问于陬曼父之母，然后得合葬于防。

以上标点，将孔子在其母去世后为其父母求合葬于防山之事表达得清清楚楚。但东汉大经学家郑玄却在"不知其墓"处断句，这下问题可严重了，在以孝治天下的中国古代社会里，儿子不知其父之墓址是不可理解的。于是郑玄在其下注释道："孔子之父陬叔梁纥与颜氏之女徵在野合而生孔子，徵在耻焉，不告。"郑玄在这里把责任推给了圣人之母颜徵在身上，说孔子是她与孔子之父孔纥的野合子，所以她没有脸皮将此事告诉给自己的儿子。郑玄在这里犯了两个错误，一是疏忽了"殡"与"葬"的区别，殡是淺埋，葬是深埋。孔子不知道的不是其父的墓址，而是不知其棺椁是浅葬于五父村的大路边。待其查访明白后，故迁而合葬于防山。二是郑玄不明白周朝的婚姻制度，他用汉代的婚姻观来看待周朝的婚姻。野合婚是周朝婚姻的一种补充形式，是继秋冬农闲之时的六礼婚之后的自由婚。政府有专职官员媒氏官负责。《周礼·地官·媒氏》曰："仲春之月，令会男女。于是时也，奔者不禁。若无故不用令者，罚之。司男女无夫家者会之。"媒氏官相当于今之街道办事处负责婚姻登记的主管干部，负责举行春社及人口登记之事。这种"仲春之会"就是我国最早的情人节。这种"奔者不禁"就是野合。孔纥虽婚而有子，其子伯尼是残疾，按照周朝法律，孔纥有权获取野合婚，而且不是纳妾，徵在是正妻。

又《论语·述而》中这段话历来是这样标点的：

"加我数年，五十以学易，可以无大过矣。"

这三句话历来被那些拉拢古贤、攀附圣人的学者所引用，作为孔子读《易》的重要根据。因此就乖违文意，误作句读，以趋附其说。三国魏何晏说："年五十而知天命。以知命之年，读至命之书，故可以无大过矣。"宋邢昺则据此认为这三句话是孔子四十七岁时说的。其牵强如此。而隋唐之际的陆德明在其《经典释文》中举"学易"二字，谓"易，古作亦。今当从古。"而古《鲁论语》正作"亦"，这就把孔子读易的谎言戳破了。再有，"加我数年"，是有未尽之业者寿年将至时说出的生命紧迫感的话。孔子寿年73，因而讲此话时绝非四十七岁，应当是70左右了，这就跟"知命之年"矛盾了。那么"加我数年"，具体是几年呢？下文即是他要求的数字，五年或十年。至于"学"字，指什么呢？是"礼"。孔子一辈子所耿耿于怀的就是致力于西周的礼乐典章制度。其时乃至稍后者都没有人提及《易》，因为《易》书尚未产生。故这几句应该这样标点：

"加我数年，五、十而学，亦可以无大过矣。"

这里涉及到语法、文意、校勘诸事，如此句读，恢复了它的本来面目，澄清了千古谬读之讹。

又《孟子·告子下》中这几句话历来是这样标点的：《大学语文》教材中亦同：

故天将降大任于斯人也，必先苦其心志，劳其筋骨，饿其体肤，空乏其身，行拂乱其所为，所以动心忍性，曾益其所不能。

这里在"空乏其身"点断是失当的，使"空乏"二字失去了相对应的内容，且"行拂乱"连用使此处六字不词。《尚书大传》云："居而无食谓之困，行而无资谓之乏。""空"，即"困"。"无食"对"身"言，"无资"对"行"言。故此处当这样标点：

空乏其身行，拂乱其所为，…

如此，亦使前后文意对称起来：

饿其体肤→空乏其身行

劳其筋骨→拂乱其所为

这样，就显得文从字顺，言正意明。

中医经典是关系到人体生命的科学著作，如果断句有误，则关系重大。《素问·生气通天论》中有一段话，王冰是这样断句的：

因于湿首。如裹湿。热不攘。大筋緛短。小筋弛长。緛短为拘。弛长为痿。

王冰的前三处句读，使文字散乱而不词，令人若坠云雾之中而不知所云。医者若困惑于此，则于临床就无所适从了。正确的标点是这样的：

因于湿，首如裹，湿热不攘，大筋緛短，小筋弛长。緛短为拘，

弛长为痿。

"因于湿",是病因。"首如裹"。是症状。"湿热不攘",言治则。后数句言不遵治则的不良后果。如此标点,文正意明,清晰了然。

综上所述,足见句读对于文意的理解是何其重要!

(中国中医药报 2008 年 8 - 20)

(四) 衍文与倒文

古籍在长期的流传中,由于辗转传抄,以及水火、虫蚀、竹简脱落等原因,于是出现了讹、脱、衍、倒、错等现象,这就产生了古籍整理中的校勘之事,以恢复古籍的本来面目。讹指错字,脱指丢字,衍指多字,倒指文字颠倒,错指竹简插放错乱。

这里只谈一下衍文与倒文对于文意的影响。

先举衍文例,如《素问·上古天真论》:

"行不欲离于世,被服章,举不欲观于俗。"

文中"被服章"三字与前后文毫无意思上的联系,疑是传抄者不经心而无意掺入的,故宋·林亿《新校正》云:"详被服章三字疑衍,此三字上下不属。"

又如《素问·平人气象论》:

"乳之下其动应衣,宗气泄也。"

宋·林亿《新校正》云:"按全元起本无此十一字,《甲乙经》亦无。详下文意,多此十一字,当去。

再举倒文例,如:

《素问·骨空论》:

"扁骨有渗理凑,无髓孔,易髓无空。"

扁骨,是与圆骨相对而言,指肋骨之类的扁形骨。首句言血脉可以渗透到扁骨之内。下句"无髓孔"，谓语"无"的主语是前面的"扁骨"，其后之"髓"字疑衍。末句"易"，古通"亦"。则亦髓二字误倒，意为：骨无孔，髓亦无空。唐·王冰注云"：易，亦也。"清顾尚之《内经素问校勘记》云："依注，易髓二字当乙转。"谓句应为"髓亦无空"。

又《素问·汤液醪醴论》：

"孤精于内。"

清顾尚之《内经素问校勘记》："孤精二字误倒，当依《圣济总录》乙转。"

又《灵枢·官能》：

"不知所苦，两蹻之下，男阴女阳，良工所禁。"

男阴女阳：此既违背常理，又前后失韵。当为"男阳女阴"。

综上可知，倒文多是传抄者不经心而导致误倒，衍文多为传抄者不经心而增字，或将前面之文字重复，或将它处文字掺入，亦有将注文窜入经文的，兹不枚举了。

但是有没有传抄者故意将前后文字颠倒、故意增字衍文呢？答曰：有的。汉儒改经之风很盛，为了封建政治的需要，他们往往随意增字衍文，或将经文前后颠倒。试举一例说明之：

现传《诗经·王风·丘中有麻》是汉儒故意改经的代表作。原文不长，不妨抄录一过：

丘中有麻，彼留子嗟。彼留子嗟，将其来施施。

丘中有麦，彼留子国。彼留子国，将其来食。

丘中有李，彼留之子。彼留之子，贻我佩玖。

诗凡三章，章四句，每句应是四个字，这是《诗经》的通例，但首章末句却多了个"施"。必须指出，这是故意增字衍文。又诗中"将其来施"、"将其来食"中的"将其"应为"其将"，同样必须指出，这是故意误倒。

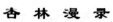

这是为什么呢？

须知这是一首汉民族原生态的情歌。"丘"象征男子，"麻、麦、李"象征女子，"有"象征男子得到了女子。诗中以女子的口吻讲述她与男子的约会，字里行间流溢着她对这个男子的爱。这个男子姓留（即刘），"子"表示以字行，"嗟国"是其字，分言子嗟、子国，犹如今有人叫文华，其妻时呼其阿文，时而又呼其阿华，足见其情爱之昵。"施"、"食"二字皆古人性爱活动的廋语，是他、她这次约会活动的内容。末章"贻我佩玖"，是女子对男子赠给信物的感怀。

这就是这首原生态情歌的本来面目。显然，汉儒为了行诗教是不敢如此解说的，于是就将阳施阴化之意的"施"故意衍复成迭音词"施施"，作"行走的样子"解，将下章象征性爱活动的廋语"食"，作俗义"吃饭"解；"其将"之"其"是代词，指代男子刘嗟国，句中作主语，故意误倒成"将其"，使句意费解，实属不词；且将诗的主题定"思贤"，《毛诗序》曰："《丘中有麻》，思贤也。"而且还生拉硬扯地说："庄王不明，贤人放逐，国人思之而作是诗也。"这样，刘国嗟就是那个所谓的贤人了，诗中的"我"就是国人了。全诗是说贤人刘国嗟走来了，将到我这儿吃饭，最后送我一块佩玖。试问，这能叫贤人吗？这不是俗透了的俗人吗？汉儒如此改经，使这首原生态性爱诗的本来面目被掩盖掉了，这既可以无伤于封建礼教；拉扯为思贤之说，又为封建统治出了谋策，此乃《毛诗》刻意用心之所在。

一般古代科技文献中出现误衍、误倒现象多是传抄者不经心所致，而汉儒改经，则是为了封建政治统制和维护封建礼教的需要，而故意误衍误倒，今之读者于此须审慎之。

（原载《中国中医药报》2008－99－29年）

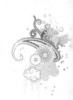

九、不要用讹以传讹的东西误导学生

——关于《大学语文》中《易传》的教学

在教育部高教司组编的全日制高校通用教材《大学语文》第二章《心怀天下》之第一节《君子安而不忘危》中，收有《易传》中《周易·系辞下传》之第五章、第七章、第八章、第十一章里的四段语录，而且这第一节的标题"君子安而不忘危"也是从《周易·系辞传下》之第五章中取来。编者的意图是想利用这几条语录的内容对学生进行人生、家国的居安思危的思想素质的教育，其用心是很好的，是很正确的。

但是在教学中使人犯难的是，《周易》是一部什么书？是何人何时所作？对于这些问题如不能作客观的真实的介绍，就必然会用讹以传讹的东西来误导学生了。这会有伤于学生对古代经典典籍其本质的正确认识，使其对我国古代典籍在渊源传承上混淆不清，不利于青年一代继承和发扬我国的传统文化。

自汉代以来，一直认为《易经》的基础——八卦是伏羲所画，周文王重为六十四卦（亦有说伏羲的，亦有说周公的），卦有卦辞，每卦六爻皆有爻辞，这卦和爻、卦辞和爻辞就是《易》的经部，解说经部的文字称为《易大传》，又称《十翼》，即《彖传上下》、《象传上下》、《系辞传上下》、《文言》、《序卦》、《说卦》、《杂卦》，凡十篇，认为都是孔子作的。于是班固在《汉书·艺文志》中下结论道："易道深，人更三圣，世历三古"，意谓《周易》这部书经部和传部依次是伏羲、文王、孔子三个圣人创作出来的，是经过上古

（伏羲时代）、中古（殷末周初）、近古（春秋）这三个时代。

在古今的《易》学著作中差不多都有这样的话："伏羲画八卦，为我国文字的雏形；文王演《周易》，是我国文化的开端。《易经》这部书，不但是我国最古老的经典，而且自古以来，就被推崇备至，尊为'群经之首'。"

《易经》是一部占卜的书，本是道家奉为经典的著作，因为占卜是道家的行当。到战国后期庄子后学所著《天运篇》中才出现，它与《春秋》同列为六经之末，西汉时儒家为了扩大其经典范围，把《易经》也列入儒家经典，且提升到群经之首，并且一直说成是"大道之源"，今之学者更把它说成中国古代一切文化的总源头。似乎没有了《易经》，就没有了中国古代文化似的。还说什么"是大智大慧的著作……请问伏羲时代的老外能有这么高的智慧吗？"德国大哲学家莱布尼兹发明了与《易经》阴阳二元论暗合的二元数学，就说他是学了我国的《易经》后才提出的，甚至还把它说成是当今企业管理的经典。这一切都是谎言不实之词，没有一句话是真的。《大学语文》的编者在课文后的《提示》中也说："《周易》是大道之源"。至于作者呢？教材编者说："过去认为是文王姬昌被囚于羑里时所作。"这不是肯定的说法，编者似乎也有怀疑，但现在认为是谁作的呢？教材中没有说。这就令人难以适从了。因此对这些问题必须有一个明确的交待，否则，如果继续用这些讹以传讹的东西误导学生，其影响是很不好的，《易经》的真正的作者们会在地下嘲笑我们，后人会说我们在误人子弟。

（一）八卦不是伏羲画的，历史上根本没有伏羲这个人

八卦不是伏羲氏画的，因为历史上根本没有伏羲氏这个人，关于伏羲的传说是秦代人才编造出来。黄帝、神农是庄子后学编造出来的。1923年5月，著名的历史学家顾颉刚在《与钱玄同先生论古

史书》中提出了一个"层累地造成的中国古史"的观点，震惊了当时的中国史坛。顾颉刚潜心研究，指出周代人知道最古的人是禹，到孔子时有了尧、舜之名，到战国时有了黄帝、神农，到秦时有了伏羲，到汉以后又有了燧人氏、有巢氏、盘古氏等。他总结道："时代越后，知道的古史越前；文籍越无征，知道的古史越多。汲黯说：'譬如积薪，后来居上。'这是造史很好的比喻。"顾颉刚不仅理顺了"自从盘古开天地，三皇五帝到于今"的人造古史的过程，而且揭示了人造古史的规律。这反映了古人对人类的起源和社会发展进程的认识，因此才虚拟出这些假想人物。盘古开天地，天地生人，这是古人对人类起源的认识；有巢氏，说明人类穴居栖巢的时期；燧人氏，说明人类已学会用火；伏羲氏，说明人类在游猎时期能征服野兽，并且已能豢养牲畜；神农氏，人们类已由畜牧经济时代开始了稼穑耕种的农业经济时代；黄帝，黄是土地，帝，据郭沫若考证是女阴，在古人的心目中黄帝是生养万物和人类的圣人。后来人们又不断给这些假想人物按常人之情编了很多故事，司马迁又把这些传说人物当作信史来写，于是后人就以为是真的了。其实这是很幼稚可笑的。伏羲时代应该是几十万年前了，皇甫谧《帝王世纪》是人面蛇身、神农是牛头人身的怪物，再说那时的人类还处在不衣而裸，茹毛饮血的时期，怎么知道去画什么八卦呢？

（二）八卦来源于半坡先民祭坛上鱼的布局图

根据中外人类学家和社会学家的研究，人类最早的文化是生殖崇拜文化。而在生殖崇拜中又以女性生殖崇拜为最先。半坡先民是生活在母系氏族社会，因此他们实行女性生殖崇拜，用象征女性的鱼祭祀祖先神灵，这从半坡出土的鱼祭彩陶盆得到证实。

《周易·系辞下》第十二章有"河出图，洛出书，圣人则之"的话。圣人是谁？按照道统的说法显然是指伏羲了。汉儒孔安国、刘向等对此作了神话性的解说："伏羲时有龙马出于黄河，马背有旋毛如星点，后一、六，前二、七，左三、八，右四、九，中五、十，称作龙图，伏羲取法以画八卦生筮法。夏禹治水有神龟出于洛水，背上有裂纹，前九后一，左三右七，中五；前右二，前左四，后右六，后左八。纹如文字，禹取法而作《尚书·洪范九畴》"。我们剔出其神话性的成分，亦可探知河图与八卦的消息。作《易传》者这里实际告诉了我们两件事情：一、八卦来源于河图，二、先民在实行生殖崇拜祭祀文化的基础上，产生了为趋吉避凶的占卜文化。

那么，河图是什么呢？《论语·子罕》："子曰：凤鸟不至，河不出图，吾其已矣夫！"显然，孔子是把它当作预示圣人将要出现的祥瑞之物，但它实际上不是这个意思。中国社会科学院著名学者赵国华在其所著《生殖崇拜文化论》中，通过对半坡出土的母系氏族后期彩陶盆的研究，精心地、细致地、科学地论述出河图就是半坡先民实行女性生殖崇拜的祭坛上九组鱼的数据和方位的布局图。半坡先民实行女性生殖崇拜是用象征女阴的鱼来祭祀，最初是用实物，在祭坛上有九组鱼，即有九个分布区，每个区处于不同的方位，且每组鱼右各自有不同的数据。后来，半坡人能烧制彩陶了，就用九件有鱼纹的彩陶为祭器。每件彩陶上的鱼纹数代表着原先实物祭祀的用鱼数。现在我们请看下图：

中间图2是半坡鱼祭祭坛的布局图，图中所绘鱼纹是抽象鱼纹。图1是从图2改形出来的河图，它是祭坛布局的象、数、方位的纪录图，而后独立成图，即为今之河图。图3是由半坡鱼祭祭坛布局图分离出来的数据图。

半坡先民实行生殖崇拜的鱼祭，既是为了祈求生殖繁盛，但是由于其对神灵的敬畏感，因而也是为了趋吉避凶，这就由祭祀文化自然地产生了占卜文化。半坡母系氏族公社鱼祭祭坛布局分离出"河图"之后，则直接演变成八卦方位图，即八卦母图（见图4）。

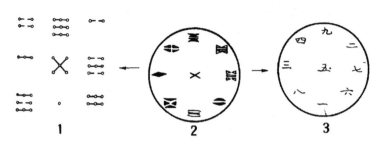

半坡鱼祭祭坛布局与"河图"的渊源关系图

1. "河图"改形图与半坡鱼祭祭坛布局的内在关系 2. 半坡鱼祭祭坛的布局（图中所绘为抽象鱼纹） 3. 半坡鱼祭祭坛布局分离出的数据图

赵国华指出："这包括三方面的涵义：一是八卦八个符号系由半坡抽象鱼纹演化而出，二者有相同或相通的'象'（形）；二是八卦八个符号的原始数字意义，亦由相应的半坡抽象鱼纹的数量意义直接引出，二者的'象'表示'数'的方法和规律呈现出一致性；三是八卦的八个符号具有方位意义，其原始方位意义系根据绘有相应抽象鱼纹的彩陶在鱼祭祭坛的位置而确定下来。例如：☰乾九为上南，☷坤一为下北，☶艮三为左东，☵坎七为右西，☱兑二为东南，☳震四为西南，☴巽六为东北，☲离八为西北。"这样，八卦从何而来，再清楚不过了。它从事实上否定了伏羲画八卦的谎言。

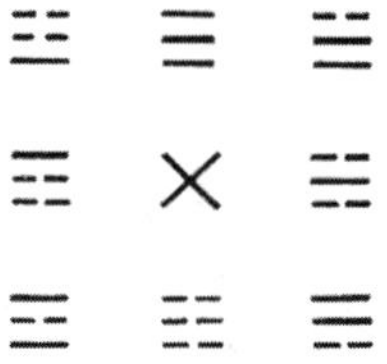

图4　八卦的"母图"

四	九	二
三	五	七
八	一	六

图5　周人明堂中包含的"河图"数据

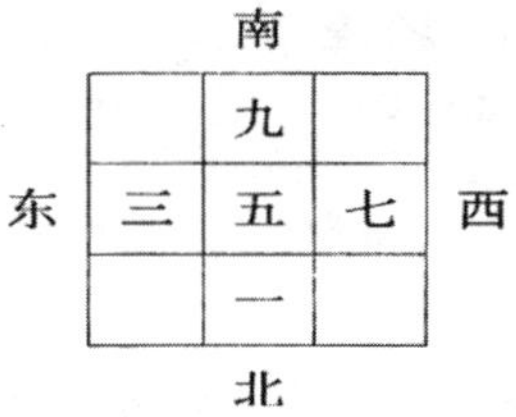

南
	九	
东	三	五	七	西
	一	
北

图6《黄帝内经·素问》中的"河图"数据与方位关系

半坡先民鱼祭祭坛的布局图——河图，不仅其方位意义具有其神秘性，其数据意义更有其特殊的神秘性，它上下、左右、横向、

斜向的三个数相加之和，分别都是十五。这对后世影响甚大。如
《大戴礼记·盛德篇》所载周人明堂制度："明堂者，古有之也。凡
九室。一室而有四户八牖。三十六户，七十二牖。……二九四、七
五三、六一八"（见图5）。又《素问·五常政大论篇》中，用三、
九、七、一、五这五个数字分别表示东、南、西、北、中五个方位，
显然也是借用了河图的数据（见图6）。又如《灵枢·九宫八风篇》
首图（见图7），也完整地有河图的数据与相应的九个方位。还有，
半坡先民原是用筮草占卜，这是在母系氏族社会时期，而到父系氏
族社会，乌龟是男根的象征，实行男性生殖崇拜，龟甲也就成了推
占吉凶的占卜之具。乌龟背甲中央一列脊甲正好五块，左右肋甲板
就依河图数据九、四、三、八和二、七、六、一（见图8）。

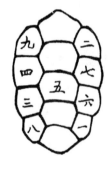

图7　《黄帝内经·灵枢·五官八纲》篇首图　　图8　乌龟背甲与"河图"数据

　　还有，河图在汉后用于军事上有八阵图（见图9）。其中令人神
奇的是八个纵行相加的和都是二百六十。河图的方位和数据那么神
奇，难怪会编出"河出图，洛出书"那样的神话。

　　也许有人会问，半坡先民鱼祭祭坛上的鱼有九个分布区，而八
卦只有八个区，这是为什么？其实很简单，因为八卦的中央区及其

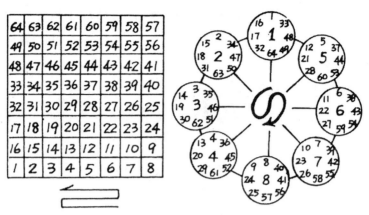

图9　八阵图

所代表的数据五被省略了。

（三）八卦不是文字的雏形，而是用文字给它命名

古今的道统家们为了神化《易经》，说《易经》是文字的雏形，实乃吹嘘之词。河图、八卦，先民只是用其数据和方位行占卜吉凶之事，没有文字也无妨于占卜。郭沫若在其所著《周易之制作时代》中说："八卦是既成文字的诱导物。"准确地说，今传八卦之名应是文字产生之后，由《易经》之制作者依据其卦形、方位、数据即作《易》者所赋予的涵义而命名的。如☰乾卦，它所象征的是天是金是玉，郭沫若说："金和玉两个字都包有☰的卦形。就是天字也是包含着的。"再如☵坎卦，坎所象征的是水，水的古字是三行斜淌着流水线。中间是一条斜长线，两边各是两条相挨着的短线，把它们放正拉直，即成☵卦形。诸如此类，不必赘举了。请参阅郭沫若《青铜时代》之《周易之制作时代》一文。

（四）《易经》的经部不是文王所作

司马迁在《报任少卿书》中说了句"文王拘而演周易"的话，这是借他人之酒杯，浇胸中之块垒，感慨自己的遭遇，显然是带有怨恨情绪的话。周文王有没有演《周易》，司马迁手里也没有证据，他在《史记·周本纪》对此也只是推测："西伯囚羑里，盖益《易》之八卦为六十四卦"。句中的"盖"字就是推拟之词。再如《大学语文》教材中所选与此有关的两段，也只是推拟：

《易》之兴也，其于中古乎？作《易》者其有忧患乎？（《系辞下传》第七章）

《易》之兴也，其当殷之末世，周之盛德耶？当文王与纣之事耶？（同上第十一章）

这里，作《易传》者只是疑《易经》是周文王时代作成的，并没有说就是周文王所作。但是长期以来道统们都把这疑惑之词当作确定之词，而且把《易经》的著作权送给了周文王，那真是太抬举他了。

周部落是当时地处西北偏鄙的势力弱小文化落后的部落，经常受到商朝的打压和羌戎猃狁的骚扰，直到太王古公亶父时其子王季与商朝的诸侯国通婚娶了太姒，后来文王又娶了太妊，这才使周国融入经济繁荣文化发达的东方诸侯国，但王季被商朝杀了，文王又被囚在羑里监狱，因此周人心中想的是复仇，是灭商，哪有心思去演什么八卦。再说，从《诗经·大雅·緜》中可知周人在文王的祖父古公亶父，即太王时还是穴居野处的原始民族，根本不具备写作《易经》那样高深文化的能力。即使文王本人，他虽然是一个部落的王侯，但当时生产力低下，物质生活很贫穷，文化也很落后。《尚书·无逸》记载："文王卑服，即康（糠）功田功。"又《楚辞·天问》曰："伯昌号（荷）衰（蓑），秉鞭作牧。"一个穿着卑劣服装种田打谷，披蓑衣拿着鞭子看牛放马的农夫，他能写出这种具有高深文化的《易经》吗？

还有，《易经》中确实是记载了很多殷商时期的事情，但也有不少是春秋时期的事。如，《夬》卦九五的"中行无咎"，《复》卦六四的"中行独复"，就是写宣公十二年荀林父帅晋师救郑，被楚军打败，归而请死的故事，如果《易经》是文王所作，他怎么能知道几百年以后春秋时的事呢？

因此，《易经》绝非文王所作。

（五）孔子没有读过《易经》，其时《易经》尚未产生

汉儒以至历代道统们的"人更三圣，世历三古"的鼓噪，长期以来，确实给人带来了很大的迷惑，似乎应该认为《易经》是最古最老、最神最圣，应该居于群经之首。经生家又总是吹嘘什么汉学是朴学，注重实事求是。其实汉儒做学问是最不朴，也最不实事求是的。他们喜好托圣、崇古，兼之改字和杜撰，往往把古代典籍弄得面目全非，《诗经》是如此，《易经》更是如此。孔子读《易》之说更是把《易经》推向了神圣的殿堂。

孔子有没有读过《易经》呢？自来把《论语·述而》中的这条语录为证：

子曰：加我数年，五十以学易，可以无大过矣。

在孔颖达的《五经正义》中，多处认为此话是孔子四十七岁时说的，意即孔子五十岁学《易》。纯属强词夺理之词。"加我数年"，是一句生命紧迫感的话，一般是在垂老的晚年才会有此希求之语，四十七岁的人是不会有这种感觉的。再说"数年"是几年呢？应该是下文的五年或十年，才合文意，怎么能说成五十岁呢？特别值得注意的是陆德明《经典释文》出"学易"二字，指出"鲁读易为亦，今从古。"这就是说在《古文论语》中是写作"亦"，而在《鲁论》中于该句的全文是这样写的：

加我数年，五、十以学，亦可以无大过矣。

这可谓是一句"玉宇澄清万里埃"的话，这就是说孔子根本没有读过《易经》。至于东汉时编制的《孔子家语》，说什么"孔子读

易，韦编三绝"，那纯是由此附会而来，显不足信。

在《论语·子路》还有一条写孔子与《易经》有关的语录：

子曰："南人有言曰：'人而无恒，不可以作巫医。'善夫，不恒其德，或承之羞。"

"不恒其德，或承之羞"与《周易·恒卦》九三的爻辞相同，因此，历来就认为这是孔子在赞美《易经》，也就认为《易经》在孔子以前就已存在。在《老子》中没有引用《易经》的内容，在春秋以前的文献中没有引用《易经》的内容，也没有出现《易经》二字，可见其时尚无此书。在孔子的嫡传子思、孟子的口中从来没有提到《易经》的话，怎么就认为这是孔子在赞美《易经》呢？孔子赞美的是流传于当时南方人的一句俗话而加以补充发挥，跟《易经》毫无关系，但也恰好说明不是孔子引用《易经》的话，而是《易经》九三爻辞是引用了孔子的话。根据后文顾颉刚将《周易·系辞》与《淮南子》对照，发现《周易·系辞》多是抄自《淮南子》的，那么，这儿的"南人有言"之语，《周易·系辞》之作者就更可以方便引用了。为什么偏要说是什么"子"引用《易经》的呢？《庄子·天运篇》载有孔子见老子的话，说"丘治《诗》、《书》、《礼》、《乐》、《易》、《春秋》。"但这是战国后期庄子后学的话，且又是寓言，故不可信。

总之，孔子没有读过《易经》，因为其时尚无此书。

（六）《易》的经部是楚人馯臂子弓构成于战国初年

汉儒说《易》书有三：曰《连山》、曰《归藏》、曰《周易》。但前二种《汉书·艺文志》不载，郭沫若认为这是刘歆所为。而《周易》去掉"周"字，也就只剩下"易"了。汉儒喜好崇古非今，攀附圣人，拉拢古贤，来为其"人更三圣，世历三古"、文王作《周易》之说护法。但由上述可知，文王根本没有作《周易》，那么，《易经》是何时何人作的呢？郭沫若从晋太康二年（公元281年）所发掘的汲县魏襄王墓的出土物品中获得了消息。《晋书》卷五十一《束晳传》中说：

初太康二年，汲郡人不准盗发魏襄王墓……得竹书数十车。其《纪年》十三篇记夏以来至周幽王为犬戎所灭，以（晋）事接之。三家分（晋），仍述魏事至安釐王（案当作魏襄王）之二十年（公元前299年）。……其《易经》二篇，与《周易》上下经同。《易繇阴阳卦》二篇，与《周易》略同。《卦下易经》一篇，似《说卦》而异。……《师春》一篇，书《左传》诸卜筮。师春，似是造书者姓名也。……

又杜预的《左传集解·后序》云：

汲郡汲县有发其界内旧冢者，大得古书，皆简编蝌蚪文字。……所纪大凡七十五卷。《周易》及《纪年》最为分了。《周易》上下篇，与今正同。别有《阴阳说》，而无《彖》、《象》、《文言》、《系辞》。……其《纪年篇》起自夏、殷、周，皆三代王事，无诸国别也。唯特记晋国。晋国灭，独记魏事。……下至魏哀王（案哀当作襄，形近而讹）之二十年。……又别有一卷，纯集疏《左氏传》卜筮事，上下次第及其文义，皆与《左传》同，名曰《师春》，师春，似是抄集者人名也。

从上述这两条文献可知，在魏襄王二十年，即公元前299年时，《易传》即《十易》是完全没有的，《易经》有《周易》和《易繇阴阳卦》两种稿本，它们可能从战国初年分别流行于南方和北方，此时已流行到一起了。相同的东西有两个本子，说明它还在制作阶段。但也可以断定，《易经》的最后完成也就在这个时期。至于师春抄集的《左传》里卜筮之事的集录，郭沫若认为是刘歆在编制《左传》时被割裂而利用了的一种资料，即刘歆将这些资料分别加上卦名，然后放置到《左传》中它们原来的位置中去。不明于此，人们真以为在《左传》以前乃至更早就有《易经》这部书哩！

那么，作《易》者究竟是谁呢？据郭沫若的考证，是战国时楚人馯臂子弘。馯是姓，臂是名，子弘（通肱，又作弓）是字。是他把楚人的《易繇阴阳卦》带到北方，为迎合北方人的口味，将《易繇阴阳卦》改编为《周易》，因此就出现了相同的东西而有两个版本流传于世的现象。子弓是商瞿的弟子，是孔子的再传弟子。据《史记·仲尼弟子列传》载：

商瞿，鲁人，字子木，少孔子二十九岁。孔子传《易》于瞿；瞿传楚人馯臂子弘；弘传江东人矫子庸疵，；疵传燕人周自家竖；竖传淳于人光子乘羽；羽传齐人田子庄何；何传东武人王子中同；同传淄川人杨何。何元朔中以治《易》为汉中大夫。

文中所云孔子传《易》是汉儒攀附古人拉拢圣贤的伪托，这已是无疑不争的事实了。那么何以见得作《易》者就是馯臂子弓而非商瞿或其他人呢？对于这个问题，我们从《荀子》的《非十二子》中可以得到信任，因为荀子极端地称赞他，认为他是孔子以后的唯一的圣人：

"无置锥之地而王公不能与之争名，在一大夫之位则一君不能独畜，一国不能独容，成名况乎诸侯，莫不愿以为臣。是圣人之不得势者也，仲尼、子弓是也。"

"今夫仁人也，将何务哉？上则法舜、禹之制，下则法仲尼、子弓之义，以务息十二子之说。如是，则天下之害除，仁人之事毕，圣王之迹著矣。"

荀子是秦以前论述到《周易》的唯一儒者，在这里他把同时代的一切学派的代表人物，甚至像子思、孟轲，都一概摈除了，而把子弓和孔子相齐并论，加以如此超级的赞辞，可见他决非通泛人物，故能作出《易经》这种高难度书的人，非子弓莫属。

（七）《易传》当是荀门后学构成于嬴秦王朝

《易传》非孔子所作，已是不争的事实。但《易传》究系何时何人所作？在此只需把前贤研究的结果介绍给读者就可以了。

王国维、顾颉刚认为是构成于西汉，吴虞《经疑》、钱玄同等认为是秦汉之际，而郭沫若对此有更精细的研究。

王充《论衡·正说》云：

"孝宣皇帝之时，河内女子发老屋，得逸《易》、《礼》、《尚书》各一篇，奏之。宣帝下示博士，然后《易》、《礼》、《尚书》各益一篇。"

这里说的逸《易》一篇是汉宣帝时河内女子从老屋里发现的，因此不要误为汉宣帝时的产品，从文脉上看，它应是先秦的东西。对照一下《隋书·经籍志》，这个问题就很清楚了：

及秦焚书，《周易》独以卜筮得存，唯失《说卦》三篇，后河内女子得之。

这里说的《说卦》三篇，应该就是《论衡》里说的逸《易》一篇，它原来是合在一起的东西，当初本是一篇，并未分而为三。那么，它是什么东西呢？以下所录郭沫若氏的这段论述，向我们揭示了此中消息：

"据《束晳传》，汲冢的出土品中，已有'似《说卦》而异'的《卦下易经》一篇。那么，在战国初年，便是馯臂子弓把《易》作成而加以传授的时候，一定有过一种说明自己的假定与理念的一种《传》样的东西。《卦下易经》怕也就是他著的。那么《说卦传》以下三篇或者就是《卦下易经》的别一种的纪录。"

这就是说，《十翼》中的《说卦》、《序卦》、《杂卦》这三翼是战国时的产品，是秦王朝以前的东西，它的作者就是《易经》的作者馯臂子弓。

至于《彖》上下、《象》上下、《系辞》上下、《文言》这七翼，根据郭沫若的研考，认为是秦代的东西。具体何人所作，那就难以考查了，但有一点可以肯定，必是荀门后学楚人所为。其理由如下：

秦灭六国后，最想复仇的就是楚国人，"楚虽三户，亡秦必楚"。这是他们复仇的口号。秦始皇兼并天下后自称始皇帝，下了一道诏书：

"朕为始皇帝，后世以计数，二世、三世，至于千万世，传之无穷。"（《史记·秦始皇本纪》）

这种万世恒定、永远不变的思想就是秦王朝的统治思想。在当时秦王朝焚书坑儒的残酷统治下，一心想抗秦复楚的楚国学者，怎么来表达他们的反抗思想呢？《易经》是卜筮书，是不会被烧的，而它又是阐述变化之理的，于是聪明的楚国学者们就可以在传《易》中发表他们的叛逆思想了。而这正是《易传》创作的政治气候和时代背景。

《尧问篇》是《荀子》一书的最后一篇，其最后一段是楚国的荀门后学极赞荀子的，认为荀子是"孔子弗过"的圣人。从这段话里也可以看出这帮荀门后学们的反秦复楚的思想状况及精神风貌：

孙卿迫于乱世，鳍于严刑，上无贤主，下遇暴秦，礼仪不行，教化不成……然则孙卿怀将圣之心，蒙佯狂之色，视（示）天下以愚。

"示天下以愚"，这大概就是荀门后学"蒙佯狂之色"弄卜筮、作《易传》以表反秦之意的策略吧。

既然《易传》非孔子所作，则书中"子曰"就不是指孔子后学称孔子，而是指荀子后学称荀子。

（八）《易经》是大道之流，而非大道之源

现在书摊上的《易经》书，可谓版本众多，作者纷出，而且在封面上书名的上下左右大都有用不同色彩书写的这样一些文字：

群经之首　大道之源　大智慧

中华文化的发端　天地智慧的源泉

完美做人的范本　成功做事的宝鉴

好像没有了《易经》，就没有了中华文化；没有了《易经》，我们的古人就都是白痴，不知还要愚昧多少年才会开化。这纯粹是书贾贪财牟利的广告，卜者欺世盗名的吹嘘。

《易经》中最能被道统们鼓吹为大道之源的是《系辞传下》中那段观象制器的话：

古者包羲氏之王天下也，仰则观象于天，俯则观象于地，观鸟兽之文与地之宜，近取诸身，远取诸物，于是始作八卦，以通神明之德，以类万物之情。作结绳以为罔罟，以佃以渔，盖取诸离（☲）。包羲氏没，神农氏作，斫木为耜，揉木为耒，耒耨之利，以教天下，盖取诸益（☴☳）。日中为市，致天下之民，聚天下之货，交易而退，各得其所，盖取诸噬嗑（☲☳）。神农氏没，黄帝、尧、舜氏作，通其变，使民不倦，神而化之，使民宜之。穷则变，变则通，通则久。是以自天佑之，吉无不利。黄帝、尧、舜垂衣裳而天下治，盖取诸乾坤（☰☷）。刳木为舟，舟楫之利以济不通，致远以利天下，盖取诸涣（☴☵）……上古结绳而治，后世圣人易之以书契，百官以治，万民以察，盖取诸夬（☱）。

以上列举了十三卦象，有离卦、益卦、噬嗑卦、乾卦、坤卦、涣卦、随卦、豫卦、小过卦、睽卦、大壮卦、大过卦、夬卦。圣人观察了这十三卦象制作了渔网、耒耜、市场、衣服、舟楫、车辆、梆柝、杵臼、宫室、棺椁、文字等十二样事物，概括起来涉及生产工具、交通工具、政治、经贸、生活资料、文化等方面。这就是古代的道统们、今天的方士们所鼓吹的《易经》是"大道之源"的依据，是"中华文化的发端，天地智慧的源泉"的依据。

但是请仔细想想，观看离卦卦象就制造出渔网，观看乾坤二卦的卦象就制造出衣服而且天下就得到治理，等等，等等，这不是筑室沙上，造楼空中的玩笑吗？而且前后矛盾，牵强附会之状十分明显，前面说伏羲氏"作八卦，以通神明之德，以类万物之情"，但举例中却举了六十四卦中的卦象；说观象制器，但"日中为市"、"垂衣服而天下治"也不是器啊。还有，结绳是计数的，文字是记录语言的，二者之间并无什么大的联系，怎么看了夬卦就能造出文字来呢？岂止牵强，完全是谎言。试想成千上万的汉字如果是从观看八卦甚至六十四卦中产生出来，恐怕连三岁童子都不会相信。如果说这就是什么"大道"，那么这个"道"也太低能了；如果这些也算是大智慧，那么，这个智商值也太低下了。而为了吹嘘它是大道之源，是大智慧，不知杀死了古今道统训诂家多少脑细胞。

顾颉刚先生对《系辞传》中观象制器的写作时代更有独到的研究，他将《系辞传》分别与西汉时先后出现的《世本·作》篇和《淮南子》中的制器内容作对照，结果发现：

一、《系辞传》中观象制器的内容与《世本·作》篇的内容完全不同，说明《系辞传》出现比《世本》还要晚，否则《世本》会将其照抄无疑。如：

《系辞传》：	《世本·作》篇：
庖牺氏作八卦	无
庖牺氏作网罟	句芒作罗（又《御览》引"芒""网"
神农氏做耒耜	垂做耒耜，作耨（又《御览》引，"咎繇作"耒耜；又引，"繇作耒耜"。
神农氏作市	祝融作市

黄帝、尧、舜作舟楫	共鼓、货狄作舟楫
黄帝、尧、舜作服乘马	胲作服牛；相土作乘马；奚仲作车
黄帝、尧、舜作重门、击柝	无（但有"鲧作城郭"）
黄帝、尧、舜作杵臼	雍父作杵臼
黄帝、尧、舜作弧矢	挥作弓；牟夷作矢
后世圣人作宫室	尧使禹作宫室
后世圣人作棺郭	无
后世圣人作书契	沮诵、仓颉作书

由上列二书内容对照可知，如果《系辞传》真是很古的书，那么司马迁作《史记》的重要参考资料《世本》会照抄无疑，但现在二书内容如此完全不同，可见《世本》问世时《系辞传》还根本没有，它的出现要比《世本》晚得多。

二、《系辞传》中观象制器的内容是袭用《淮南子·泛论训》里的：

《淮南子·泛论训》	《系辞传》
古者民泽处复穴，冬日则不胜霜雪雾露，夏日则不胜暑热蚊虻；圣人乃作为之筑土构木以为宫室，上栋下宇以蔽风雨，以避寒暑，而百姓安之。	上古穴居而野处，后世圣人易之以宫室，上栋下宇以待风雨，盖取诸《大壮》。
古者剡耜而耕，摩蜃而耨……民劳而利薄，后世圣人为之耒耜耰锄，……民逸而利多焉。	神农氏作，斫木为耜，揉木为耒，耒耨之利以教天下，盖取诸《益》。
古者大川名谷冲绝道路，不通往来也；乃为窬木方版以为舟航。	黄帝尧舜氏作，……刳木为舟，剡木为楫，舟楫之利以济不通，致远以利天下，盖取诸《涣》。
故地势有无得相委输，乃为靻蹻而超千里，肩荷负儋之勤也，而作为之揉轮建舆，驾马服牛，民以致远而不劳。	服牛乘马，引重致远以利天下，盖取诸《随》
为鸷禽猛兽之害伤人而无以禁御也，而作为之铸金锻铁以为兵刃，猛兽不能为害。	弦木为弧，剡木为矢，弧矢之利以威天下，盖取诸《睽》。

这样对照比较，可见它们不但意义全同，即所用文字亦多相同。只是《系辞》中将《淮南子》的"古者"换成了神农、黄帝这些传说中的人名。接着，顾颉刚进行了充分的论证分析，得出结论："《系辞传》袭用《淮南子》。"

　　顾颉刚先生《周易卦爻辞中的故事》一文是考证《周易》经部和《易传》的成书年代的。他认为《周易》经部（卦爻辞）形成于周文王早已去世武王灭商以后的西周。他说：

　　这一部书原来只供卜筮之用，所以在《国语》（包括《左传》）所记占卜的故事中引用了好多次；但那时的筮法和筮辞不止《周易》一种，故《国语》所记亦多不同。此书初不为儒家及战国时人的书中称引。到战国才见于荀子书，比了《春秋》的初见于孟子书还要后。《春秋》与《易》的所以加入《诗》、《书》、《礼》、《乐》的组合而成为《六经》的缘故，当由于儒者的要经典范围的扩大。

　　他还说：

　　到了《周易》进了"经"的境域，于是儒者有替它作传的需要。在作传的时候，尧舜禅让的故事，汤武征诛的故事早流行了，就是黄帝、神农、伏羲诸古帝王也逐渐出来而习熟于当时人的口耳之间了，所以《易传》里统统收了进去，请他们作出《周易》的护法。……这时候（西汉）《世本》出来了，《淮南子》也出来了，作《系辞传》的人就取了《世本》中的古人创作的一义和《淮南子》中的"因其患则造其备"的一义，杜造了观象制器的一大段故事，以见《易》的效用之大。《易》本来只是一部卜筮之书，经他们用了道家的哲理，圣王的制作和道统的故事——点染上去，它就成了一部最古的，最玄妙的，和圣道关系最密切的书了。于是它从《六经》之末跳到了《六经》之顶！

　　这就是说，顾颉刚先生认为《易传》成书于西汉《淮南子》之后。

《易经》所贡献于中华民族的就是其强调变化的思想学说，而且处处渗透着唯物辩证的思维方式，这是极其宝贵的一大进步。但这一思想学说，显然是从老子和孔子那里继承而来。

　　《老子》曰："道生一，一生二，二生三，三生万物，万物负阴而抱阳。"他认定宇宙万物是由"道"这个东西变化而来，而且万物都有阴阳两种性质的东西相对立而不断运动变化着。孔子曰："天何言哉？四时行焉，百物生焉，天何言哉？"他认定宇宙万物都有不断运动变化的过程。而《易传》曰："是故易有太极，是生两仪，两仪生四象，四象生八卦……"它认为宇宙万物是由"太极"变化而来，且把老子和孔子的思想综合起来，归纳为阴阳相生相克这一宇宙间运动变化的根本原理，不能不说这是对古代哲学思想的重大发展。我们今天研究《易经》，刨去那些占卜的内容，其着重点就是应该在这些方面。

　　另外，读者若仔细研读，就会发现《易经》中乾坤二经的语言风格，显然是受到战国时期楚文化的影响，《易传》中的内容显见有荀子思想，此处不再赘说了。

　　郭沫若、顾颉刚二位先生对《易经》和《易传》的成书年代其说法虽然不同，但有一点是相同的，那就是他们都否定了伏牺画卦、文王演卦、周公作爻辞、孔子作《易传》这些历史谎言，指出它是大道之流而非大道之源，《易传》还袭用了《世本》和《淮南子》的内容，则是流之又流了。

　　《易经》是我们的古人由生殖崇拜的祭祀文化走向为趋吉避凶的占卜文化的见证，从半坡先民鱼祭祭坛上的布局图到河图（八卦母图），经过周、秦、汉这漫长时期卜筮官以及方士们长期的积累，又加之儒人参与作传，终于形成了《易经》和《易传》的合订本，这就是我们今天所看到的《周易》，实际上应该把"周"字去掉而直呼为《易》。由于古今道统们和方术道士的谎吹，加之它又是卜书，神秘而又玄妙，所以很难融入人们的生活，使人们望而却步。《易经》在历史上的鼎盛时期是在西汉，由于它被推上了《六经》之首这顶桂冠，长期以来便成了方术道士占筮卜卦牟利的招牌。

今之学者对伏羲作《易》、文王演《易》、孔子作《易传》的鼓噪之声，更是超过了历史上任何时期，荒唐而胡谲，那些所谓易学大师、风水先生、算命打卦的方术之士正在把手伸向你的钱包呢！这实在是当今中国学术界的一个大大的悲哀！

上述这些，旨在希望《大学语文》的教学中，将《易经》产生的时代和作者如斯地介绍给学生，以免青年一代在继承我国的文化遗产时陷入误区，以使他们在发掘、研究我国传统文化的事业中少走弯路。

（此文节要发表于《中国中医药报》2008 年 7 - 2）

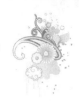

十、破译《诗经》中男女两性诗的密码

《诗经》这部我国最原始的诗歌文学，这部儒家推为群经之首的国学经典，长期以来它在人们的印象中好像是一部温文尔雅、礼仪道德、沉郁顿挫、温柔敦厚的人生教科书。其实这大谬不然，这完全是汉儒为封建统治者推行诗教而误导的结果。有人说《左传》是一部淫史，《诗经》是一部淫诗。从某种程度上讲，的确是这样。

拙著《诗经情诗正解》原名《诗经性读》，在该书的《代序》中还保留着这个名称。为什么要用"性读"命名呢？实践告诉我们，对于三百篇中有关婚姻、爱情等男女两性方面的诗篇，不用"性读"的方法就不能认知；认知了，不用"性读"的方法也不能得其正解，不能读出其本事本意，当然也就不能看到诗篇所反映的生活原貌了。弄明这一点，便可知两千多年来，汉儒及历代经生家谬解《诗经》中这类诗篇的原因，同时，它也向人们提供了一把检验古今《诗经》研读著作中对这类诗篇的讲解是正确还是谬误的唯一标尺。

众所周知，西汉时讲《诗经》的有齐、鲁、韩、毛四家，今只有毛诗独存，唐孔颖达为之正义，并采用了隋唐之际陆德明的《经典释文》，清阮元把它收集在《十三经注疏》中，这是我们今天阅读《诗经》的唯一的古本。由于封建政治的需要，它一直被用作科举考试的课本，是两千多年来封建社会对历代青少年进行政治思想教育、传播封建礼教的政治教材。《毛诗序》就是进行这种政治思想教育的大纲。因此，其影响特别广阔而深远。自汉迄今，讲解《诗经》的著作不下千余家，但大多是《毛诗序》的翻版、补充和发挥。甚至今天的学者们，在他们的《诗经》讲义中，也还在重复着《毛诗序》的东西。历代经生家虽有不少人，如孔颖达、苏辙、朱熹、方玉润、王先谦、马瑞辰、陈奂等对《毛诗序》的解说有所否定，特别是朱熹，他编定的四书五经是南宋后被作为科举考试的法定教材，他的《诗集传》也确实指出了《毛诗序》的不少错误，但总体来说，在为封建礼教服务这一根本问题上没有本质的区别。且有不少以讹纠讹的现象。历代封建文人大都有一张虚假的面孔，那就是谈"性"色变。《毛诗序》对《诗经》中那些粗犷的、原始性文学的男女两性诗，讲解起来是很为难的，但为了维护封建礼教，他们对这些诗篇的解说，就必须说谎，而且也只有说谎了。这样，《诗经》中的这类诗篇就被读歪了，读错了，弄得面目全非了。因此，要恢复这类诗篇的本来面目，读出其本事本意来，就必须对《毛诗序》乃至历代经生家堆积在这些诗篇上的谎言和谬说，予以彻底的铲除。

下面我要谈三个问题。

一、《毛诗序》讲错了多少首男女两性诗的诗篇

我从《诗经》305篇中读出男女两性诗计有137首，对照审查的结果，发现《毛诗序》一共讲错了一百三十三首。这又得从两方面来谈。

第一，《诗经》中的婚情诗，其主题方向虽然为《毛诗序》认定为男女情爱方面的诗，但其解说却与诗篇内容不相符合。

如三百篇之首篇《周南·关雎》这首诗是写一个小伙子在河边看见一个采荇菜的姑娘，她长得很美，使小伙子产生了爱，他追她，先是失恋的痛苦，后是琴瑟友爱的甜蜜，终是敲钟击鼓的成婚大典，结成美满幸福的夫妻。诗的主题是写普通青年男女寻求爱情、追求婚姻幸福的颂歌，但《毛诗序》却说：

"《关雎》，后妃之德也，《风》之始也，所以风天下而正夫妇

也。"但诗中哪有后妃的影子呢？

又如《召南·草虫》是写一个女子出嫁时在迎亲路上忧心忡忡的心情的，因为根据周朝法律，如果迎亲那天，新郎不和新娘行食同牢和同床交媾之礼，则女子就会被弃而送回父母家，诗中写道：

> 喓喓草虫，趯趯阜螽。
>
> 未见君子，忧心忡忡。
>
> 亦既见止，亦既觏止，
>
> 我心则降。

先将两个关键词语训释一下，即"见"和"觏"。古今注家多训为相见和遇见。错了。这是古婚礼中的两个重要的礼节仪式。见，当也，匹也。指新娘与新郎举行同牢共食匹配成婚的礼节仪式。"觏"，通"媾"，指新娘和新郎行同牢共食之礼后，行同房交媾的礼节仪式。译成今语即为：

> 蝈蝈喓喓相呼叫，蚱蜢草中蹦蹦跳。
>
> 未和丈夫成婚礼，忧心被弃愁难熬。
>
> 如若已经食同牢，又已同床共媾交，
>
> 我心也就放下了。

原来这女子所担心的是怕到了男家后，男子不跟她行同牢共食之礼，进而不跟她行同床交媾之礼，终至被弃而把她送回父母家。但《毛诗序》说：

"《草虫》，大夫妻能以礼自防也。"

这真是哪儿跟哪儿啊！如果她不自防那就更不知道是个什么样子了。再如《陈风·月出》这首诗是写一个男子在月光下看到了一个容貌俊俏、步姿姗姗、体态优美的女子而勾起她无限相思之情的。诗凡三章，不妨抄录于下：

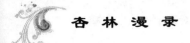

月出皎兮，佼人僚兮。舒窈纠兮，劳心悄兮。

月出皓兮，佼人懰兮。舒忧受兮，劳心慅兮。

月出照兮，佼人燎兮，舒夭绍兮，劳心惨兮。

译成今语为：

月儿一出亮晶晶，照得美人多么俊。

步姿安闲苗条影，折磨我心不安宁。

月亮一出放光辉，照得美人多妖媚。

步姿姗姗体态美，勾我相思心如醉。

月儿一出光辉照，照得美人多俊俏。

步姿婀娜身材好，勾我相思心烦躁。

追求美好的爱情，男子想娶个美女，女子想嫁个帅哥，是人之常情。用诗歌形式来极力吟诵自己心中所爱的、所追求的这种美，这在中国古典诗词中当是最早的一篇，其韵律之悦耳，词语之华美，节奏之优雅，可谓中国文学史上爱情美学的开山之作。但《毛诗序》是怎么解说的呢？

《毛诗序》曰："《月出》，刺好色也。在位不好德而悦美色。"

它是在批评陈国的国君是个没有德行的好色之徒。但本诗有这样的内容吗？显然没有。

关于《毛诗序》谬解《诗经》中的情诗，再举一例：《鄘风·柏舟》。

这首诗写一个少女看到河中的柏木船上有一个垂发两边分的美少年，激起她强烈的爱慕，认为他是她最好的配偶，是终身的伴侣，发誓这辈子非他不嫁，可那个小子也许没有看到岸边的她，根本不知道她的这番爱心，这使她很苦恼，于是呼天喊娘地表现了她的焦急和烦恼。请先读一下：

泛彼柏舟，

在彼中河。

髧彼两髦，

实维我仪。

之死誓靡它。

母也天只，

不谅人只！

诗共两章，第二章除将"中河"换为"河侧"，"我仪"换为"我特"，"靡它"换为"靡慝"外，其余完全相同。把它译成今语，意思就更明白了：

看他驾着柏木舟，

在那河中自在游。

这个垂发美少年，

实是我的好配偶。

发誓到死无它求！

我的娘呀我的天，

可他却不知道我！

这是写一个单相思女子的焦急和烦恼的。可《毛诗序》是怎么解说的呢？

《毛诗序》曰："《柏舟》，共姜自誓也。卫世子共伯早死，其妻守义，父母欲夺而嫁之，誓而弗许，故作是诗以绝之。"

《毛诗序》把诗中的"我"说成是卫共伯之妻共姜，说共伯死后，她父母强迫她改嫁，她誓死不从。《毛诗序》借这首诗为她竖立了一块严遵礼教，为夫守义的贞节牌坊。又进行了一次为封建礼教服务的诗教的任务。

这种解说纯属谎言。据《史记·卫世家》记载，卫共伯是卫武公名和的兄长。周宣王十六年（公元前811年）共伯之弟和袭击共伯，共伯自杀，和立为卫君，这就是卫武公。卫武公在位55年，寿95岁。这就是说，和为卫君时年已四十岁，其兄共伯其时当然已超过四十岁，故共伯早死之说与《毛诗序》不合；再说其妻共姜也应是四十左右的人了，她父母还逼她改嫁吗？她父母是否健在还是问题呢！也许是诗中"母也天只"是其解作父母逼嫁的依据吧，但句中的"也"、"只"皆感叹语气词，句意为"娘呀！天啊！"喊娘呼天是人们着急烦躁时常有的情绪表现，而《毛诗序》却把这句诗谬解了。

好了，不必再举例了，在《毛诗序》所认定的70余首跟婚姻、情爱有关的诗篇中，除了对《陈风·株林》这首写陈灵公跟夏姬通淫、《鄘风·墙有茨》刺卫宣公烝母霸媳、《齐风·南山》及《齐风·猗嗟》刺齐襄公淫妹这四首诗的解说与诗篇的内容相合外，其余没有一首是符合的，都是离题十万八千里的。

第二：诗篇的内容明明是写婚恋、情爱的，但《毛诗序》故意另作它解，脱离诗篇内容，违背作品的主题方向，完全是一派风马牛不相及的谎言谬说。

《卫风·木瓜》这首诗，只要诵读一过，就知道它写的是什么了：

> 投我以木瓜，
> 报之以琼琚。
> 匪报也，
> 永以为好也。
>
> 投我以木桃，
> 报之以琼瑶。
> 匪报也，
> 永以为好也。

投我以木李，

报之以琼玖。

匪报也，

永以为好也。

把它译成今语，意思就更明白了：

你用木瓜赠送我，

我用美玉回报你。

你说不是作回报，

是要永远做夫妻。

送我一个大木桃，

回你美玉叫琼瑶。

你说不是作回报，

结成夫妻永相好。

你用木李赠送我，

我用宝石回报你。

你说不是作回报，

永远相好做夫妻。

把这首诗诵读一过，你立刻就想到这是恋爱中的男女互赠信物以定终身的爱情诗。按照当时的风俗，女子用花草果木送给男子，就表示把爱情许给了他。男子用玉石送给女子，就表示向女子求婚。《红楼梦》中林黛玉和贾宝玉的爱情被称作木石前盟，即源于本诗。有道是：一首木瓜诗，千古恋人定情词。但《毛诗序》是怎么解说的呢？

《毛诗序》曰："《木瓜》，美齐桓公也。卫国有狄人之败，出处于漕，齐桓公救而封之。卫人思之，欲厚报之而作是诗也。"

按照《毛诗序》的解说，它是把诗中的我（男子）比作卫人，把诗中的"之"（你，女子）比作齐桓公。但这有什么根据呢？再说齐桓公救了卫国，其恩非小，是木瓜、木桃、木李之物可比的吗？清人戴震在《广雅疏证序》中说："千古以降，说经者皆善凿空而已。"看来，《毛诗序》者，真乃凿空之高手。

又如《郑风·将仲子》。诗凡三章，不妨先读一下第一章：

> 将仲子兮，
>
> 无逾我里，
>
> 无折我树杞。
>
> 岂敢爱之？
>
> 畏我父母。
>
> 仲可怀也，
>
> 父母之言，
>
> 亦可畏也。

译成今语即为：

> 请求你呀小二哥，
>
> 不要翻到我院里，
>
> 不要折我那棵杞。
>
> 难道是我吝啬它？
>
> 怕我父母知是你。
>
> 二哥私下想一想，
>
> 父母说这又说那，
>
> 让我听了也害怕。

二章只把"杞"换为"桑"，把"父母"换成"诸兄"。三章换成"檀"，换成"人之多言"。其余文字完全相同。

这首诗是一个女子告诫她的情人不要到她家的院子里来跟她幽

会，以免招来父母、诸兄及众人的非议，因为她感到人言可畏。

这分明是一首爱情诗，但《毛诗序》却说：

"《将仲子》，刺庄公也。不胜其母以害其弟，弟叔失道而公弗制，祭仲谏而公弗听，小不忍以致大乱也。"

东汉郑玄《笺》云："庄公之母谓武姜，生庄公及弟叔段，段好勇无礼，公不早为之所而使骄慢。"

这真有奇生联想之招数。诗中的仲子是排行第二，而叔段也是行二，这样就把《左传》中郑伯克段于鄢的故事箝到这首诗上来了。则诗中的我就是庄公了，但诸兄是祭仲吗？一人怎能称"诸"？诗中的"父母"呢？庄公有母无父啊！这就不能对号入座了。

再如《郑风·狡童》，是写一个失恋女子在骂那个抛弃她的男人。请读读看：

> 彼狡童兮，不与我言兮。
> 维子之故，使我不能餐兮。
>
> 彼狡童兮，不与我食兮，
> 维子之故，使我不能息兮。

译成今语：

> 那个狗奴才吆，不跟我说话咯。
> 因为你的缘故，使我吃不下饭啰。
>
> 那个狗奴才吆，不跟我干那个了。
> 因为你的缘故，使我睡不着觉啰。

这首诗写一个女子在骂一个男子，他们有恋爱关系，而且还有性关系。这个女子很爱这个男子，但现在男子把她抛弃了，这使她很痛苦，使她吃不下饭，睡不着觉，所以她就骂他了。诗中有两个词语先训诂一下：

①"狡童"，古今注家均释为狡猾的顽童之类。误。《说文》："狡，少犬也。从犬，交声。匈奴地有狡犬，巨口而黑身。"颜师古注《急就篇》曰："狡犬，匈奴中大犬也。"少犬也好，大犬也好，总之是狗。童，《说文》："男有罪曰奴，奴曰童，女曰妾。"段玉裁注曰："今人童仆字作僮，以此为童子字。盖经典皆汉以后所改。"故《诗经》时代童是男性罪奴，而无儿童之义。则狡童当为狗奴才、大坏蛋之义。这是骂人的话。女人骂男人狗奴才不一定全是恨，有时候是爱，是亲热，如今之小两口女子骂男子狗东西一样。当然这首诗里，女子骂男子狗奴才，是爱、恨交加了。

　　②"不与我食兮"之"食"。这首诗是人类很原始、很粗鲁的性爱诗，直率而露骨，其表现就在这个"食"字上。这个"食"，古今注家多释为吃饭，可前面的"餐"已当吃饭讲了，这岂不重复？且上章"不与我言"，"使我不能餐"与下章"不与我食"，"使我不能息"是相对的两层意思，则此"食"绝非吃饭之义。《诗经》中单表一个吃字可用"食"，如《硕鼠》中"无食我黍"。若是吃饭则用"餐"字，如《伐檀》中"彼君子兮，不素餐兮"，以及本诗中"使我不能餐兮"。那么，"不与我食"之"食"是何意呢？此"食"当与《王风·丘中有麻》中"其将来食"之"食"同义。在《丘中有麻》中"其将来食"与上章"其将来施"是易字协韵，"施"是"阳施阴化"、男子"十六精通而后施化"的意思，则"不与我食"之"食"亦为此义，实际上这是性交的古语，古时宫里太监搞同性恋叫做"对食"，现在的上海话里还保留着这个入声字音。这个女子最伤心的就是这个，因为这意味着这个男子彻底把她抛弃了。

　　对这首诗汉儒是怎么解说的呢？

　　《毛诗序》曰："《狡童》，刺忽也。不能与贤人图事，权臣擅命也。"《笺》云："权臣擅命，祭仲专也。"

那么，怎么对号入座呢？其意是说狡童就是郑昭公忽，贤人就是诗中的我，然而擅命的权臣祭仲往哪儿搁呢？就不能对号入座了，因为诗中只有两个人呀。

看来，《毛诗序》者只顾编谎话，却忘了圆谎而出现漏洞了。其说显然不可信。

最后再举一例：《小雅·鸳鸯》。一看到这个题目就知道是一首爱情诗，绝不会别有歧义之解的。不信你读读看：

> 鸳鸯于飞，毕之罗之。
> 君子万年，福禄宜之。
>
> 鸳鸯在梁，戢其左翼。
> 君子万年，宜其遐福。
>
> 乘马在厩，摧之秣之。
> 君子万年，福禄艾之。
>
> 乘马在厩，秣之摧之。
> 君子万年，福禄绥之。

试译成今语：

> 鸳鸯双飞不分离，罗网捕来放一起。
> 恭祝君子寿万年，福禄安享永如意。
>
> 鸳鸯栖息在鱼梁，嘴儿插进左翅上。
> 恭祝君子寿万年，幸福美满长远享。
>
> 迎亲四马厩中养，草料喂得肥又胖。
> 恭祝君子寿万年，福禄供养永吉祥。
>
> 迎亲四马厩中养，铡草喂它又喂粮。
> 恭祝君子寿万年，福禄安享恩爱长。

人们把夫妻恩爱，白头偕老，往往用鸳鸯作比喻，其出典就是这首诗。这是一首祝贺贵族新婚的诗。凡四章，每章四句。前二章以鸳鸯起兴，象征夫妻恩爱，婚姻美满，永不分离；后二章写秣马迎亲，这是古婚礼六礼中最重要的礼节，表示婚姻成功的大典。各章后二句都是祝福语，是诗人对主人的良好祝愿，且宣扬婚礼喜庆的气氛。

但《毛诗序》却说："《鸳鸯》，刺幽王也。思古明王交于万物有道，自奉养有节焉。"

周幽王确实留下了千古骂名，但不知为什么会被揪到这首诗里批斗一通，岂不把人家的婚礼搅乱了吗？

好了，不必再举例了。今统计，《诗经》中明明写的是婚姻、爱情而被《毛诗序》说"不"的有六十二首之多，而其解说多是生拉硬扯，穿凿附会，令人不可捉摸。

综上所述，《诗经》中《毛诗序》认定了的71首男女两性诗却被其讲歪了，62首明明是婚姻、爱情等男女两性的诗却被其否定了。这是为什么？

答案只有一个：这是为了封建政治的诗教！

二、汉儒的诗教的实质及其说诗的方法

（一）汉儒的诗教是为了"事君"，是为封建政治统治服务的

用《诗经》作为政治教材肇自于孔子。《论语·子路》："子曰：诵《诗》三百，授之以政，不达，使于四方。不能专对，虽多，亦奚以为？"孔子认为不学《诗》就不能从政。孔子对他的儿子孔鲤说："不学诗，无以言。"孔子认为念《诗》可以代表自己的发言，特别是当时的外交官都是用念《诗》来作为外交上发言之用的。又《论语·阳虎》："子谓伯鱼曰：女（汝）为《周南》《召南》矣夫？人而不为《周南》《召南》，其犹正墙面而立也欤！"朱熹注曰："《周南》《召南》，《诗》首篇名，所言皆修身齐家之事。正墙面而

立，言即其至近之地，而一物无所见，一步不可行。"又《论语·阳货》："子曰：小子何莫学夫《诗》？《诗》可以兴（感发志意），可以观（考见得失），可以群（和而不流），可以怨（怨而不怒）。迩之事父，远之事君。"

孔子虽是一个教师，但他实际上是个政治工作者，他一生都在为他的政治理想呐喊奔波。"迩之事父，远之事君"，那就是要利用《诗经》这本教材为封建统治者的利益服务，为封建礼教服务。孔子聚徒讲学，实际上是在组建"克己复礼"的政治团队。孔子和他的弟子不是一般意义上的师生关系，而是要为"克己复礼"终身奋斗的同志关系，孔子为什么特别重视《周南》《召南》？因为这是周公旦和召公奭的封地，是所谓文王之道的施化之地，是王化之基。宣传王道，是诗教的根本任务。但二南的诗多是情诗，其中不少可称"淫诗"，可古儒们谁也不敢说它淫。因为圣人所重，谁敢说不？至于朱熹说"所言皆修身齐家之事"，那是不合事实的，他是在借着圣人所重而顺着竿儿拔高而已。孔子论诗教，提出了《诗经》讲读的政治方向。那就是为事君服务。

到了汉代，汉武帝罢黜百家，独尊儒术，原来只称《诗》的周朝诗歌总集被尊为经，称之为《诗经》。这显然是封建政治的需要而实行的一个重要举措。汉儒们心领神会，各显其能，用闻一多先生的话说是在进行说谎比赛。初，《齐》《鲁》《韩》三家诗皆列入学官，因其是用汉代的隶书抄写的，故称为今文经学。《毛诗》初未列入学官，流行在民间，它是用周代的古文字抄写的，被称为古文经学。后来河间献王得而献之，列入学官，也就是说成为国家的统编教材。这样，这种比赛的结果也就出来了，《齐》《鲁》《韩》三家淡出，只有《韩诗外传》尚存，而《毛诗》独存，流传至今。

《毛诗》胜出的原因是它最能迎合封建统治者的需要，或者说封建统治者最需要毛诗这样的解说来为自己的统治利益服务。也就是说它"事君"事得最好。

《毛诗序》说《诗》的方法：

1. 以意逆志的真相

《毛诗》说《诗》的方法是"以意逆志，以史证诗"，这一点，历代经生家乃至当今学术界都还有人极力推崇。但所谓"以意逆志"，是说《诗》者用汉代统治者的心意，去从《诗经》中逆求到符合这种心意的解说。他们不是"我注《诗经》"，而是用"《诗经》注我"。这是《毛诗》得以留存的政治原因。在"二南"的解说中表现最为突出。如《周南·关雎》明明写的是民间青年男女恋爱婚姻之事，而《毛诗序》却说："《关雎》，后妃之德也，……是以《关雎》乐得淑女以配君子，忧在进贤不淫其色，哀窈窕，思贤才，而无伤善之心焉。是《关雎》之义也。"说穿了，《毛诗序》的意思，就是要把天下的窈窕淑女都去配给君王。

值得注意的是《毛诗序》对《周南·樛木》、《周南·桃夭》、《召南·小星》的解说，我们先把它们依次录于下：

"《樛木》，后妃逮下也。言能逮下而无嫉妒之心焉。"《笺》云："后妃能谐众妾，不嫉妒，其容貌恒以善，言逮下而安之。"

"《桃夭》，后妃之所致也。不妒忌则男女以正，婚姻以时，国无寡民也。"

"《小星》，惠乃下也。夫人无妒忌之行，惠及贱妾，进御于君，知其命有贵贱，能尽其心矣。"《笺》："以色曰妒，以行曰忌。命，谓礼命贵贱。"

对这三首诗的解说，是在以什么"意"逆什么"志"呢？

《樛木》，本是祝贺男子新婚的诗。《桃夭》，本是祝贺女子新婚的诗。《小星》本是写召伯公与夫人、媵妾们夜里的性生活的，折腾得那些贱妾通宵不睡，等候传命，苦不堪言。但《毛诗序》将这三首诗讲得面目全非，而认为都是赞美帝王后妃及诸侯夫人的美德的，赞美她们把性生活的享有权，施恩惠给下面的嫔妃媵妾，从而使众妾和谐，特别赞美了她们不嫉妒的美德。这就把诗的本事本意讲得面目全非了。

这是为什么？这正是《毛诗》胜出的原因，因为它说出了统治者想要说的话，这正适合统治者的需要。"以意逆志"，真是深深地揣摩到了封建帝王的心里去了，而且真会用"诗教"来"事君"。在汉代帝王君侯贵族的深宫后院里，储存着成千上万的嫔妃媵妾，专供帝王君侯的性享受。统治者面对这庞大的性服务人群实行性分配是很困难的，如秦始皇的阿房宫里的上万美女，"有不得见者三十六年"；汉元帝时国色天香的王昭君，因画师毛延寿作祟，被冷落于后宫，直到以帝王女儿名义嫁给匈奴才被元帝发现，这使他很后悔，但已无法留换了。由此可知后宫是多少青春少女的活监狱。唐朱庆余《宫中词》云：

> 寂寂花时闭院门，美人相并立琼轩。
>
> 含情欲说宫中事，鹦鹉前头不敢言。

可以想见，在王侯后宫每天都会有意想不到的悲剧发生，这是令统治者十分头痛的事。《毛诗序》对"二南"的解说为其提供了良策，这就是"不妒忌"和恪守"礼命贵贱"，这样，嫔妃媵妾就可以和谐相处了。这就可以充分看出汉儒诗教说诗是为封建统治者服务的实质了。

《毛诗序》对《诗经》中男女两性诗的评判就只有两个字："美"和"刺"。即赞美和讽刺。但它不是乱美乱刺的，得看对象。如"二南"中的就都是"美"，因为这是圣人周公、召公的采邑，是被文王之化的王化之基，怎么可以不赞美呢？而其他诸侯国的男女两性诗就多为淫诗，就得"刺"。其实，像《周南·汉广》中的游女是个妓女，作者之意是叫人千万不要娶她为妻。但《毛诗序》却说这个江汉游女是文王之道的化身，是求而不可得的贞洁少女。

《周南·汝坟》是写夫妻俩久别重逢后由性饥饿而引发的性冲动的，按《毛诗序》的说法应该是一首淫诗，但它在这里却说：

"《汝坟》，道化行也。文王之化行乎汝坟之国，妇人能闵其君子，犹勉之以正也。"

意思是说，这个妇女对从军服役的丈夫擅自回家，表示怜爱和同情，但还是劝说她丈夫回部队去为国从役而守正道。这正是统治者的心意。

我们不妨将这首诗读一下：

遵彼汝坟，伐其条枚。

未见君子，惄如调饥。

遵彼汝坟，伐其条肄。

既见君子，不我遐弃。

鲂鱼赪尾，王室如燬。

虽则如燬，父母孔迩。

诗中有三个词语的训诂是读懂这首诗的关键：

①惄如调饥：惄，同"㥄"，《说文》："忧貌"。惄如，犹惄然。调，古同"朝"，通"涿、豚、周、州"。唯"豚"是本字，其余皆借字。豚是生殖器官，有时又指排泄器官。《素问》云："膀胱者，州都之官，水道出焉。"如此，可知是什么东西在饥饿了。

②鲂鱼赪尾：鲂鱼是鳊鱼。赪，赤也。这是一句象征性的话。什么东西红红的像鳊鱼的尾巴一动一动的，这个大家都明白，就不用说了。

③王室如燬：王室，犹后世称官家、官人，是女子对丈夫的称呼。燬，火。这就点明此人的身份是个贵族。今有学者把"王室如燬"释为"西周崩溃"，他特别反对人们把这首诗释为爱情诗，他很坚定地说："不论他们怎样曲意为说，有一点却很为难，就是'王

室'这个词的解释，找不到任何有力的证据。"还需要什么证据呢？难道前句鲂鱼尾巴发红就是"西周崩溃"的证据吗？

把这首诗译成今语：

> 顺着汝岸往前跑，采那树干和枝条。
>
> 没有见到我丈夫，情渴欲饥忧难熬。
>
> 顺着汝岸往前跑，采下那些嫩枝条。
>
> 终于见到我丈夫，真可把我想死了。
>
> 鲂鱼红尾赤条条，官人性欲如火烧。
>
> 虽然性欲如火烧，挨着父母不好搞。

至于《召南》中的《采蘋》，是写季女在祭坛前交媾，《小星》，是写照召伯公夜间房事活动的，若是别的诸侯国，则都会被说成是淫诗，而在这里，《毛诗序》都说成是赞美君侯夫人的。就不再多举例了。

2. 以史证诗的荒谬

现在，我们来看看历代经生家及今之学者大为赞赏的汉儒"以史证诗"的说诗方法。就以《邶风·新台》为例吧。先读一下：

> 新台有泚，河水弥弥。
>
> 燕婉之求，蘧篨不鲜。
>
> 新台有洒，河水浼浼。
>
> 燕婉之求，蘧篨不殄。
>
> 渔网之设，鸿则离之。
>
> 燕婉之求，得此戚施。

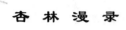

译成今语：

> 新筑高台真漂亮，黄河哗哗绕台旁。
>
> 本想嫁个俊俏郎，却嫁蛤蟆丑模样。
>
> 新台修得真高峻，河水漫漫一望平。
>
> 本想嫁个俊俏男，却嫁蛤蟆丑鬼形。
>
> 张开鱼网为捕鱼，谁知蛤蟆钻进去。
>
> 本想嫁个俊俏男，却嫁蛤蟆臭赖皮。

这首诗是写一个女子嫁错郎的懊恼与悔恨的。"燕婉之求"，即求燕婉。她本想嫁给一个脾气好长相俊俏的帅哥，结果却嫁给一个癞蛤蟆似的丑男人，所以悔恨之情耿耿于怀。但《毛诗序》是怎么解说的呢？《毛诗序》曰："《新台》，刺卫宣公也。纳伋之妻，筑新台于河上而要之。国人恶之，而作是诗也。"《笺》云："伋，宣公之世子。"

卫宣公确实不是一个好东西，根据《左传》和《史记·卫世家》的记载，他既烝于后母夷姜，生下世子伋，后来世子伋娶齐女，他听说齐女很美，就在今河南省临漳县西南的黄河边修建新台，半途把儿媳拦截下来，归为己有，齐女这就成了他的夫人宣姜。按照《毛诗序》的意思这首诗写的就是这个故事。但请仔细读读，诗里写的是这个意思吗？能对号入座吗？

我们稍微做些训诂工作，就可知诗中的蘧蒢、鸿、戚施是一物而三名，都是蟾蜍即癞蛤蟆的异名。难道这就是卫宣公吗？他会像癞蛤蟆似的丑陋吗？这不大可能，王公贵族的后代其父母在形貌上都是优良品种，从遗传基因学来说，其所生子女之形貌一般来说是不会丑的。诗中的女子就是卫宣姜吗？可是从诗中找不到证据呀。再说历史上的卫宣姜也没有嫌弃卫宣公丑的记载呀。历史上的宣姜不但没有嫌宣公丑，而且还给他生了两个儿子，公子寿和次子朔，甚至还要共同谋杀世子伋立寿为世子。这就与诗中所写的完全不相符合了。联系到前面所提《邶风·柏舟》中那个垂发美少年，《毛诗序》胡说他是卫共伯，由此可见，《毛诗序》的"以史证诗"，纯是生拉硬扯风马牛不相及的骗人的谎言，而此种谎言在《毛诗序》中俯拾即是。

《毛诗序》究系何人所作，至今没有定论。有人说是孔子，有人说是子夏，有人说是大毛公，顾颉刚先生说是卫宏。郑玄《诗谱》云："鲁人大毛公为《诂训传》于其家，河间献王得而献之，以小毛公为博士。"陆玑《毛诗草木鸟兽虫鱼疏》云："孔子删诗授卜商（子夏），商为之《序》，以授鲁人曾申，申授魏人李克，克授鲁人孟仲子，孟仲子授根牟子，根牟子授赵人荀卿，荀卿授鲁国毛亨，亨作《训诂传》，以授赵国毛苌。时人谓亨为大毛公，苌为小毛公。"

"孔子删诗传子夏，子夏作序"，这个说法应该是可信的。《诗经》是孔子教学的首要课程，《诗》三百，孔子皆能弦歌之。"当然，诗经三百篇孔子也给学生全都讲授过。他说过："小子！何莫学夫诗？诗可以兴，可以观，可以群，可以怨。迩之事父，远之事君，多识于鸟兽草木之名。"（《论语·阳货》）。这是孔子向学生讲授的关于诗经的政治意义和社会作用。孔子是主张克己复礼的，这是他的思想核心和终生奋斗的任务。孔子又是忠君尊王的，因此这几句话就是他实行诗教的大纲。他对于每一首诗的讲解都要服从于这个大纲。子夏就把他的听课笔记整理成诗序。

毛亨的训诂为了和《小序》的思想统一起来，因此就必然有对原文故意改字、故意增字和故意误训的现象。

如《邶风·静女》之"静"，本应为"倩"，倩女，即少女之义，但《毛诗》将"倩"改为"静"，《传》曰："静，贞静也。"即贞专娴静之义。这就和《小序》中"卫君无道，妇人无德"的道德意味扣上了。但这却与诗篇本意不合，因为诗中女子已经跑到城墙上来跟她的情人捉迷藏了，"静女其姝，俟我于城隅。爱而不见，搔首踟蹰"，这还能叫静吗？

关于故意增字而行诗教的，如《王风·丘中有麻》中"将其来施施"，故意多一"施"而改变了诗的本意，且"将其"是"其将"的故意误倒，亦是为其故意误训的故意误倒。还有《召南·采蘋》中"谁其尸之"句，"尸之"本是祀神求子的祭祀活动中的一个程序，即行交媾礼的意思，而毛传却故意误训为"主持"之义。这在前面《医古文教学随笔》中已经讲过，就不再赘述了。

电视剧《宰相刘罗锅》的主题歌中有这样的话："从前的许多事，说是也是，说不是也不是。是也不是，不是也是。"面对这种是非闪烁不定的情况该怎么办呢？那就得看主子的脸色行事，唯主子意志是从。《诗经》这部我国最早的诗歌总集就是这样被《毛诗》为封建统治者的意志服务而糟蹋得面目全非的。为此，我在拙著《诗经情诗正解》中曾发出这样的呼吁：救救《诗经》！

必须指出，《毛诗》在《诗经》学的研究上其影响是深远的，历代经生家虽对其有纠讹斥谬，但毕竟是一鳞半爪，浮皮蹭痒，囿于他们所处时代的政治历史观的先天缺陷，不能从整体上看到《毛诗序》谬误的根源，加之封建政治的需要，所以还是为《毛诗》的留存铺设了温床。有的甚至是以讹纠讹，致使堆积在《诗》学研究上的尘滓污泥，杂草烂叶，层层覆盖，积重难返；甚至今之学者仍穿着《毛诗序》的旧鞋，走着历代经生家的老路，误导着二十一世纪的华夏学子，真是众煦漂山，聚蚊成雷，实乃《诗》学研究之悲哀！

三、如何解读《诗经》中的婚姻、情爱等男女两性诗

（一）闻一多说：用研究性欲的方法研究《诗经》

如何铲除堆积在《诗》学研究上的尘滓污泥，掀掉那层层覆盖

的杂草烂叶，正本清源，从而恢复《诗经》的本来面目呢？那就必须探求到《诗经》的作者们制作其作品的秘诀，或曰密码，再探求到解开这密码的方法，那么，《诗经》的本来面目就原本原样地摆放在你的面前了。

感谢杰出的民主主义战士、中国文化战线上的旗手闻一多先生，他以战士的勇敢精神，以严谨的治学态度，以及他在历史学、民俗学、文学、文字学、音韵学、训诂学等方面的广博的学问，以大师的睿智和慧眼，他发现了《诗经》的作者们在制作这些有关男女两性诗的密码，并且找到了解开这些密码的方法。

闻一多先生在其《诗经的性欲观》一文中说：

"用研究性欲的方法研究《诗经》，自然最能了解《诗经》的真相。其实也用不着十分研究，你打开《诗经》来，只要你开诚布公读去，他就在那里。自古以来苦的是开诚布公的人太少，所以总不能读到那真正的《诗经》。"

有人说，《左传》是一部淫史，《诗经》是一部淫诗。则封建统治者及历代经师宿儒，还有那些道学先生更加不会接受。然而闻一多先生却说："现在我们用完全赤裸的眼光来查检《诗经》，结果简直可以说'好色而淫'，淫得厉害！"

这是为什么呢？我们且看闻一多先生在其《诗经的性欲观》中的接着论述：

当然讲《诗经》淫，并不是骂《诗经》。尤其从我们的眼睛里看着《诗经》淫，应当一点也不奇怪。我们在什么时代？《诗经》的作者在什么时代？如果从我们的眼睛里看不出《诗经》的淫，不是我们有毛病，便是《诗经》有毛病。譬如让免耻会的太太小姐们来读《诗经》，当然《诗经》还不够淫的。可是让我们一般平淡无奇的二十世纪的人（特别是中国人）来读这一部原始文学，应该处处觉得那些劳人思妇的情绪之粗犷，表现之赤裸！处处觉得他们想的，我们决不敢想，他们讲的，我们决不敢讲。我们要读出这样一部《诗经》来，才不失那原始文学的真面目。"

难道《诗经》真有那么淫吗？难道古人的情爱就是赤裸裸的性爱、就是以身相许吗？太夸大其词了吧！

不，没有夸大其词，原始式的情爱就是性爱。前面所举《召南·草虫》、《周南·汝坟》、《王风·丘中有麻》就可以充分看出来了。现在请你按照闻一多先生说的眼光来查检下面两首诗。

《唐风·有杕之杜》

原文：	今译：
有杕之杜，	我是孤独杜梨树，
生于道左。	生在路东向阳处。
彼君子兮，	那个人儿真可爱，
噬肯适我？	为何不肯来找我？
中心好之，	心中实在喜欢他，
曷饮食之？	跟他上床又何不？
有杕之杜，	我是孤独杜梨树，
生于道周，	生在路旁拐弯处。
彼君子兮，	那个人儿真可爱，
噬肯来游？	为何不肯来看我？
中心好之，	心中实在喜欢他，
曷饮食之？	跟他上床又何不？

又，《曹风·蜉蝣》

原文：	今译：
蜉蝣之羽，	像蜉蝣那薄而光泽的翅膀，
衣裳楚楚。	那是你整洁而鲜亮的衣裳。
心之忧矣，	我一见到你心里就很冲动，

| 于我归处。 | 请跟我回家去同住在一房。 |

蜉蝣之翼，	像蜉蝣那透明光泽的翅膀，
采采衣服。	那是你灿烂而华丽的衣裳。
心之忧矣，	我一见到你心里就很冲动，
于我归息。	请跟我回家去同睡在一床。

蜉蝣掘阅，	像蜉蝣出洞时光泽的翅羽，
麻衣如雪。	那是你身穿的雪白的麻衣。
心之忧矣，	我一见到你心里就很冲动，
于我归说。	请跟我回家去同睡在一起。

你在用赤裸的眼光查检了这两首诗以后，会不会有闻一多先生所说的感觉："简直可以说，好色而淫，淫得厉害"呢？这两首诗是西周初期的诗，都是女子写的求爱诗，"曷饮食之"、"与我归处"、"归息"、"归睡"，她们就是这样直率地以身相求。也许你会说这简直是不要脸！不知羞耻！是的，远古人与野兽同处，连衣服都不穿，哪有什么羞耻呢？后来用树叶、兽皮把下身遮蔽起来，知道什么地方不能让别人看见，这就有点羞耻了。再后来有了房子，知道男女之事不能让别人看见，其羞耻感又进步了。到孟子说"羞耻之心，人皆有之。"那已经是羞耻感、文明观的高级走向了。《诗经》时代还没有达到这种高度。至于今天流行的一句话："男人有钱就变坏，女人变坏就有钱"，价值观的不同，一些人的羞耻感又没有了。

（二）什么是性欲观

现在，再回到前面的话题。

那么，什么叫"性欲观"呢？

我们在本文开头曾引《孟子》的话："食、色，性也。"此"性也"之"性"，是本性、本能的意思。《周礼》曰："饮食男女，人之大欲存焉。"这也是指本能。根据人类学家和社会学家的研究，初民的性欲观就是从人的性本能产生的性崇拜，而性崇拜又可分为三个方面：

1. 生殖崇拜。上古人口稀少，人类除了跟野兽、自然灾害作斗争，还有部落与部落之间争夺食物、领地的斗争。因此繁殖人口是其迫切需要，否则就会遭到灭顶之灾。

2. 生殖器崇拜。古人先是崇拜女阴，因为它能生出孩子来。后来发现光有女阴不行，认识到男子在生殖中的作用，于是又实行男根崇拜。四川盐源的公母山、广东韶关的阳元石和阴元石、江西龙虎山的金枪峰与羞女岩，几千年来人们一直对其礼拜如神，至今人们还在烧香磕头。

3. 性交崇拜。古人生活在洪荒之中，物质条件十分低下，生活中很少有欢乐，只有性交时有一种快感，以为是有一种神灵在起作用，所以他们加以崇拜。新疆呼图壁岩画、内蒙的阴山岩画都是几千年前都是古人实行性交崇拜的见证。

《诗经》时代去古未远，所有这些观念在《诗经》中都留有遗痕。

所谓"观念"，就是客观事物在人们头脑中的反映。性观念就是有关性的事物在人们头脑中的反映。古人的思维是很直接的，往往是"近取诸身，远取诸物"，因此，外物的特征就又是人们观念的表现。闻一多先生有一篇《说鱼》的文章，鱼的外形像女阴，鱼的繁殖能力很强，这就寄寓着女阴崇拜和生殖崇拜的观念。在半坡先民的祭坛上摆放有九组鱼的彩陶盆，这是先民实行生殖崇拜的物证，在《诗经·周颂·潜》中，周人用鳣鱼、鲔鱼、白条鱼、黄颊鱼、鲇鱼、鲤鱼来祭祖，这是先民实行生殖崇拜的诗证。还有蛙、螽斯以及花草树木的果实种子如苤苡、桃李、蘩、蘋、藻、荇等都寄寓着生殖崇拜的观念。原野、土地、河流、涵洞、花草等低下阴柔之物都寄寓着女性女阴崇拜的观念，山丘、亭台、玉石、龟鸟等高大阳刚之物寄寓着男性和男根的观念。藤缠树，树缠藤、鸟啄鱼、山和水、丘与隰、风雨、云水、伐薪、束楚、折杞、折檀、饮食、食、施、尸、乐饥等寄寓着婚姻、恋爱、性交崇拜的观念。

那么，《诗经》的作者们是如何表现这些性观念的呢？

《诗经》六艺中有"赋比兴"之说。"兴"，就是《诗经》表现男女两性关系的密码。

何谓兴？一般都说是诗篇各章的开头用语，宋儒朱熹说："兴者，先言它物而引起所咏之词也。"但这只是讲了个表达方法、顺序的表面现象，没有揭示其实质。

闻一多先生在《说鱼》一文中指出，兴是隐语，又曰廋语。隐语也就是隐喻，但跟比喻不同。喻是明白，比喻是把人们不明白的事情打一个比方，从而使人们明白。隐是藏，是把人们都明白的事情故意不直接说出来，而藏在另一事物中，如果直接说出来就索然无味了，而不直接说出，则显得含蓄、幽默、饶有风趣，耐人寻味。这是《诗经》作者们在文学创作方法上留下的宝贵的财富。兴，就是《诗经》表现婚姻、情爱、男女两性关系的密码。

如何破解这个密码呢？闻一多先生指出《诗经》中的"兴"就如《易经》中的"象"。象，是象征的意思。揭示出所言事物的象征意义，则密码就破解开了。"关关雎鸠，在河之洲"，雎鸠是鸟，是男根、男子的象征，它在河边的沙洲上干什么呢？在找鱼。鱼是女性的象征，鸟啄鱼，即象征君子在求淑女（在很多出土文物中都有鸟啄鱼的绘画）。这样，诗的主题方向就确定下来了，《关雎》就是一首求偶、恋爱、结婚的爱情诗。再如《邶风·新台》："新台有泚，河水弥弥"。这两句是"兴"。台是四方而高的建筑物，是男子的象征，河水是女子的象征，并立在一起，是婚姻的象征。这样，诗的主题方向也就定下来了。谁跟谁的婚姻，看下面的内容就知，跟《毛诗序》所讲的卫宣公霸媳为妻之事毫无关系。至于《汝坟》

中"遵彼汝坟，伐其条枚"，那也是"兴"，诗中女子并非真的沿着汝水岸向前跑，并非真的在砍伐什么枝条，她是在家里独守空房，因为汝水岸边和溱洧河畔，都是男女寻爱的场所，伐其条枚跟"束楚"、"束薪"同义，亦皆求偶之义，这里都是象征女子在思念她的丈夫。

总之，"兴"，就是《诗经》中男女两性诗的密码，用性观念揭示其象征意义，则诗篇的主题方向即可确定，诗篇的内容也就可以迎刃而解了。《毛诗序》及古今学者的谬解也就不攻自破了。例如：

《小雅·菁菁者莪》。

这首诗历来被认为是最早献给教师的颂歌，其源盖出于汉儒。《毛诗序》曰：

《菁菁者莪》，乐育才也。君子长育人材，则天下喜乐之矣。"

原来这育材的教师就是人君，就是帝王。齐鲁韩三家无异议。《笺》云："'乐育材'者，歌乐人君，教学国人，秀士、选士、俊士、造士、进士，养之以渐至于官之。"今人也有人说："古代大学杜辟雍，辟雍之地四面环水，此诗言'中阿'、'中沚'、'中陵'，即水中高地，应是周天子在辟雍接见学子时的乐歌。"我们仔细读读看，是这个意思吗？

菁菁者莪，在彼中阿。
既见君子，乐且有仪。

菁菁者莪，在彼中沚。
既见君子，我心则喜。

菁菁者莪，在彼中陵。
既见君子，锡我百朋。

泛泛杨舟，载沉载浮。
既见君子，我心则休。

诗中的莪是植物名，一名萝蒿、蒌蒿，又名抱娘蒿，在古人的观念中是女性的象征，阿、沚、陵，是山丘和水中沙洲，是男性的象征。莪在山陵中，则是象征婚姻的廋语。弄明这一点，则诗篇的主题方向就确定下来了。君子指丈夫，此指未婚夫。不是指帝王，再说帝王给一个学生五百个钱贝干什么？是奖励吗？岂不太小气了？只有未婚夫给未婚妻钱才在情理之中。仪，是偶字的双声通假，即配偶之义，而古今言《诗》者都误训为"威仪"。原来这首诗是写一个女子与其未婚夫分别后担心被抛弃，而这次来见他，知他依然是她的配偶，而且还给她钱，所以她特别高兴，就写下了这首诗。译成今语读一下：

> 茂盛茁壮是蒿莪，在那丘中向阳坡。
>
> 终于见到未婚夫，我心欢乐有佳偶。
>
> 茂盛茁壮是蒿蒌，在那河中小沙洲。
>
> 终于见到未婚夫，我心快乐喜悠悠。
>
> 茂盛茁壮是蒿萝，在那陵中向阳坡。
>
> 终于见到未婚夫，给我钱贝五百多。
>
> 来时摇着杨木船，一沉一浮心晃悠。
>
> 现在见到未婚夫，我心喜悦乐悠悠。

请问古今的经师硕儒学者们，哪种解说才是这首诗的本事本意呢？

但是，今天还是有人反对这种"性读"的方法。有人说我自认为是历史唯物主义，实际上是弗洛伊德主义。还说："从人的性本能出发来解说《诗经》中描写当时两性事件的有关篇章，也不妨聊备一说。但问题在于：一是不要以为这是唯一正确的方法，而其结论是绝对真理，其他的观点都是'说谎'。二是不要刻意渲染性本能和性行为。令人遗憾的是这要不得的两点，恰恰贯通于全书。前者表现为唯'性读'正确的霸气，而后者则于书中俯拾即是。举凡诗中写到山丘、湖泊、雨、露、草、木、鸟兽、虫鱼等，则无不释为男根、女阴的象征、隐喻。甚至像'黍离之悲'一类，已通行两千多年的典故、成语，也被'本能'、'性欲'彻底颠覆了。"

所谓"黍离之悲"是指《王风·黍离》这首诗。汉儒、历代经生家及当今学者都认为是哀悼西周灭亡的诗。我们不妨就来读读它。

> 彼黍离离，
>
> 彼稷之苗。
>
> 行迈靡靡，
>
> 中心摇摇。
>
> 知我者谓我心忧，
>
> 不知我者谓我何求。
>
> 悠悠苍天，
>
> 此何人哉？

诗分三章。二章、三章除将"彼稷之苗"依次换为"彼稷之穗"、"彼稷之实"，将"中心摇摇"换为"中心如醉、"、"中心如噎"外，其余文字完全相同。

王，是王畿的意思，即洛邑及周围地区。东周已经和诸侯相似了，所以迁居洛邑王城的诗称王风，东周已经没有《雅》诗了。

《毛诗序》曰："《黍离》，闵宗周也。周大夫行役至于宗周，过故宗庙宫室，尽为禾黍，闵周室之颠覆，彷徨不忍去而作是诗也。"

这就是千古以来说《黍离》是悼亡诗的来由，但这里面全是谎话，没有一句是真话。

第一，当时的战争是楚国的侵扰，是在南方，即使这个行役的士兵是东周大夫，他也只能往南走，而绝不会往西到镐京去。

第二，黍稷是庄稼，不是乱草蓬蒿。离离，是庄稼生长茂盛的样子。这怎么是衰亡的景象呢？没有一点悼亡的色调。

第三，黍稷的生长，从长苗，到抽穗，到结实，需要一个很长过程，怎么是"彷徨不忍离去"的一会儿时间呢？

所以，《毛诗序》完全是一派谎言。

黍稷是生殖崇拜的象征，也是女子的象征。诗人服役在外，从春到夏，从夏到秋，从黍稷长苗到抽穗，到结实，且年复一年，因而触景生情，勾起了他别妻离家的痛苦，思念益深，且有思有怨。这才是诗的本意。现今译于下，看看这种征夫思妻的情感表现：

> 黍秧茂密满田畴，
>
> 高粱苗儿绿油油。
>
> 征途迈步腿脚沉，
>
> 难诉心中离别愁。
>
> 知我者说我心有忧，
>
> 不知者说我有啥求。
>
> 苍天在上你说说，
>
> 谁让我别妻离家走？

但"黍离之悲"之说，并非通行两千多年无人反对，东晋陆机就不赞成是悼亡诗，其《辩亡论下》云："麦秀无悲殷之思，黍离无闵周之感矣。"再有曹植《情诗》云："游子叹黍离，处者歌式微。"他明确指出是游子思妻之叹。故此郑重指出：《黍离》，乃征夫思妻之诗，别无他解！

再如《郑风·风雨》。这首诗写的是什么？恰恰如闻一多先生所说，那是我们想也不敢想，讲也不敢讲的，它直率而粗野，是十分原始的性爱文学。不妨先读一下：

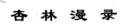

风雨凄凄，鸡鸣喈喈。
既见君子，云胡不夷？

风雨潇潇，鸡鸣胶胶。
既见君子，云胡不瘳？

风雨如晦，鸡鸣不已。
既见君子，云胡不喜？

这首诗的密码在哪里？就在每章头两句。风，阳也。雨，阴也。风雨，犹云雨，是夫妻性爱活动的隐语。凄凄、潇潇、如晦，是一种性活动力度的象征。鸡鸣的喈喈、胶胶的不已之声，是性爱快乐的呼号。君子是丈夫，夷，通怡。诗人是个女子，丈夫长期不在家，独守闺房，闷闷不乐，郁郁寡欢，得了性饥饿病。今天丈夫回来了，真是久别如新婚，在鸡鸣喈喈、胶胶的不已声中，她脸上乐了，她的病瘳了，她心里高兴了。

当今学者屈小强在其《诗经之谜》中就此议论道："三个'风雨'句的反复吟唱，表现出女子对如胶似漆的性生活飘飘欲仙的心理感受；而对'鸡鸣'的再三感叹，则可视为对男子性伟力的感激和赞美。"

历代硕儒经生家对这首诗的解说也有沾着边儿的，如宋儒朱熹《诗集传》云："风雨晦冥，盖淫奔之时。君子，指所期男子也。夷，平也。淫奔女子言当此之时，见其所期之人而心悦也。"朱熹这里用了"淫""奔"二字是不妥的，这一对夫妻是在自己的家里过夫妻生活，何淫奔之有？相反，这不是淫诗，而是颂诗。这个女子歌颂丈夫对她的爱，她也很爱她的丈夫，所以这是一首夫妇恩爱的颂歌，是对爱情忠贞专一、诚笃深厚的礼赞。我们试把它今译于下：

风雨交加好威猛，雄鸡喔喔啼到明。

丈夫回到我身边，叫我怎能不高兴？

风骤雨急呼呼响，雄鸡喔喔到天亮。

丈夫回到我身边，怎不治愈病思相？

风雨交加天沉沉，雄鸡喔喔叫不停。

丈夫已回我身边，叫我怎不喜上心？

但《毛诗序》却说："《风雨》，思君子也。乱世则思君子，不改其度焉。"

《毛诗序》这里自己打自己的嘴巴，只一个"思"字就把他的这通解说否定了。因为诗中出现了三个"既见君子"，"君子"就在身边了，还用思吗？其余那谬误的废话，也就用不着费口舌了。

然而，《毛诗序》的这种曲解对后世中国社会影响甚大，说什么很多气节之士虽处"风雨如晦"之境，仍以"鸡鸣不已"自励。这最多也只能算是从《毛诗序》的曲解中而产生的一种移花接木式的借题发挥，但若知道了这是一首性爱诗后，就不禁令人哑然失笑了。

还有一个更典型的例子，那就是《齐风·东方未明》中"折柳樊圃"这句话，如果不以密码去认知，不以"性读"去解密，这句话是读不懂的。而不懂这句话，则全诗也就不懂了。原文是这样的：

东方未明，颠倒衣裳。

颠之倒之，自公召之。

东方未晞，颠倒裳衣。

倒之颠之，自公令之。

折柳樊圃，狂夫瞿瞿。

不能辰夜，不夙则莫。

　　全诗三章十二句，可以说十句都好懂，唯独这末章突如其来的"折柳樊圃，狂夫瞿瞿"不知何意。"狂夫"，古今注家多训为狂妄的人，错了。《广雅·释诂》：狂，痴也。呆傻之义。狂夫，即傻男人。瞿瞿：惊顾貌。那么"折柳樊圃"是何意呢？今之学者译释道："攀折柳条作菜园的篱笆，狂妄的人睁着眼看反。"有的说："柳枝柔弱不能用来作篱笆，如那样做，连无知的人也会疑惑。"还有的说："女子独守空房，丈夫不能放心，精心编制篱笆把她关在家里。"但是把这些解说放到诗行里去，却又跟上下文连不起来，无所关涉。

　　"折柳樊圃"这句诗在末章的开头，应是"兴"的位置，但全诗又是"赋"的表现手法，这里应是赋、兴结合吧。那么折柳的象征意义是什么呢？

　　回顾一下《郑风·将仲子》里有这样的话：

　　将仲子兮，无逾我里，无折我树杞，……无折我树桑，……无折我树檀……

　　这"折杞"、"折桑"、"折檀"，就是隐语，与"束楚"、"束薪"、鸟啄鱼等一样，都是象征男人找女人。这里的"柳"是指急急忙忙要去上朝的傻男人的妻子。折柳者，是外来的野汉，他已经越过篱笆，来到卧室外的园子里了。这时的场面是很尴尬的，户外是刚跳进园里的偷情汉，室内是傻男人和他的妻子，他惊讶顾视野汉，似乎在说："你是谁？天还没有亮，干嘛到我家来？"这个场面怎么发展，结局如何？诗中没有说，也不需要说，让读者想去。但这个傻男似乎明白了事情发生的原因——由于他忙于公事，每天早出晚归，不能正常陪伴妻子过夜，妻子在家独守空房，于是就有野男人来钻空子，演出了这场"折柳樊圃"的淫奔剧。这样，我们就可以文通理顺地把这首诗今译出来了：

东方天还没有亮，衣裳穿倒好紧张。
衣裳穿倒慌啥哩？听从公家召唤忙。

东方尚未出红日，衣裳穿倒慌忙起。
衣裳穿倒慌啥哩，听从公家命令急。

忽然有人进园内，傻男惊忙把头回。
不能伴妻过长夜，不是早出即晚归。

然而《毛诗序》曰："《东方未明》，刺无节也。朝廷兴居无节，号令不时，挈壶氏不能掌其职也。"

意思是说，朝廷议政活动没有一定的节度，召呼群臣上朝不能按时，是报时官（挈壶氏）没有尽到职责。如果按照这种解说，那么"折柳樊圃，狂夫瞿瞿"二句就该删掉，因为它在《毛诗序》的解说中已经没有位子了。而这两句恰是全诗的灵魂。

至此，对于如何研读《诗经》中婚姻、情爱等男女两性诗，可以下结论了。即：必先去认知《诗经》中这类诗篇的密码，也就是其表现手法"兴"的句子，然后用研究性欲的观点去认知"兴"的象征意义，从而揭开了密码，则诗篇的本来面目就清清楚楚地摆在你面前了。这是《诗经》创作的基本规律。遵守这个规律，就能读出真正的《诗经》，违背这个规律，那读出的必然是谎言和谬误。二者必居其一，没有第三条路可走。《毛诗序》为什么错了，就是因为他违背了这个规律，而用他自己所定的错误规律——为封建政治服务的"诗教"。历代经生家和今之学者为什么会误读，或则是受《毛诗序》的影响，或则——其实也就是违背了这个规律。

我依据这个规律，从《诗经》中读得婚姻、情爱等男女两性之诗约137首之多，根据这些诗篇所反映的生活内容将其分为八大类，即：一、生殖崇拜篇，二、寻爱求偶篇，三、结婚崇拜篇，四、夫妻恩爱篇，五、两地相思篇，六、弃妇出妻篇，七、淫佚性乱篇，

八、婚情杂录篇。

《诗经》真可谓男女感情世界的万花筒、博览会、大观园。举凡男女两性世界的种种表现乃至细节，《诗经》真是应有尽有。这一首首远古婚恋的乐歌向人们展示了远古中国的生活图景。限于篇幅，这里就不再一一列举了，打开《诗经情诗正解》的目录，浏览一下，即可知其大概。有人在百渡网为《诗经情诗正解》做了个网页，特别标出了这样几个字：诗经＝性经。

也许可以这样说。

人们常说，谎言重复一千遍就变成了"真理"。《毛诗序》可算一例。但真理若被置若罔闻，那就使谎言和谬误肆行了。闻一多先生对《诗经》男女两性诗的研读法早在上世纪四十年代就提出来了，但今天知道的人很少，可叹哉！

（原载《中国性科学》2008 年 08 期）

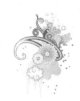

十一、房事养生学，养生第一学

所谓养生，似乎是保养生命，以达到增进健康，延年益寿的目的。但这种解释是含糊的，笼统的，还不能作为"养生"一词的完整定义。

科学的养生观应当从狭义和广义两个方面去认识。狭义的养生是生命个体的行为，亦即个人行为，是指个人的饮食起居、活动劳作、防病治病、药物滋补、房事调节等方面，以保证生命健康的质量，从而达到延年益寿的目的。这种个人行为的养生在养生学上称作后天养生。一般人多认为养生是老年人的事，或者是中年以后感到体质衰弱才行养生之事。这种看法也是错误的，古今养生家的实践经验告诉我们，养生始于人之初，如古代的老子、嵇康，现代的谢觉哉、胡厥文、马寅初、冰心等，他们都是一生从小到老都注意养生的人。

广义的养生除后天养生外，还应该包括先天养生，即指父母辈的婚姻、房事、优生优育等，说得明白点，就是一个人从父母那里得到一个素质良好的生命体。

因此，从人类生命学的意义上来讲，先天养生就不只是个人的行为，应该视作部落、民族、国家的整个社会的行为。每个人的后天养生，都是下一代的先天养生，这样才能使子孙兴旺、社会发达、国家康强。而在这诸多养生事宜中，最根本、最关键的是房事养生。所以说房事养生学是养生第一学。

人的生活享受是什么？性生活在人的生活中占什么位置？对于

这个问题人们往往避而不谈，只是说物质生活的享受和精神生活的享受，而古人对这个问题却很直截了当。《孟子》曰："食、色，性也。"《礼记》曰："饮食男女，人之大欲存焉。"意思是说，性生活是人的本能，它跟吃饭一样，是人不可缺少的最大欲望。恩格斯在《家庭、私有制和国家的起源》中谈到了人类的两大生产，一是生活资料的生产，二是人类自身的生产，即种的繁殖。有学者认为人类自身的生产要比生活资料的生产更重要，因为生殖才能使人类繁衍，而饮食是服务于生命、服务于生殖的。在人类历史上曾出现过乱婚、群婚、纵欲甚至如现代式的"性解放"，也出现过性忌讳、性禁锢以及"存天理，灭人欲"等现象，这些都是对性的本质的扭曲。性既然是关系到子孙兴旺、民族繁荣、国家昌盛的大事，我们怎么可以不去严肃认真地加以研究呢？古人把这种研究称之为房事养生学，今人称之为性保健，其实质是一样的。它是养生第一学，应该成为人们的共识。

中国房事养生学历史悠久，源远流长，内容广博，学术精湛，是人类文化苑囿中的十分珍贵的瑰宝，是应该予以认真总结和研究的。在人类历史发展的长河中，中国古代的贤哲们对于房事养生学的研究，取得了辉煌的成就，作出了杰出的贡献，当今世界上无论在性学界还是医学界，无不为之赞叹。其主要成就可概括为以下几点：

（一）关于婚姻的研究

1. 婚姻不取同姓

婚姻是一种文化现象，当先民从无婚姻到有婚姻，这是一种文明的走向。初民愚昧无知，成熟之男女，出于其性本能、杂交、乱交是很自然的事情，到了母系社会的一妻多夫，及父系社会的一夫多妻，虽然对上述杂交现象得到了限制，但其中的血缘婚的现象仍大量存在。这种情况直接影响着人口的质量及生命的年寿。据考察，夏朝和商朝时期，人的平均寿命是 18 岁，跟牛、马、狗的寿数差不多。当然，生命的寿夭有多种因素，但其中最主要的当属人的先天素质。随着人类社会的发展，又经过长期的生活实践，直到春秋时期，才逐渐认识到"男女同姓，其生不蕃。"（见《左传·僖公二十三年》）。须知这一认识，不知经过了多少万年，用多少代人的寿夭换来的！于是反映周朝典章制度的著作《礼记》中有"娶妻不娶同姓"，"合两姓之好"这样明确的法律规定。同姓不婚，这是人类健康长寿的首要保证。韩国法律一直到 1999 年才废止了同姓不婚的规定。现在我国的婚姻法中规定姑表亲、姨表亲不通婚，这就更加完善了。

2. 婚龄与健康

关于婚龄问题，古人通过长期的实践，逐渐认识到早婚的危害，最早提出婚龄问题的是孔子，他说："男子三十而娶，女子二十而嫁"。《礼记》把它收入书中。这种说法与现代科学的论证基本相符。《黄帝内经》则从男女的生理发育上加以论证，后世医家多依而遵之。元代医家李鹏飞在其所著《三元延寿参赞书·欲不可早篇》中写道："男破阳太早则伤其精气，女破阴太早则伤其血脉。精未通而御女以通其精，则五体有不满之处，异日有难状之疾"。明代医家万全在其所著《养生四要》中说："今之男子，方其少也，未及二八而御女，以通其精，则精未满而先泄，五脏有不满之处，他日有难状之疾。至于半百，其阳也萎，求女强合则隐曲未得而精先泄矣。及其老也，则其精益耗，复近女竭之。则肾之精不足，取给于脏腑，脏腑之精不足，取给于骨髓。故脏腑之精竭，则小便淋痛，大便干涩。髓竭则头倾瞳软，腰脊酸痛，尸居于气。"清代医家汪昂在《勿药元诠·色欲伤》中说："男子二八而天癸至，女子二七而天癸至，交合太早，所丧天元，乃夭之由。"《褚氏遗书》反对娶破瓜女，所谓破瓜女，瞿灏《通俗编》云："瓜字破之为二八，言其二八十六岁耳。"破瓜女又称碧玉女，又称未笄女，指未成年之少女。陆游有《无题》诗云："碧玉当年未破瓜，学成歌舞入侯家，如今憔悴蓬窗里，飞上青天妒落花。"诗中抨击了封建统治阶级摧残少女的罪恶。

以上所言，充分说明了反对早婚，提倡晚婚与健康长寿的关系。

（二）关于房事节度的研究

男女居室，人之大伦。孤阴不生，独阳不长，人道不可废者。"一阴一阳之谓道，偏阴偏阳之谓疾。"成年之男女，若长期没有性生活，对身体也是不利的。但是也要防止另一个极端，这就是纵欲。早在《礼记》上就写下了"不可纵欲"这一句话。《黄庭经》亦曰："长生至慎房中急，何为死作令神泣？"这方面历代养生家论述极多，毋用赘言。至于有的人淫乐成性，嗜欲无度，说什么"宁可花下死，作鬼也风流"，那是咎由自取。汉代枚乘《七发》云："明眸皓齿，命曰伐性之斧，如戏猛兽之爪牙"。吕纯阳诗云："二八佳人体如酥，腰间伏剑斩愚夫，虽然不见人头落，暗里教君髓骨枯。"这些决非耸人听闻之语，而应永为警戒的。

那么如何把握房事节度呢？

关于这个问题，历代房中养生家及医家都有论述，如孙思邈、朱丹溪、徐春甫、李鹏飞等，兹举《素女经》为例：

《素女》曰：人年二十者，四日一泄；三十者，八日一泄；五十者，二十日一泄；六十者，当闭经勿泄，若气力尚壮盛者，亦不可强忍，久而不泄，致生癰疾'。

当然这祇是一种参考说法，每人要视自己具体身体状况而定。

（三）关于子嗣优生的研究

历代医家对这个问题论述者甚多，如种子、胎教等，都为世人所接受，但其中也不乏伪科学成分，如经清后一三五交合成男，二四六成女，以及转女为男等说法，皆是不足取的。

然而从养生及子嗣优生的角度来讲，王充的"疏字"之说是很有科学意义的：

"妇人疏字者，子活；数乳者，子死。何则？疏而气渥，子坚强；数而气薄，子软弱也。怀子而前已产子死，则谓所怀不活，名之曰怀，其意以为已产之子死，故感伤之，子失其性矣。所产子死，所怀子凶者，字乳亟数，气薄不能成也。虽成人形体，则易感伤，独生疾病，病独不治。"

所谓疏字，就是生育的间隔要稀疏，也就是要计划生育。王充的这些论述，既关系到夫妇的性健康，更直接关系到优生优育及子代的生命素质。今天我们的基本国策虽然是一对夫妇只生一个，但若频频流产，同样不合"疏字"之义。

（四）关于房中术的研究

两性生活能使人享受夫妇间的快乐，但过度了又会摧残健康，甚至伤害生命，于是房中术的研究产生了。

性欲过度给人带来伤害，是因为耗精亡阳。精是人体生命的本源，本源一耗，自然会招致疾病，甚至会殒命。

最早提出房室养生理论的人是春秋时期著名思想家、哲学家、中国养生学的祖师老子。

老子对于人体生命之学的研究是从对婴儿的实验性观察开始的，从而探究出养生长寿之根蒂。老子房中养生的基本观点是节欲宝精：

'含德之厚，比于赤子。毒虫不螫，猛兽不据，鸷鸟不捕。骨弱筋柔而握固，未知牝牡之合而作，精之至也；终日号而不嗄，和之至也。知和曰常，知常曰明，益生曰祥，心使气曰强。物壮则老，谓之不道，不道早已。'《老子》五十五章老子在这种实验性的观察中发现：婴儿虽然骨骼脆弱，筋肉柔嫩，可小拳头却握得很紧；他不知道性交的事情，可小雀雀却常常勃起。这是由于他精气充沛的缘故。

精，是人体生命之本源。精气充足，则生命强健；精气虚弱，则生命衰败。这是深究天地万物的本源之论。

婴儿为什么精气充沛而具有极强的生命力呢？老子在继续观察中发现：婴儿终日号哭而不嘶哑，这是由于他极度平和无欲，因而精气不耗的缘故。

婴儿无知无欲，无畏无惧，他所含元精最充足，所以生命力极强，不知道毒虫会咬他，猛兽会抓他，鸷鸟会搏他。善养生者，当使所含元精深厚程度，能比得上初生婴儿。老子认为：能做到平和无欲，就是懂得了生命的法则；懂得了生命的法则，就叫做智慧聪明；贪图性欲就叫作自招灾殃；性欲耗费精气，就叫作硬性消精亡阳。人成长到壮大，就会因耗精而衰老，这就叫做不合平和无欲，保持柔弱的养生之道。

依据老子节欲宝精的理论，后世道家、房中养生家、医家创作了大量房中术著作，兹略举教家：

1. 玉饰杖把行气铭

关于此篇铭文本书有专文论述，兹不赘言。

2. 七损八益

在 1973 年长沙马王堆汉墓出土的医书中，有五种房中养生著作，即《十问》、《合阴阳》、《天下至道谈》、《养生方》、《杂疗方》。前三种是关于房中交媾的理论和方法的，后二种是关于治疗性功能障碍的一些方药。在《天下至道谈》中有'七损八益'的专门论述。（本书对此有专文考论）

3.《素女经》

《素女经》之名始见于西汉刘向的《列女传》，凡五卷。但班固

《汉书·艺文志》不载，至六朝时，复见于葛洪《抱朴子·暇览》，后《隋书·经籍志》又载有《素女秘道经》一卷。可见六朝至隋唐时期的《素女经》已非西汉刘向所见之书，后者肯定对其有所增改。但此书在国内早已失传，幸而日本人丹波康赖在《医心方》中将其条录，才使其主要内容得以保存，后在清末民初有长沙人叶德辉氏将其从《医心方》中辑出，但显然已非原书之面貌，今之所传，乃叶德辉氏之辑本。

此书是一部房中术专著，从性前戏述到四至、五征、五欲、九气、九法、十动，以至'七损八益'、房中节度、疾病等一系列问题，涉及到性心理、生理、病理等多方面的理论，其基本思想仍在宝精不泄，且认为每一种交合方法或动作有除疾健身之效。此书可称作中国古代房中术发展到成熟时期的代表作，故影响甚大。

此外，尚有《玉房秘诀》和《玉房指要》两书，亦是六朝至隋唐时期的重要房中著作。至唐时又有《洞玄子》一书，所论房中三十法则是对古代房中术的全面总结和发挥，其最终目的仍在于闭精不泄，调和阴阳，达到增进健康的效果。

（五）道流房中家的著作

自老子《道德经》问世后，遂有以老子为教祖的道家的学派、战国至秦汉时期的黄老学派以及东汉末创立的道教学派，可以统称为道流学派。这些学派都是遵老子《道德经》为教义，以修炼内丹、外丹、房中术为活动内容。著作甚多，如《关尹子》、《吕氏春秋》、《周易参同契》、《黄庭经》、《抱朴子》、《养性延命录》、《悟真篇》、《性命圭指》……等等。

道学流派的房中术研究，奉行闭禁不泄的基本观点，持修采阴补阳、阴阳互补，坎离交媾、炼精化气、还精补脑的房事气功，据文献记载，确有很多人达到百岁开外的长寿。

道学流派的房中术研究，应该肯定其有科学的价值，它实际上是中医气化学说实行气功修炼的运用，只是这些方法在今人看来隐晦深奥，不易普及，且古今社会制度不同，也不易实行，兼之其中千门万派，淫秽邪说搀杂其中，故应认真加以弃取。

　　（六）医家房中术的研究

　　历代医家遵循老子节欲宝精的观点，在房事养生术的研究上作出了巨大的贡献，取得了丰硕的成果。自《黄帝内经》而下，有《褚氏遗书》、巢元方《诸病源候论》、陈自明《妇人良方》、李鹏飞《三元延寿参赞书》、朱丹溪《房中补益论》、万全《养生四要》及《广嗣纪要》、张介宾《宜麟策》、岳甫嘉《种子篇》、叶天士《秘本种子金丹》等，这些著作中的房事养生术的论述都较切实可行，很有指导意义。

　　当然，历代医家的研究，其成就还不止于此，还有疾病和医药方面的研究，如对于性传播疾病的研究，自《华佗结毒病秘传》，到清代陈实功的《外科正宗》，积累了丰富的理论、经验和方法，甚有其临床价值。至于治疗性功能障碍，其著作就更多了，因事涉专门，在此不必赘述了。

　　房事养生学既然是养生第一学，因此新婚夫妇读一些房中著作是很有必要的。在中国长期的封建社会中，这些著作被认为是诲淫的污品，大多列为禁书，其实这种说法和做法是不正确的，起码是不全面的。我认为像《素女经》这样的房中著作，可供已婚夫妇阅读。把健康的科学的性养生学读物作为家庭必备之书，对于提高人口质量、优生优育、养生长寿都是有百利而无一害的。

　　人类要做到健康长寿，提高生命素质，必须抓好养生第一学——房事养生学。

十二、中国古代房室学说略考

一个古老的学说，它被禁锢、封闭、沉沦了将近千年之久，近年来又在神州大地上复生了，宛如冰河解冻一样，那潺潺的水声，充满着生机和活力。

这一古老的学说，就是中国古代房室学说。

中国古代房室学说，近千年以来，一方面遭禁锢，一方面蒙伪讳，被视为海淫之作，下流污秽之品，"缙绅大夫耻言之"，人们谈则色变，惟恐有海淫之嫌。但是，随着人类文化科学的发展，学者们愈来愈清楚地看到，中国古代房室学说，是人类文化宝库中的珍品。中国古代的学者们代有其人屡禁不乏地研究出的有关房室养生的理论和方法，是人类优生优育、保健除疾、健康长寿的宝贵学说。是金子总是要发光的。因此，现今中国文化界的学者们，正在打开这久已封闭的宝库，挖掘出其中的珍品，剔除其伪科学的成分，吸取其科学的内容，为人类的卫生健康事业服务。

为此，本人拟就下列五个问题作一大略的考察。

（一）中国古代房室学说之命题及正名

人类的夫妇房室之事，是一种文化现象，这与动物有本质的区别。动物虽亦有发情、择偶、交合、生子及传种接代之事，但这只是一种动物的本能，是不学而会的事。人到了一定的年龄阶段，对于这种男女交合之事虽然也是不学而会的，但作为人尚有区别于动物的情爱、婚姻、家庭、礼仪、法度等社会属性问题，又有优生优育、养生保健、除疾延年等科学知识问题。而这些综合起来就是房室文化，或称房室学说，又可称做房事学、房中学、房内学、房帏学等。班固《汉书·艺文志》将房中学著作与医经、经方及神仙类著作一起列入《方技略》，意即属于医学著作，但实际上它的内容要比医学的范围大得多。即就医学而言，我国古代的医学家、养生学家们，围绕房室问题讨论了婚姻、性爱、子嗣、优生、胎教、医药除疾及养生长寿等方面的学术问题。而稍稍浏览一下古代房中著作，就可以发现，我国古代房室学说是以人体生命之学为主干，而缘系养生学、疾病学、治疗学、药物学、生理学、心理学、遗传学、法律学、教育学、伦理学、社会学等多学科的大命题。

中国古代房室学说，现在多称之为古代性学或古代性医学。人们都以为"性学"或"性医学"之"性"是现代名词，其实它在周秦时期就已经产生了。考"性"；许慎《说文解字》曰："性，人之（阳）气，性善者也。"段玉裁注引董仲舒曰："性者，生之质也，质朴之谓也。"其字在《说文》与"情"字并提，曰："情，人之阴气有欲者。"意思是说，"性"是人体生命的本质（亦即没有性也就没有生命），是善的，属阳性；"情"，是人的欲望，属阴性。王充《论衡·本性》云："天之大经，一阴一阳；人之大经，一情一性。性生于阳，情生于阴。"意思是说，自然界的法则是一阴一阳；人的法则是一情一性。《说文诂林》引董仲舒曰："情者，人之欲也，人欲谓之情。情非制度不节。"又引《乐记》曰："人生而静，天之性也；感于物而动，性之欲也。"《礼运》曰："何谓人情？喜怒哀惧爱恶欲，七者勿学而能。"意思是说，情是人体生命本能的欲望，性为静，情为动。情欲之动必然引起生命的质朴之性动，亦即阴动则阳需应合。这些是不学而会的事，但作为区别于禽兽的人，必须有法度来节制它。于是在婚姻、嫁娶等礼节制度的形式下，进行性爱、交合以及生儿育女的事。这些皆属于性学研究的范畴，因其是房室中的事情，所以古人称之为房中、房事、房帏之学等。

（二）中国房室学说之起源及其学术流派

欲究中国古代房室文化之起源，须先究人体生命之起源。《老子》四十二章曰："道生一，一生二，二生三，三生万物。"意思是说，"道"是产生宇宙万物的原始物质，这个原始物质产生了浑一之气，或曰浑沌之气，这个浑沌之气化生阴阳二气，阴阳二气又化生了清气、浊气、和气这三气，三气化生为天、地、人。三气又化生出宇宙万物。《周易·系辞》曰："天地氤氲，万物化醇。男女构精，万物化生。"这就是说，人的生命是由男女构精的性活动产生的。而性活动是人生本能的需要，正如孟子所说："食色，性也。"《礼记》亦云："饮食男女，人之大欲存焉。"现代养生学家则据以推论出人体生命有三大需要：一是物质生活，二是精神生活，三是性生活。这样便可以使人体生命健康地生存，又可以蕃衍后代。但是性欲之事，正如陶弘景在《养性延命录》中所说："能杀人，亦能生人。"处理不好，则会成为"伐性之斧"，"如戏猛兽之爪牙"。千古以来，多少人竟死于花色之下。而处理得好，则可益身健体，长寿延年，生活美满幸福。这就不得不迫使古代的贤哲们去探讨其中的奥秘，认识其中的道理，寻找其中的规律和方法，这样就产生了极为丰富的我国古代房室养生学说。

翻检我国古代文献，查阅其房室学著作，可以清楚地看到我国古代房室学说有如下三大流派，即道学流派、儒学流派、医学流派。兹分别简述于下。

1. 道学流派

所谓道学流派是指春秋战国时期的道家学派、秦汉之际的黄老学派、东汉以后的道教人物中的一些道教学者，即方术道士。

春秋战国时期的道家学派，其创始人是老子（约前580～前500

年）即老聃，姓李名耳。据史书记载他曾当过周王室的史官，晚年看到周王朝日趋衰落，离周入秦，经过函谷关时，为关尹留下了五千余言的道家理论著作，即《老子》，又名《道德经》等。《老子》是一部哲学著作，其主要内容是论及治国与治身两个方面。老子认为治国之理与治身之理是一致的。从现存的文献资料看，最早提出房室养生学术观点的人就是这位古代著名的哲学家和思想家——老子。

老子对于人体生命之学的研究，是从对婴儿的实验性观察开始的，从而探究出养生长寿之根蒂，进而提出了房室养生的理论和方法。我们在前文已经论述过了，故不再重复了。

老子精辟地提出了节欲保精的房室养生的根本观点。这一观点揭示了人体生命的实质，遂成为几千年来中国房室学说的理论源泉，后世房室养生学家虽有种种理论、观点和方法，但在惜精爱气这一点上都以其为宗旨，遵而依之。无论是医家、道家，还是儒家都不敢违背。道家人物庄子、关尹、列御寇等都恪守这一观点，如《庄子·达生》曰："人之所取畏者，衽席之上，饮食之间，而不知为戒者，过也。"正是言节欲保精之意。

到战国末期，道家学派发展到一个新阶段而成为黄老学派，它继承了早期道学的理论，并有所改造和发展而成为一种新道学。所谓黄老之学，并非黄帝之学和老子之学的简单拼凑，而是秦汉之际的新道学家假托黄帝立言，改造老子学说，并综合先秦各家学说的重要内容而成的一种理论体系。其主要著作有《黄老帛书》、《鹖冠子》、《吕氏春秋》、《淮南子》等。这些著作中对于《老子》书中的"道"这一哲学概念都有所改造和发展，对于养生之学提出了"适欲节性""贵精重己"才可"长生久视"的理论，继承了老子的保精思想。

必须充分注意到，黄老之学是特别重视医学和养生学的研究的。

1973 年长沙马王堆汉墓出土的《马王堆医书》，还有长期以来被称为医学经典的《黄帝内经》等，都是黄老之学在这方面所取得的重大成果。在这些著作中对于房室养生学说有科学而系统的论述，特别是《十问》、《合阴阳》、《天下至道谈》、《养生方》等，奠定了我国古代房室学说的理论基础，且成为后世道学人物修炼的主要内容。而《黄帝内经》则成为祖国医学理论的万世之源。由此可见，祖国医学理论的形成是源于黄老之学，在这一时期，医学与黄老之学是密不可分的，医学人物都是属于黄老学派的。

汉武帝"罢黜百家，独尊儒术"，黄老之学遂衰落下去而转入民间。其中有些人可能就成为职业医人。由于儒学被宗教化，西汉末东汉初佛教传入中国，因此自战国时就已出现的神仙方术之士以及民间信奉黄老之学的人，就以《老子》（又名《道德经》）为教义，尊老子为教祖，而形成中国自己的宗教，这就是道教。

道教追求长生不死，羽化登仙，以内丹、外丹、房中术为主要修炼内容。这样，关于房中术的研究，遂在道士中成为专门。

早期的道教分南北两派。南派最早，是东汉顺帝时张道陵创立的天师道；又称五斗米道。据《神仙传》载："张道陵者，沛国人也。本太学生，博通五经。晚乃叹曰：此无益于年命，遂学长生之道。……其治病事，皆取玄素。"

所谓"玄素"，即房中学经典著作《玄女经》和《素女经》。张道陵本人是一位房中术专家，所以他要求教徒必须修炼房中术："故陵语诸人曰：尔辈多俗态未除，不能弃世，正可得吾行气导引房中之事，或可得食草木数百岁之方耳。"

道教传授房中术有特殊的仪式，这种仪式在朔、望之夜举行。此前男女先斋戒三日。行仪开始先有舞蹈，然后男女们成对地实施"合气"。著名数学家甄鸾本是道教徒，后来叛道，皈依佛门，作《笑道论》攻击道："臣就观学，先教臣《黄书》合气之法，三五七九，男女交接之道，四目四鼻，两口两舌，两手两心，正对阴阳，法二十四气之数行道。"又曰："男女至朔望日先斋三日，入私房诣师立功德，阴阳并进，日夜六时。此诸猥杂，不可闻说。"

张道陵死后，其子张衡，其孙张鲁（合称三张）继续传道，传授合气房术。一时间出现了大批房中家，东汉末年有左慈、甘始、东郭延年、冷寿光、封君达、郤俭、郝孟节、王真等。曹操将这些人物聚禁于魏都，为他传授气功及房中术。显然房中术已流入宫廷王室士族社会中去了。至六朝时已有大批房中著作，据葛洪《抱朴子·内篇》载有《大清经》、《元阳子经》、《子都经》、《容成经》、《玉策记》、《入室记》、《六阴玉女经》，以及葛洪的《新撰玉房秘诀》等。

后来北派道教在嵩山道士寇谦之率领下改造道教，"除三张伪法、黜采战术及男女合气之术。"但南派庐山道士陆修静依然"祖述三张，弘扬二葛（葛玄、葛洪）"。此后唐代的孙思邈、张鼎、吕纯阳、洞玄子，五代时的陈抟等，皆有房中学专著。甚至宋徽宗赵佶也曾向茅山道士第二十五代宗师刘混康求广嗣之法（实即房中术）。元代有胡僧传授给元顺帝的"演揲八法"，明清时尚有《既济真经》、《修真演义》、《三峰采战》、《男女房中秘密要术》等房中著作问世，道士中仍有"烧金御女"之士。

由上可知，道学流派是我国古代房室学说的本源和干流，虽然其内部亦有反对派，甚至后世有些道书将房中著作列为"傍门九品"之"下三品"，但也正好证明了房中学是属于道学内容这一事实。一般来说，这些学说著作在汉以前的，是科学的，健康的，所以班固在《汉书·艺文志》中给予了肯定的地位和较高的评价，但自东汉以后，确实有些"此诸猥杂，不可闻说"的内容，为统治者淫乐之需而流入恶道了。对于其中所含的伪科学的、宣扬淫乱的糟粕，今当予以剔除和摒弃。

2. 儒家流派

何谓儒家学派？刘歆《七略》曰："儒家者流，盖出于司徒之官，助人君顺阴阳明教化者也。游艺于六经之中，留意于仁义之际，祖述尧舜，宪章文武。宗师仲尼，以重其言，于道为最高。"

儒家学派的创始人是孔子（前551～前479年），名丘，字仲尼，春秋时鲁国陬邑（今山东曲阜东南）人。他生逢春秋末年"礼坏乐崩"的时期，当时唯有他所在的鲁国仍称"礼乐之邦"，有一批以儒为业者，传授西周的礼仪，研究替人办理丧事赞礼的儒，后来一生主要从事教育工作，只在短时间任过较高的官职（如司寇）。据说孔子曾经整理六经（诗、书、易、礼、乐、春秋），又以"有教无类"为宗旨，不问身世，广招学生，开创了大规模聚徒讲学风气，是把六经传授到民间的第一人。在长期的教育实践中，孔子建立了一套阐述礼乐制的系统理论，形成了比较完整的政治思想、伦理思想、教育思想和哲学思想，由此开创了儒家学派。孔子的思想理论，经过后人的不断阐述、发挥和改造，特别是经过汉武帝"罢黜百家，独尊儒术"，遂成为中国封建社会传统的政治思想，是中国传统文化的最重要内容。

孔子比老子约晚生三十年左右，但都同为春秋时人。当时儒家和道家，在房室养生上观点基本相同，即都尚节欲保精之说，且都重视房室学说的研究，据《纬》书载，孔子曾著有房中学著作《秘房记》一书（惜已失传）。而道家是从人体生命学的角度去研究房中学的，因此对于房中养生的理论、方法较为专深，较为开拓；儒家是在礼义道德的政治观和哲学观的支配下去研究修身养性，从而注重房中节欲的问题的，礼法框架较多，除了作礼义道德的说教外，并无多少科学的探讨，因此后世很少见到儒家关于房室养生的专门著作。必须指出，汉以后的大儒皆非纯儒，汉武帝虽"罢黜百家，独尊儒术"，但老子的《道德经》在王公大臣及后宫中仍受尊崇，唐初李渊尊李耳为宗祖，信奉道教，再加上《老子》一书本身的魅力，故后世大儒无不诵读的。在房室养生学上历代大儒虽无多建树，但道家的房中著作仍为儒家所接受，如秦汉之际黄老之学的房中著作，唐代的《洞玄子》等，都能在社会上广泛流传，这可从白行简《天地阴阳交欢大乐赋》中看出。只是在东汉时封建统治者推行儒家三纲五常的礼教，也由于汉末道士过分宣传纵欲，曾一度使性学研究遭到禁抑。因此，在中古以前，儒家基本上是承认和运用道家的房中理论的。儒家对于道学房中术研究的真正禁抑和阻止，采用政治手段，那是自宋儒程朱理学中"存天理、灭人欲"主张成为封建社会的意识形态之后，然而自此一千多年以来，遂成为中国房室文化的荒芜时期，其影响下及千有余年。

3. 医家学派

中国古代的医家学派的真正形成应该是西汉以后的事，因为此时才有医学系统理论的著作《黄帝内经》问世。此前虽有不少名医，但他们都是道家或黄老学派的人物。黄老学派是重视人体生命学的研究的，其中不少人是专门从事养生除疾的医药卫生之事的，因此战国至秦汉之际的医家在哲学思想上多属道家黄老学派。这一点对后世道学人物影响极大，后世不少名医都是道家人物，如葛洪、陶弘景、魏夫人、孙思邈、陈抟老祖等，因此，一般都把他们归道家学派。自汉代开始，统治者尊崇儒学，视医为儒者之余，因此，儒学出身的医家才以防病除疾为专门职业，在房中医学上主要以治疗性病为主，如华佗《结毒（花柳病）科秘传》就是这种性医学著作。又由于儒家重视子嗣问题，所以医家房中学亦研究生男生女、优生优育、胎教等问题，这从巢元方、陈自明、张介宾、万全、岳甫嘉等人的著作中可以看到，而且他们大都接受了道家在这些方面的理论，唯岳甫嘉等人反对转女为男之说。另外，儒家亦重视养生延年，所以不少医家亦接受了道家房中养生的理论方法。

以上就是历代医家对房中学术研究的基本状况。

（三）中国房室文化之历史分期

从上面中国古代房室文化之学派分类中，亦可知中国房室学术之源流嬗变及其分期。道家学说的创始人老子是中国房室学说的开创者，兴盛于秦汉之际的黄老之学，嬗变发展于魏晋以降的方术道士，而禁抑于宋儒理学，隐匿于后世道流人物。因此，可以划分为三个历史时期：

第一个时期是先秦两汉时期，这一时期以节欲保精之说为宗旨；

第二个时期是汉末魏晋以降，直至隋唐五代时期，这一个时期的房中学著作过多地宣扬了"数数御女"，闭精不泄，还精补脑之说，因此以纵欲固精为其特点；

第三个时期是宋元明清时期，这一个时期由于程朱理学"存天理，灭人欲"的思想统治的影响，以及"不孝有三，无后为大"这一封建道德观的作用，因此房室文化遭禁抑和房中求嗣研究就成为这一时期房室学说的特点。当然这不是绝对的，在方术道士和一些封建士大夫中，仍存在还精补脑采阴补阳之说的研究。

综上可知，道家、黄老学派及后世道教方士者流，是中国房室文化的主要流派，在这一条主线中，有卓越的建树，也有荒淫的糟粕。

一般来说，先秦两汉时期的道家、黄老医家，其对房室学说的研究态度是严肃的，故为儒家所接受和赞同，正如班固《汉书·艺文志》所云："房中者，情性之极，至道之际，是以圣王制外乐以禁内情，而为之节文。传曰：'先王之作乐，所以节百事也。'乐而有节，则和平寿考。及迷者弗顾，以生疾而殒性命。"意思是说，房中学著作，是情爱性欲的准则，是论述婚姻之道中男女交合之理，因此古代圣王设立室外音乐来禁抑房内的情欲，而写成这些有关节制情欲的文字。《左传》中说："先王制作音乐，是用来节制各种事情的。"娱乐而有节制，那么就气血和平，寿命长久。至于那些沉迷于性欲而不重视先王之道的人，就会产生疾病而丧身害命"。这就可以看出，秦汉医家和房中家研究房室之学的态度、目的和意义。班固认为，房中学著作能使人既享房事之乐，而又有所节制，就会使人气血和平而生命长久。若不重视这些房室养生之道，就会导致疾病，甚至断送性命。这种学风，其态度是严肃的，其目的是正确的，是具有其房室养生保健的科学意义的。

从秦汉时期的房中著作来看，所讨论的是夫妇之间如何过好性生活的问题，即使最高统治者的帝王，其男女交合之事也只限于夫妇之间。如《十问》第八问（禹向师葵治神气之道），因禹治天下操劳伤神，失去性功能，因而"家大乱"，得师葵治神气之道后，性功能恢复，从而"安后姚，家乃复宁"。说明研求房中之道，可以和睦夫妇，增进健康。因此，这一时期的房中著作没有什么淫乱的内容，即使在《十问》第二问《大成起死食鸟精之道》中有"接阴将众"一语，亦非魏晋方士所说的"御女多多益善"之意，而是指注意房中食补，如服食柏实、雀卵、公鸡睾丸、牛羊奶、动物阴茎及其睾丸之类，可以强身健体，增强性功能，使交接次数可以增多而已。众者，多也。另外，这一时期关于房中交接艺术的研究，如四致、五欲、六音、八动、十修、十势、十动，以及仿生动作的运用，其宗旨都是为房室保健服务的。特别是《天下至道谈》中的"七损""八益"之说，是对我国房室养生理论的重大贡献。所谓七损，是指房事交合中对人体的七种损害，即：一、精道闭塞，二、精气早泄，三、精气短竭，四、阳萎不举，五、心烦意乱，六、陷入绝境，七、徒然耗费精力。所谓八益，是指房事交合中对人体有益的八种做法，即：一、调治精气，二、致其津液，三、掌握适宜的交接时机，四、蓄养精气，五、调和阴液，六、聚积精气，七、保持盈满，八、防止阳萎。房中养生学家主张运用八益去掉七损，这种理论对于房中养生保健来说，至今仍有其重要的科学意义和参考价值。

然自汉末以下，魏晋以降，迄至隋唐五代，房中之学发生大变，方术之士四起，房术之作充世，其学术观点则由秦汉时期的节欲保精即为闭精纵欲。他们提出采阴补阳，以人补人之说，主张"数数御女"，"御女多多益善"，如孙思邈《千金方·房内补益》云："但能御十二女而不复施泻者，令人不老，有美色。若能御九十三女而能自固者，年万岁矣。"还有什么"黄帝御一千二百女而登仙"，"西王母有童男数百"，等等。这种理论在一夫多妻的封建婚姻制度下，在男尊女卑，以女人为玩物、为房中养生药物的封建社会里，很有其市场和社会基础，封建帝王嫔妃千计，达官巨贾姬妾成群，勾栏瓦肆娼妓盈市。为了满足剥削阶级淫乐的需要，服食外丹壮阳之风亦盛于世。唐人梅彪的《石药尔雅》就收有石药几百种，但这些伪科学的内容恰恰是戕贼社会的毒剂，致使无数风流之徒成为花下之鬼，甚至象唐代韩愈那样的大人物亦未能幸免。虽然这一时期房中学的研究亦有所成就，如交接艺术、除疾药物等，但总的说来，这一时期是中国房室养生学畸型发展的时期。

宋元明清是中国房室文变的第三个时期，似乎是对上一时期的矫枉过正，实际上是中国房室学史上实行禁欲的开始。由于宋儒"存天理，灭人欲"的思想统治，对于房室学说的研究开始在中国社会荒芜了。有关房中著作只有愚谷老人《延寿第一绅言》以及龙遵叙的《男女绅言》等儒家宣扬节欲的文字。在医学界，则注重子嗣问题，即转女为男的研究以及医药除疾的研究。从此，性学问题的研究在中国社会里扭曲、变形了。"缙绅大夫耻言之"，历朝纵欲淫乐的封建统治者居然亦将其视为禁区，人们不敢公开讨论研究性学问题，不少古代房中著作在国内绝迹而流向海外，一些性文学甚至涉及性问题的文学作品也遭到查禁，象白行简的《天地阴阳交欢大乐赋》久埋于地下，甚至《金瓶梅》、《红楼梦》也被查禁，中国房室文化研究的大门被贴上了厚厚的封条，加上了沉重的大锁，禁锢了差不多有千余年。

新中国成立后，关于性学问题的研究仍象严冬一样，未予解冻。只1956年出版过王文斌的《性的知识》和于光远主编的《性知识》两本小册子，此后有二十余年不见动静。甚至在大学生的课本中人体九大解剖系统，只讲八大系统，唯生殖系统不讲，直到1963年周总理指示医务工作者，一定要把青春期的性卫生知识教给男女青年们，让他们用科学的知识来保护自己的健康，促进正常发育。这才将这方面的知识写入教材。但总的说来，对于性学的研究仍处于封闭状态，人们依然谈性色变，深怕有诲淫之嫌。

进入八十年代，在改革开放方针的推动下，科学文比事业也随之活跃起来。就性学而言，一方面是外国的性学著作可以传入国内，但这还是次要的，主要方面是，医学家要深入研究其疾病的治疗问题，生理学家、遗传学家、解剖学家、社会学家、心理学家、法学家、教育家等，均要从自己的专业出发而对性学问题进行广泛深入的研究。七十年代末以后，随着中国人民物质文化生活的日益提高，中国养生之学大兴，益寿延年之学具有广泛的魅力，于是气功养生著作、饮食养生著作，甚至美容、减肥等著作也大量涌现。但学者们渐渐发现，气功、食疗等并非是解决长寿的根本问题，在综合古今的研究中，人们越来越深刻地认识到遗传、优生与长寿有极其重要的关系。因而，婚姻、恋爱、健康、血缘、房室交合等都对优生起着重要的作用，则科学本身的规律，就势必要冲破这个禁区。于是，在不到十年的时间内，竟出版了性学著作九十余部，其中关于中国古代的房中学著作亦有二三。此外，各地性学会的相继成立和性学杂志的问世，使中国文化界在性学研究方面出现了蔚为可观的崭新气象。在中国性学会筹委会的一次会议上，有同志说"成立中国性学会是性科学领域的一次革命，是有重大意义的一件大事。"的确，中国性学研究的春天已经来到了。

（四）中国古代房室文化史上的学术之争

关于中国古代房室文化史上的学术之争，主要有以下几个方面：魏晋方士倡纵欲闭精之说；

以为纵欲，多多御女，可以采阴补阳，以人补人；以为闭精不泄可以还精补脑。

这种说法违背了老子所创节欲保精的基本理论，也缺乏起码的生理学常识。这种伪科学的理论，显然是一种无知妄说，后世医学及养生家多有驳斥。

（1）白行简、苏东坡、朱丹溪反对纳妾。

封建社会的纳妾制度，名义上虽有为子嗣之需的说法，实际上则为淫乐之用，而方术道士之"采阴补阳，以人补人"之说，又为纳妾制度推波助澜；提供理论根据。唐人白行简在其《天地阴阳交欢大乐赋》中就提出纳妾为害之说。苏东坡也认为姬妾众多实为"伐性之斧"，有伤身殒命之害，他在任杭州通判期间，研究养生之事认识到色欲之害时，立即将姬妾遣散，只留下一个十二岁的朝云作为侍妾，并将枚乘《七发》中戒欲之语书之以几席、门窗、大带以自警。金元名医朱丹溪在其《房中补益》中，则以人体"阴常不足，阳常有余"的科学理论，精辟地分析了纵欲之害及御女众多之患，且认为纳妾不但伤害身体，还常有"反目"等家庭不和现象，而不利于养生。

（2）朱丹溪、万全等斥"还精补脑"之说。

魏晋方士倡"闭精不泄，还精补脑"之说，后世还有"三峰采战"之说，甚至还主张采食女子淫精以养丹田之说，真是荒谬淫秽不堪。朱丹溪、万全等则认为："淫精一动，皆为腐败之物，何补之有？"

2. 关于"生男生女"、"转女为男"及交合择王相日之说的争论。

子嗣问题是中国封建社会中至为重视的问题，"不孝有三，无后为大"。自六朝褚澄起，历代医家多尚转女为男之说，并研制方药，施之临床，甚至当代还有少数老中医迷信此说，竟仍有开转女为男之胎方者。古代医家中唯明清之际的岳甫嘉等人不信此说，且认为荒诞不堪。至于古人如孙思邈、陈自明等，认为女子经水断后，一三五交合生男，二四六交合生女之说，信者亦多。然岳甫嘉亦不信之，认为只有男女百脉齐到之时，即男女双方都极度兴奋之时才有生男之望。此说可谓一扫千古之雾，而较为接近现代科学之论证。至于交合择王相日，避丙丁日之说，孙思邈《千金方·房内》列出一年交合忌日，可交合之日所剩无几，后世医家多不信之。

3. 提倡晚婚、疏字、反对早婚的一些科学论述。

成婚年龄问题是房室学中的一个重大问题，古代养生学家们对此十分重视。最早对这一问题提出科学假设的人是孔子，他主张"男子三十而娶，女子二十而嫁"，这种说法跟现代科学的论证基本相符。《黄帝内经》则从男女的生理发育上加以论证，后世医家多依而遵之。

但魏晋方术道士提出要多御三五、二八之少女，或如西王母多御童男，对于这种摧残青少年身心的荒淫之论，后世医家多驳斥之。

元代李鹏飞在所著《三元延寿参赞书》之《欲不可早篇》中写道："男破阳太早则伤其精气，女破阴太早则伤其血脉。"又说："精未通而御女以通其精，则五体有不满之处，异日有难状之疾。"

明代万全在其所著《养生四要》中指出："今之男子，方其少也，未及二八而御女，以通其精，则精未满而先泻，五脏有不满之处，他日有难状之疾；至于半百，其阳已萎，求女强合，则隐曲未得而精先泄矣；及其老也，其精益耗，复近女竭之。则肾之精不足，取给于脏腑，脏腑之精不足，取给于骨髓。故脏腑之精竭，则小便淋痛，大便干涩；髓竭则头倾瞳软，腰脊酸痛，尸居于气"。故吕纯阳仙翁有诗云：

"二八佳人体如酥，腰间伏剑斩愚夫，

分明不见人头落，暗里教君髓骨枯。"

这种精辟透彻，形象深刻，入木三分地论述纵欲、早婚之害，可决非危言耸听。

清代医家汪昂在其所著《勿药元诠》之《色欲伤》一文中写道："男子二八而天癸至，女子二七而天癸至，交合太早，所丧天元，乃夭之由。"

所有这些论述，既科学地批判了方术道士为迎合封建社会剥削阶级人物以少女为房中补药的荒淫谬论，同时对封建剥削阶级人物摧残少女，以少女为淫乐的罪恶行径，亦是有力的声斥。

汉代王充在其所著《论衡》中提出了"疏字"的问题，即生育间隔要稀疏，这样做既对父母身体健康有益，同时也是优生优育，保证子代健康的重要条件。这就从正面科学地指出了性欲无节制、生育无计划的危害。

关于中国古代房室文化史上的学术之争，主要表现在以上几个方面。此外，尚有胎教问题、孕与不孕问题、饮食药物与房中，以及道士中有云独卧、休妻等绝欲与否的问题，古代房中学家都有所争议，恕不赘言了。

（五）中国古代房室文化的主要成就

1. 开创最早，文献丰富

我国古代房室学说自春秋时期老子拓其源，秦汉医家顺其流，魏晋方士掀起波、宋儒理学遏其道，曲折以进，已达二千五百年之久。如此悠久的房室文化史是世界罕见的。国际性学会有人提出世界三大性学经典之说；印度之《伽玛素特喇)》（Kamasutra），说是印度孔雀王朝时的作品；古犹太王国之《达妙德》（Tamud），说是2900年前之作；中国之《素女经》，他们说是春秋战国或秦汉之际的作品。然前两书皆极其简略零星。唯我国之《素女经》，有论、有方、有药、完整成帙，堪称经典。

我国古代房室学说不唯开创早，且所存文献资料数量之众多，内容之丰富，也是世界各国所不能相比的。虽然由于历史的原因，古代房室文献大量散失，但从史志、目书所载，以及从现存文献所提及的古代房中著作的书名来看，亦有百千种之多。这为现今之性学研究提供了丰富的文献资料，可作借鉴。

2. 学术多样，涉及面广

中国古代房室养生学，一出现在中国古代文化的苑囿中，就可看出其多学科的雏形。它不仅与医学、药学、治疗学、生物学、生理学有关，而且还涉及到心理学、解剖学、仿生学以及与婚姻、家庭有关的社会学、教育学等方面的问题，这些从马王堆房中医书及其他房术书中都可看出来，其中不少命题对今人的继续研究都有启发作用。

3. 关于子嗣优生问题

这是讨沦过千数百年的问题，而至明清之际的岳甫嘉所得出的结论已与现代医学的论证基本相符。

4. 关于兼性人的讨论

在朱丹溪的《格致余论》中提出了真性阴阳人、男性假阴阳人、女性假阴阳人的分类，且朱丹溪、万全、岳甫嘉等以"驳气所乘"之论，阐述其形成机理，比较接近现代科学的论述。李时珍《本草纲目》五十二卷《人部·人傀》中，除介绍了上述诸题外，还讲述了男变女，女变男，人化物，物化人，以及儿从额生、从胁生、从腋生、从背生等种种怪异现象，乃有怀孕期长达十四五个月甚至三年的现象。

5. 在解剖学方面的成就

远在秦汉之际的房中学著作《天下至道谈》中，对女性生殖器官就提出了十二个解剖名词，在明代医家万全的《广嗣纪要》中有"五不女"的描述。这在科学很不发达的古代对女子生殖器官的部位有如些细致的认识，是很不简单的。

6. 在医药学方面更有其卓著的成就

秦汉时期在滋阴壮阳方面有很多发明；《华佗结毒科》记载了很多治疗各种花柳病的方药；历代宫廷所收录的大量的春药方剂，至今仍有重要的参考价值，对于今天治疗性病顽症艾滋病亦有启示。

7. 爱精惜气的房中养生理论，是纵贯几千年的至理名言，成为永传的养生格言。

8. 优生、疏字、胎教、提高人口质量、益寿延年等，这些中国古代房室学说的重要内容，亦是现今房室养生学说的基本内容。

总之，中国古代房室养生学的成就和贡献是多方面的，恕不一一列举了。取其精华，弃其糟粕，对于开展人类新时期的性文化研究，为人类的卫生健康及社会文明事业服务，是有其重要意义的。

十三、七损八益考释

关于"七损八益"之说，我们现在可知在古医籍中共见于三部文献中，一是《天下至道谈》，一是《黄帝内经》，一是《玉房秘诀》。《天下至道谈》是秦汉之际的房中养生医学文献，但至东汉时已经失传，这可由班固《汉书·艺文志》不载其目作为佐证。直至1973 年长沙马王堆汉墓出土，该书才从墓中重见天日，幽埋于地下长达二千年之久。《黄帝内经》虽长存于世，但只有"七损八益"四个字，未讲明其具体内容，遂使后世医学家妄加注释，终无一人讲对。《玉房秘诀》最早见于《隋书·经籍志》，至唐时多有人增益，流传较广，但北宋后成为禁书，赖日本人丹波康赖将其收入于《医心方·房内》中，才使其内容有所保存。且将"八益"和"七损"列为十六、十七两个篇题，足见其内容之重要。

现在，有两个问题值得引起人们的注意，一是《黄帝内经》中的"七损八益"一语，历代医家纷纷作注，但为什么未能有一人给予正确的注释？二是这三部书中的"七损八益"有无异同？

本文试图对这两个问题略加考释，庶几对一般读者有所裨益。

"七损八益"之语在《黄帝内经》中见于《素问·阴阳应象大论篇》之第五章第四节，原文是这样的：

"帝曰：调此二者奈何？歧伯曰：能知七损八益，则二者可调，不知用此，则早衰之节也。年四十，而阴气自半也，起居衰矣；年五十，体重，耳目不聪明矣；年六十，阳痿，气大衰；九窍不利，下虚上实，涕泣俱出矣。故曰：知之则强，不知则老，故同出而异名耳。智者察同，愚者察异。愚者不足，智者有余。有余则耳目聪明，身体轻强，老者复壮，壮者益治。是以圣人为无为之事，乐恬淡之能，从欲快志于虚无之守，故寿命无穷，与天地终，此圣人之治身也。"

这段文字是论述房事损益的。《内经》中论述性保健的内容较多，惟有这一节最直接具体。试将这段文字译成现代汉语，读者便会深知这一点：

黄帝问歧伯说：在房事交媾中怎样调理人体的血气和精气呢？

歧伯说：懂得以八益去七损的道理，那么，人体之气、血二物就可调理了。若不懂得运用八益去七损的道理，那就必然是早衰的关键。四十岁，肾气就自然衰减去一半，生活起居的能力就减弱了；五十岁，身体滞重，耳不聪，目不明了；六十岁，生殖器疲弱，精气大衰，九窍气血不通利，阳气衰弱于身体下部，阴气盛实于身体上部，眼泪鼻涕很容易流出而不能摄制了。因此说，懂得运用以八益去七损的方法，身体就强健；而不懂得运用此道，身体就衰老。所以对于嗜欲相同的人，其身体状况都有壮老不同的差异。聪明的人能从他们的嗜欲相同中去考察，分析其体质有壮、老的不同，从而得知其或遭损或得益的根源；愚笨的人只看到他们体质的壮、老之异，而不知其或遭损或得益的原因。所以，愚笨的人不知用八益去七损，当然就会气血不足；而聪明的人能用八益去七损，所以就气血有余。气血有余就耳目聪明，身体轻便强健，年老的能恢复到壮年的更加健康。因此，圣人行修身养性之事，以恬静淡薄之习性为快乐，顺心从欲地快意于修身养性之境，所以寿命无穷，与天地同终，这就是圣人的养生方法。

阅读了这段语译，就清楚地看到这段文字的中心意思是论述在房事交媾中，运用八益以去七损的重要意义的。共分三层意思：首先指出不懂七损八益之道会使人未老先衰，接着指出能运用七损八益之道会使人"老者复壮，壮者益治"，最后指出圣人能顺心从欲而寿命无穷。总之，中心问题是强调在房事生活中运用八益以去七损的重要意义。

那么，何谓七损八益呢？这个问题《内经》中没有讲述，遂使后人猜谜似地妄加注释，然而都没有猜对，直到1973年长沙马王堆汉墓所藏医书出土，才使这个千古之谜大白于天下。在其简书《天下至道谈》中有"七损八益"的专门论述，其文如下：

气有八益，又有七损。不能用八益去七损，则行年四十而阴气自半也；五十而起居衰，六十而耳目不聪明，七十下枯上脱，阴阳不用，涕泣流出。令之复壮有道：去七损以振其病，用八益以贰其气。是故老者复壮，壮者不衰。君子居处安乐，饮食恣欲，皮腠曼密，气血充盈，身体轻利。疾使内，不能道，产病出汗喘息，中气烦乱；弗能治，产内热；饮药灼灸以致其气，服食以辅其外，强用之，不能道，产痤肿；气血充赢，九窍不通，上下不用，产痤疽。故善用八益，去七损，五病不作。

试译成现代汉语：

在房事生活中，人的精气有八种补益的做法，又有七种损伤的做法。如果不能运用八种益精之做法，除去七种损精之做法，那么，到四十岁左右，人体的肾气就自然减去一半了；五十岁生活起居能力显得衰弱，六十岁就耳不聪，目不明；七十岁就下体干枯，上体虚脱，精气丢失；性器官失去作用，涕泪一齐流出来而不能控制。要让人体恢复健壮也有办法，那就是除去七损以救治疾病，运用八益来补益精气，因此就能使年老者恢复壮健，壮年人不致衰老。懂得养生之道的人日常生活安定快乐，能食欲旺盛地得到滋养，皮肤肌理健美细密，气血充盈旺盛，身体轻便灵快。如果性生活疾速随便，不守法度，精气不能畅通就会生病，体虚汗出不止，呼吸气喘急促，内心烦闷而神昏意乱。若不及时治疗，就会产生内热之症。

若只服食药物或用艾灸熏灼来使精气导行，这只能辅助外力，强行用于性交，精气还是不能通行的，会生痤疬或阴囊肿胀之类的疾病；若气血充盈，但九窍不通，上下四肢就会麻木不仁，也会产生痤疬和痈疽之类的疾病。所以，善于运用八益，除去七损，上述五种虚弱的疾病就不会发生。

这段文字是具体地论述"用八益、去七损"的重要意义的，它能使老者复壮，壮者不衰，五病不作，否则会加速衰老，产生五病。这与《内经》中的论述是完全一致的，可见这种理论在当时是普遍地执行的，是人人皆知的房事保健知识。

那么八益、七损的具体内容是什么呢？《天下至道谈》继续写道：

八益：一曰治气（调治精气），二曰致沫（产生精液），三曰知时（掌握交合的适宜时机），四曰蓄气（蓄养精气），五曰和沫（调和阴液），六曰窃气（聚积精气），七曰待赢（保持气血盈满），八曰定顷（防止阳痿）。

七损：一曰闭（精道闭塞），二曰泄（精气外泄），三曰竭（精液竭尽），四曰弗（阳痿不举），五曰烦（心烦意乱），六曰绝（缺乏性欲，精气断绝），七曰费（性交时急速图快，徒然耗费精力）。

如何调治八益，除去七损呢？《天下至道谈》中继续论述道：

治八益：旦起起坐，直脊，开尻，翕州，抑下之，曰治气；饮食，垂尻，直脊，翕州，通气焉，曰致沫；先戏两乐，交欲为之，曰知时；为而软脊，翕州，抑下之，曰蓄气；为西勿亟勿数，出入和洽，曰和沫；出卧，令人起之，怒释之，曰积气；几已，内脊，毋动，翕气，抑下之，静身须之，曰待赢；已而洒之，怒而舍之，曰定顷。此谓八益。

七损：为之而疾痛，曰内闭；为之而汗出，曰外汇；为之不已，曰竭；臻欲之而不能，曰弗；为之喘息中乱，曰烦；弗绝强之，曰绝；为之臻疾，曰费。此谓七损，故善用八益，去七损，耳目聪明，身体轻利，阴气益强，延年益寿，居处乐长。

为方便多数读者，试译成现代汉语：

修炼八种补精益气之法：早晨起床打坐，伸直脊背，放松臀部，提肛导气，使气通至前阴，这叫致沫；交合前，双方先互相嬉戏，等到彼此情和意感，互相都产生了强烈的性欲时才能交合，这叫知时；交合时放松脊背，提肛致气，导气下行，这叫蓄气；交合时不要急躁，不要图快，阴茎抽送出入轻松柔和，这叫和沫；躺卧交合，男子精液泄出，应让他起身，在阴茎尚能勃起时就停止交媾，这叫积气；房事接近结束，纳气运行于脊背，不再抽动，而吸气，导气下行，身体静静地待着，这叫做保持精气盈满；房事结束时将余精洒尽，清洗阴部，在阴茎尚硬时抽出，这叫定顷。这些，就叫做八益。

七种对人体有损伤的性交行为是：交合时男子阴茎疼痛或女子阴户疼痛，这叫精气内闭；交合时大汗淋漓不止，这叫阳气外泄；性生活没有节制，耗绝精气，这叫精气竭绝；想要交合，但因阳痿而不能进行，事与愿违，力不从心，这叫做帶；交合时心慌意乱，呼吸喘促，这叫做烦；女方没有性欲，男方强欲交媾，汗泄气少，心热目瞑，如陷入绝境，这叫做绝；交合过于急速，既不愉悦情志，于身体又无补益，徒然耗费精力，这叫做费。以上这些，称做七损。因此，善于运用八益以去七损的人，就能耳目聪明，身体轻便，肾生理功能日益增强，必定能延年益寿，生活幸福美满，安康快乐的日子地久天长。

读了《天下至道谈》这些文字，再回过头来读《内经》这段话，其内容竟是如此相同！

然而，由于《内经》对"七损八益"未做具体说明，随着年深日久，且封建礼教严若桎梏，东汉时的三纲五常，有"严男女之大防"的政令，赵宋王朝的程朱理学，提出"存天理，灭人欲"，缙绅先生耻言房中之事，遂使这个常识性的问题，变得玄奥起来，而不为世人所知了。但医者为司命之寄，关人生死，对此问题不能不究，故千余年来，探讨不辍，注家蜂起，然悉猜迷，无一言中者。

考《内经》对"七损八益"为何不加具体说明呢？

在人类文化史上，都曾经出现过性交崇拜、生殖崇拜、生殖器崇拜这三大文化现象，中华民族亦不例外，而且较其他国家的民族更为丰富多彩，这从伏羲女娲的石刻、陶祖、铜祖等大量的出土文物中可以得到证明。此后，随着人类文明智慧的发展，文化科学的提高，人类历史上的优秀分子，也就是古人通称的圣人们愈来愈深刻地认识到性与人体健康至关重要的关系，于是就投入了性保健及其疾病医药的研究，春秋时期的老子、关尹子、孔子等，都有这些方面的大量论述。至战国时期的《行气铭玉杖饰》，秦汉之际的房中医学（1973年长沙马王堆汉墓出土）《合阴阳》、《养生方》、《天下至道谈》、《胎产方》、《杂疗方》，还有《武威汉代医简》等及《汉书·艺文志》中所列《容成阴道》、《务成子阴道》、《天一阴道》、《黄帝三王养阳方》、《三家内房有子方》等。因此，可以说，春秋战国以后乃至秦汉时期，是我国性保健学、性医学大为兴盛的时代，也可以说是性医药保健学相当繁荣的时代，而《黄帝内经》也正是产生于战国至秦汉之际，与《天下至道谈》等为同一时代的作品。《内经》作为一部医学理论专著，必然是这几百年间无数医家研究的结晶。《黄帝内经》中所论七损八益之意义这段文字，为什么与《天下至道谈》中所论完全相似，就是一个明证。"七损八益"，是概括性的语言，是当时人们口头中的专用名词，是已经上升为概念性的语言。而概念，则是对人们已经熟知的，大量常识现象的高度概括。所以，在当时，撰著《内经》此文的作者，就毋须对"七损八益"的内容再加赘言了。

其后，魏晋以降，乃至六朝，也未曾有人对《内经》"七损八

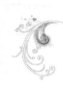

益"之说作过注释，看来也是因为人们都熟悉其内容，所以也就无须注释了。因为魏晋六朝时期是我国房中保健医药学鼎盛的时期，据晋代葛洪《抱朴子·内篇遐览》载录房中著作有《大清经》、《元阳子经》、《玄女经》、《容成经》、《玉策记》、《人室经》、《六阴玉女经》等十余部，出现了一大批房中保健医学专家，如甘始，左慈，封君达、东郭延年，以及葛洪、陶宏景等理论家。且《医心方》所引《玉房秘诀》中亦有七损八益的论述（按：现在所流行之本皆云为《素女经》，凡有"冲和子曰"之《玉房秘诀》之语，辑入《玉房秘诀》中，凡无"冲和子曰"者，则辑入《素女经》中，仍从《医心方》为《玉房秘诀》）。

《玉房秘诀》云：

素女曰：阴阳有七损八益。

一益曰固精。令女侧卧张股，男侧卧其中，行二九数，数毕，止。令男固精，又治女子漏血，日再行，十五日愈。

二益曰安气。令女正卧，高枕，伸张两臂，男跪其股间刺之，行三九数，数毕，止。令人气和，又治女门寒。日三行，十五日愈。

三益曰利脏。令女侧卧，屈其两股，男横卧，欲刺之，行四九数，数毕止，令人气和，又治女门寒。日四行，二十日愈。

四益曰强骨。令女人侧卧，屈左膝，伸其右髀，男伏刺之，行五九数，数毕止，令人关节调和，又治女方闭血。日五行，十日愈。

五益曰调脉。令女侧卧，屈其右膝，伸其左髀，男据地刺之，行六九数，数毕止，令人脉通利，又治女门辟。日六行，二十日愈。

六益曰蓄血。男正偃卧，令女载尻跑其上，极内之，令女行七九数，数毕，止。令人力强，又治女子月经不利，日七行，十日愈。

七益曰益液。令女人正伏举后，男上往，行八九数，数毕止，令人骨填。

八益曰道体。令女正卧，屈其髀，足迫尻下，男以髀胁刺之，以行九九数，数毕止。令人骨实，又治女阴臭。日行九，九日愈。

七损：

《玉房秘诀》云：素女曰：一损谓绝气。绝气者，心意不欲而强用之，则汗泄气少，令心热月冥冥。治之法，令女正卧，男担其两股深按之，令女自摇，女经出止，男勿得快。日九行，十日愈。

二损谓溢精。溢精者，心意贪爱，阴阳未和而用之，精中道溢。又醉而交接，喘息气乱，则伤肺，令人咳逆上气，消渴，喜怒，或悲惨惨，口干身热而难久立。治之法：令女人正卧，屈其两膝侠男，男浅刺内玉茎寸半，令女子自摇，出精出止，男勿得快。日行九，十日愈。

三损谓杂脉。杂脉者，阴不坚而强用之，中道强写，精气竭；及饱食讫交接，伤脾，令人食不化，阴痿无精。治之法：令女人正卧，以脚勾男子尻，男则据席纳之，令女自摇，女精出止，男勿快。日九行，十日愈。

四损谓气泄。气泄者，劳倦，汗出未干而交接，令人腹热唇焦。治之法：令男子正卧，女跨其上，向足，女据席，浅内玉茎，令女自摇精出止，男子勿快。日九行，十日愈。

五损谓机关厥伤。机关厥伤者，适新大小便，身体未定而强用之则伤肝；及卒暴交会，迟疾不理，不理劳疲筋骨，令人目茫茫，痈疽并发，众脉槁绝，久生偏枯，阴痿不起。治之法：令男子正卧，女跨其股，踞前向，徐徐按内之，勿令女自摇，女精出止，男勿快。日九行，十日愈。

六损谓百闭。百闭者，淫佚于女，自用不节，数交失度，竭其精气，用力强写，精尽不出，百病并生，消渴，目冥冥。治之法：令男正卧，女跨其上，前伏据席，令女内玉茎自摇精出止，男勿快。日九行之，十日愈。

七损谓血竭。血竭者，力作疾行，劳因汗出，因以交合，俱已之时，偃卧，推深没本，暴急剧病发，连施不止，血枯气竭，令人皮虚肤急，茎痛，囊湿，精变为血。治之法，令女正卧，高枕其尻，伸张两股，男跪其间深刺，令女自摇，精出止，男勿快。日九行之，十日愈。

语译如下：

素女说：男女交合有七种情况是对人体有损伤的，有八种交合方法是对人体健康有益的。

一益是固精：让女子侧身躺卧，张开大腿；男子也侧身躺卧在她的大腿中间，行用二九之数（即抽送十八次），数完就停止。这样可使容易泄精的男子固守精关，又可治疗女子的漏血之症。每天交合两次，十五天后男女之病都痊愈。

二益是安气：让女子正面躺着，垫高枕头，伸张两臂，男子跪在她的大腿之间，行用三九之数，数完就停止。用这种方法可使人气血安和，又治疗女子阴门虚寒之症。每天交合三次，十五天痊愈。

三益是利脏：让女人侧身躺着，弯曲她的两条大腿；男子横躺着，玉茎仰起上刺，行用四九之数，数完就停止。用这样的方法可使人脏腑气血安和，又治女子阴门虚寒之症。每天行用四次，十五天痊愈。

四益是强骨：让女子侧身躺着，屈起左膝；男子伏着刺入玉茎，行用五九之数，数完就停止。用这种方法能使人关节调和，又治疗女子闭血之症。每天交合五次，十日痊愈。

五益是调脉：让女子侧卧，屈起她的左膝，伸开她的左臂；男子站在地下刺入，行用六九之数，数完就停止。用这样的方法能使人血脉通利，又治女子阴门偏侧不正之症。每天交合六次，二十天就痊愈。

六益是畜血：男子正面躺卧，让女子高起臀部跪在他的上面，玉茎全部纳进。让女抬动臀部，行用七九之数，数完就停止。用这样的方法可使人气力强壮，又能治疗女子月经不通利。每天交合七次，十日痊愈。

七益是溢液：让女子正面伏着，举起臀部，男子向上刺入，行用八九之数，数完就停止。用这样的方法能使人骨髓填满，气血充盈，筋骨有力。

八益是道体：让女子正面躺卧，屈起她的大腿，脚压在臀部下边；男子从她的大腿腋下刺入玉茎，行用九九之数，数毕就停止。用这样的方法能使人骨骼坚实，又治疗女子的阴臭之症。每天交合九次，九天就痊愈。

七损：

一损叫绝气。气血阻绝，是因为心意不想交合而勉强交合，那么就大汗淋漓，精气很少，使人心里发热，眼睛发暗。治疗的方法是：让女子正面躺着，男子担起她的两条大腿，深深地刺入玉茎，让女子自己摇动身子，到女子精溢流出就停止。男子不得有性高潮的快感。每天用这样的方法交合九次，十天就痊愈。

二损叫溢精。精液过早地溢泄（早泄），是因为心意贪求爱欲，男女的阴阳之精气尚未感动和悦就行交合之事，精溢就中道泄世了。又，喝醉了酒，或过饱而交合，由于呼吸喘急，气机混乱，那就会伤肺。令人喘咳气逆或患消渴之症，情绪上喜好发怒，或者悲惨惨的样子。口中干燥，身上发热而难以长久站立。治疗的方法是：让女子正面躺着，屈起她的两膝夹住男子，男子浅刺玉茎入一寸半，让女子自行摇动身子，到女子精流出就停止。男子不能贪图性欲的快感。每天行用九次，十天就痊愈。

三损叫杂脉。脉气杂乱，玉茎不坚硬而勉强行房，中途强行泄泻，精气耗竭，以及刚刚吃饱饭就交合，就会伤脾，令人食不消化，阴茎痿弱，没有精液。治疗的方法是：让女子正面躺卧，用小腿钩住男子臀部，男子就据于她两腿之间纳玉茎，让女子自己摇动，到女子精液泄出就停止。男子不能图快感，每天交合九次，十日痊愈。

四损叫气泄。阳精之气泄散，是由于劳倦汗出未干而行交合之事，令人腹中生热，唇焦舌燥。治疗的方法是：让男子正面躺着，女子跨在他身上，二人脚的方向一致，女子在男子两腿之间纳玉茎，让女子自己摇动身子，直到女子精液泄出为止。男子不要图性欲快感。每天交合九次，十天痊愈。

五损叫机关厥伤。肛门和尿道受伤，是因为刚刚大小便，身体精气还未稳定而勉强交合，那么就会伤肝；以及仓促突然交合，不注意动作的迟缓疾速，使筋骨疲劳，令人眼睛迷迷茫茫，痈疽并发，众脉枯搞气血阻绝，时间一久便生偏枯之症，导致玉茎阳萎不能勃起。治疗的方法是：让男子正面躺卧，女子跨在他的大腿上，向前跪踞，徐徐按纳玉茎，勿要让女人自摇，到女子精液泄出就停止。男子不要图求性欲快感，每天交合九次，十天痊愈。

六损叫百闭。百脉闭绝，是因为自用不加节制，交合次数太多，违背了限度，使精气耗损枯竭。用力强行泻精，精已耗尽不能泄出，各种疾病一起发生，特别是消渴目冥之症。治疗的方法是：让男子正面躺卧，女子跨在他的身上，向前伏着，在女子两腿之间，让女子纳玉茎自行摇动，到女子精液泄出就停止。男子不要贪图性欲快感，每天行九次，十天痊愈。

七损叫血竭。精血枯竭，是因为用力劳作或快跑，劳累困乏，因此汗水流出，就在这种情况下进行交合。汗水全都流完的时候，躺卧身子，深推玉茎，淹没了阴茎根部，动作猛烈急剧，病于是就发生了，连连射精不止，血液干枯，精气耗竭，令人皮肤虚弱得厉害，阴茎疼痛，阴囊潮湿，精液变成了血。治疗的方法是：让女子正面躺卧，高高地抬起臀部，伸展张开两条大腿，男子跪在她的大腿之间，深刺玉茎，让女子自己摇动，直到女子精液泄出为止。男子不要贪图性欲快感，每天行九次，十天病愈。

由上可知，《玉房秘诀》（或称《素女经》）和《天下至道谈》中的"七损八益"，其内容和名称都明显不同。《天》书中的八益，讲的是为房事服务的八种气功导引法，包括平时（每天清晨的治气、咽津等）、交媾前、交媾中、交媾结束时的八种性交姿势，可用于强身除疾，故名八益。《天》书和《玉》书（或为《素》书）中的七损，虽都是讲交媾中七种有损身体的做法，但具体内容又各不相同，《天》书旨在强调以八益去七损，而《玉》书中的八益七损，都讲的是性交姿势，八益是八种有益的性交姿势，七损是针对性交中的七种损伤而采用的七种治伤的性交姿势。不过，二书所言七损八益虽然有如此区别，但仍有其相似之处，其实质是相通的，都是为了房事保健，除疾强身，且《玉》书较《天》书有更专门、更深入的研究和发展，有明显的针对性和具体明确的做法。参用二书之说，自当有益。另外，《玉》（或称《素》）书的七损八益显然不是《内经》所言之意，只有《玉》书中的才是。《天》书《汉志》不载，可见在东汉时已经失传，但其内容肯定在《汉志》所载或其它房中书中流传，不然就不会有《素女经》、《玉房秘诀》中的"七损八益"的出现。这也就是汉魏以降，人们对《内经》中"七损八益"不予作注的原因。

　　最早给《内经》中"七损八益"作注的是隋唐之际的杨上善，他认为阳盛的症状有八：身热、腠理闭、喘粗息、俯仰、汗不出而热，干齿、烦怨、胀满，称为八益；七损是指阴盛的症状有七：身汗、汗出、身常清、数栗而寒，寒则厥，厥则腹满死，称为七损。他这是承上段"法阴阳奈何"这段文字而妄加发挥的。

　　唐代的王冰认为七损者，女子月经贵于时下；八益者，男子精贵乎充满，反之则病。注云："《上古天真论》曰：女子二七天癸至，月事以时下。丈夫二八天癸至，精气溢泻。然阴气可损，则海满而血自下；阳八宜益，交会而泄精。由此，则七损八益理可知矣。"

必须承认，王冰对《内经》这段文字的注释还是有贡献的，特别是对这段文字开头一句"调此二者"，解释为调理气血和精气就很适当。但是，王冰和杨上善对"七损八益"之注都是错误的，因为他们都忽略了"七损八益"是房中医药养生学的专有名词。其实，在隋唐乃至北宋之初，当时性医学著作还是广泛流传的，也许《天下至道谈》之类的著作中的"七损八益"在当时已经失传，但《素女经》或《玉房秘诀》中的"七损八益"，应是广为人知的。特别应该指出的是，在隋唐乃至北宋之际，当时社会上并没有"严男女之大防"及"存天理、灭人欲"、"缙绅先先耻言之（指性）"之类的性忌讳，而且象杨上善、王冰这样的大知识分子对于在当时被当作宝书而不是被当作淫书的《素女经》、《玉房秘诀》之类的性学名著，应该是读过的。那么，他们注释《内经》时为什么不用呢？个中原因，在于他们都是儒士，他们虽有一定的医学知识，但并不是富有临床经验的高明医生。儒人注书多囿于随文敷衍，因为《内经》此文前段是言调理阴阳，而据中医理论，气和血分属于阳和阴。气属阳，气能生血行血和统血，故气的正常有助于血的生化和正常运行；血属阴，血能含气、养气，血之充沛则可资助气以充分发挥其生理效验。气、血之间体现了相对物质之间相互滋生、相互为用的阴阳关系。所以，王冰就承上文调阴阳而注此段为调气血。王冰明明知道《内经》一书由于"年移代隔"——有"简脱文断"，"前后不伦"之问题，有时，前一段与下一段并无必然联系，但是由于儒人治学，随文敷衍之弊，此文就出现了这种穿凿附会的解释了。也许又由于他认为《素女经》或《玉房秘诀》中的"七损八益"不能符合他们的见解，不能作此处的注释，所以他们就对房中保健学"七损八益"这一专门名词不加思索地而轻易地忽弃了。

王冰的注释对后世影响很大，后世医家如高世栻、张介宾、李中梓等，都受有直接或间接的影响，于是讹以传讹了。日人丹波元简之注更为离奇，他说："《天真论》云：女子五七阳明脉衰，六七三阳脉衰于上、七七任脉衰，此女子有三损也。丈夫五八肾气衰，六八阳气衰于上，七八肝气衰，八八肾气衰，齿落，此丈夫有四损也。三四合为七损矣。女子七岁肾气盛，二七天癸至，三七肾气平均，四七筋骨坚，此女子有四益也。丈夫八岁肾气实，二八肾气盛，三八肾气平均，四八筋骨隆实，此丈夫有四益也。四四合为八益矣。"凡此种种注释，皆隔靴搔痒，使人如堕万里云雾之中，把人引向迷糊。《内经》的旨意，被弄得面目全非了。

1973 年长沙马王堆汉墓医书的出土，使中国医学界茅塞顿开，如拨开云雾而见青天，终使这个千古之谜，昭然于天下了。

（《中国性科学》杂志论文集）

十四、战国时期房中学著作《玉杖饰行气铭》

战国时期的玉器铭文《行气铭》是一篇珍贵的养生学文献，但文辞古奥，令人迷惘。本文从道家文献中探奥，揭开了谜底，原来是阐述在房事活动中运用呼吸吐纳守元固精等方法的房术气功著作。

这件玉器是李鸿章后人所捐赠，原珍藏于天津文物管理处，现珍藏于天津博物馆。玉器仅小寸许，光泽润滑，其形为十二面棱柱状，中空（见图）。每面刻有三个铭文，内有九个重文符号，全文合四十五字。罗振玉先生将它收在所编《三代吉金文存》第二十卷第49页。玉器本无名，后人称之为玉铭，郭沫若称之为行气玉佩铭。玉佩是一种装饰品，古代贵族多佩带之，系于腰间，以示身份之高贵雅洁。但此物并非系于腰间之饰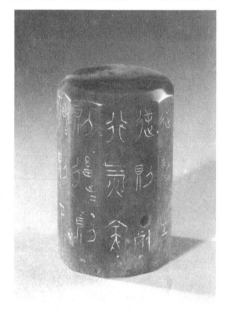物，古代贵族多用手杖，既示身份之高贵，又显文明礼貌之风度，此物是杖把上的装饰，故天津博物馆将其命名为"行气铭玉杖饰"展示于馆中。编号为（2210：49AH）

现在，我们先来见识一下这篇铭文的内容。

先把这十二面棱柱上文字的原样拓展开来看一下：

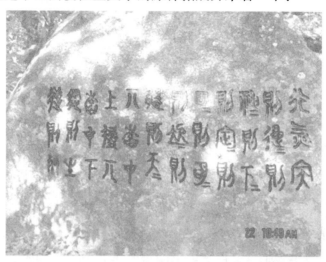

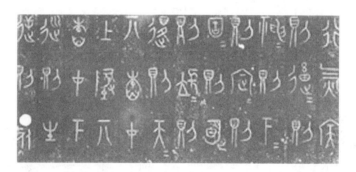

再将这些战国古文字绎成今文字读一下：

行气：吞则搐，搐则伸；伸则下，下则定；定则固，固则明；

明则长，长则复；复则天。天其本在上，地其本在下。顺则生，逆则死。

据考，这篇铭文约创作于公元前380年，上距老子去世100多年，下距大讲"食、色，性也"的孟子（前372～前289）的出生早8年，比庄子（前369～前286）早11年，正是道家学派继承老子养生思想，努力探究养生之道的新的发展时期。如果说在此一百多年后埋于马王堆汉墓中的房中医书代表先秦房中学的研究水平，那么此时期正是道家房中学活跃发展的时期。

这篇铭文自李鸿章后人将其捐赠给社会以后，引起学术界高度关注和浓烈的兴趣，但多认为是用韵语的形式记叙气功导引锻炼的文字，但是错了，可见长期以来还很少有人读懂这篇文字。

中医学"气"通"精"，"行气"，又称合气，是性交的隐语，谓房事活动中男女精气运行，阴阳交合。后世道教男女双修之行气术即本源于此。《广弘明集》卷九《道士合气三十五》："道律云：行气以次，不得任意排丑近好，抄截越次。"这就揭破了"行气"二字之迷，立马可以看出，这件玉器上的45个字就是一首记叙男女行房之术的韵文。

铭文的作者显然是贵族出生的富有文化教养的且对道家房术气功研究颇深的社会上层人物。在道家气功学深入发展，在上层贵族拥有众多妻妾又处于性崇拜的古代社会，贵族阶层中信奉道家思想的人物为了追求长生，及充分满足性生活的享受，将呼吸吐纳及导引之术等气功内容用于房事中就成为他们所追求的东西了，单纯的气功锻炼已不能引起这些贵族人物的兴趣。这些就是这篇房术气功学著作产生的背景，它以韵文的语言形式，易记易诵，且铭刻在贵重的玉器上，装饰在随时不离身的杖把上，其重视，珍爱之情一至于此！

所以这篇铭文就是阐述在房事生活中如何运用呼吸吐纳等气功导引之术的，它贯穿于每次房事生活的全过程和每个动作中，旨在守护真元，固精不泻，采阴补阳，还精补脑，以求强身健体，延年益寿。

下面，我们逐字逐句地把这篇文字通读一过：

行气：即合气。性交的气功用语。这是题目，亦为韵文的开始。

吞则揣：谓男女合气时先闭口深吸一口气，并随同吞气就将玉茎抽出。揣，抽。

撷则伸：伸，谓伸进，与撷之动作交替连续。

伸则下：下，谓将所吞之气下沉，用意念运至伸进之玉茎。

下则定：定，谓默念不移。亦即意守丹田。

定则固：固，谓固守精关，抱持不泄。

固则明：明，谓男女交合中，男子固守精关的效应——会产生一种奇异的光明。气功学称之为觉明。如陆游持炼静坐功，晚年曾两次出现"神光出眦射窗扉"的奇异景象。（见《剑南诗稿》）。

明则长：言产生觉明效应之后就行胎息功，气息微微悠悠，绵长不绝。

长则复：谓将所吞之气反复运行全身，周而复始。

复则天：天，指头顶。谓男女交合中行胎息功后能炼精化气，并将此真气运至头顶泥丸宫。即道教房中家所说的还精补脑。

天其本在上，地其本在下：其，表肯定语气的副词。此二句是在强调说明天在上，地在下是不可变易的自然规律，以喻上述房事合气过程中炼精化气，还精补脑的方法和规律也是不可更易的。

顺则生，逆则死：生，指阳强。死，指疲软。此二句是对上述规律的进一步说明和反复强调，是说在房事合气中，若能顺从上述规律，则玉茎能弱入强出，死往生还，否则就泄而疲软，不能还精补脑强身健体。

如此读过，不觉文从字顺，逻辑严谨，旨意晰然吗？

把它译成今语：

男女交合之时，男子先深吸一口气，随即将玉茎抽出，抽出以后就又立即伸进，如此一抽一送，反反复复。玉茎伸进，就将所吞之气下沉，用意念送至伸进之玉茎上；所吞之气下送至玉茎就默念不移，意守丹田；意守丹田之后就固守精关，抱持不泄；男子固守精关之后，就会神光出眦，眼中出现一种奇异的光明。男子眼中出现奇异的光明之后，就行胎息之功，气息微微悠悠，绵长不绝，然

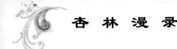

后将这真气反复运至全身，再然后将此真气运至头脑泥丸宫，就能还精补脑了。以上这种房事交合中炼精化气，还精补脑的方法和规律是不可变易的，如同天本来就在上，地本来就在下一样永远不变。顺从这个规律玉茎就坚硬地退出，违背这个规律玉茎就萎缩疲软。

这样，就完成了一次男女交合的炼精化气，炼气化神，炼神还虚，还精补脑的全过程。

十五、中国古代房中术

　　所谓房中术，是指男女房中交合的方法与技巧。在这一方面，几千年来，中国古代的房中家们留下了丰厚的文存。初民从愚昧走来，"近取诸身，远取诸物"，从认识自身到认识万物，渐渐地点亮了智慧人生，经过了数以千年、万年的探究、创造、发展，终于进入了今天科技文化高度辉煌灿烂的大时代。人类在认识自身方面，经历了生殖器崇拜、生殖崇拜、性交崇拜的漫长的历史时期，由此产生了人类的性文化。而中国古代的贤哲们则由此产生了房中术，即由此产生了房事养生文化，逐步丰富了人体生命科学。精、气、神是构成人体生命的三大元素，而精是构成人体生命的基本物质。《易》曰："天地氤氲，万物化醇；男女构精，万物化生。"在房事养生的人体生命科学中，养精宝精是至关重要的，而首先提出这一观点的是春秋时期杰出的思想家老子。

　　老子姓李名耳，字伯阳，谥号老聃。著有《老子》一书，又名《道德经》。他是道家学派的创始人，中国养生学的祖师。战国至秦汉时期的黄老学派、东汉以后的道教，都是尊老子为教祖，奉《老子》为教经，遂形成了源远流长的道学流派。道学流派是以修炼内丹、外丹、房中术等为基本任务的思想学术流派，中国古代房中术主要就是他们代代相继研究出的成果。春秋战国至秦汉时期形成的医学理论著作《黄帝内经》其思想理论基础亦是源于《老子》。中国古代医学、养生学、房中学的专业队伍应该是从这一流派中产生出来的。

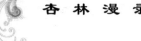

《老子》书中有不少房事养生的论述，其基本观点可见于《老子·六章》中的论述：

"谷伸不死，是谓玄牝。玄牝之门，是谓天地根。绵绵若存，用之不勤。"

依据三国·魏·王弼注：谷，喻人体内之深处，此用作动词，谓深藏之义。神，指元神，即构成人体生命之基础物质——元精。玄牝：男女生殖器。天地根：男女交合时阴阳之精气会合之处。

译成今语：

人能够深藏元精，那就不会死亡。这个深藏元精的地方是男女的生殖器。生殖器的道口这就是男女阴阳之精气的交汇之处。男女交合时，生殖器道口的精气往来不绝，绵绵若存，但使用它不能过度而把它耗尽。

老子这里强调的是就是要深藏元精，要爱精惜气。《老子》书中这样的论述尚有好多处，兹不赘引了。老子的这一观点是指导后世房事养生学研究的纲领，后世房中家虽有千门百派，千方万术，但都没有违背这个总纲。

下面概述一下中国历代房中术研究的情况：

（一）春秋战国时期

跟老子同时的有关尹喜，著有《文始真经》九卷，刘向《别录》称之为《关令子》，《汉书·艺文志》称之为《关尹子》。关尹喜曾为关令，老子西行过函谷关，关尹喜请他作《道德经》五千言而去。随后作《文始真经》阐扬老子之道，并倡阴阳栽接论和龙虎金丹论，为后世房中养生家阴阳双修之理论根源，故道教文始派尊之为始祖，奉《文始真经》为教经。刘向、葛洪对《文始真经》皆有高度评价。

战国中期，有人在手杖的把头上套了一个玉制的装饰品，玉为青色，有灰黑色晕班，为十二面棱柱体，高5.2厘米，长3.4厘米，未穿顶，顶部为圆形平面，棱之一面下部有一孔与内腹相通，棱面刨光，每面自上而下阴刻篆文三字，有重文符号九，合计四十五字，首二字为"行气"，故今定名为《玉饰杖把行气铭》（内容及讲解请见上文，兹不重复）。

（二）秦汉之际

秦汉之际是指战国末期至西汉立国之前这段时期。此时期道家学派发展成为黄老学派，即道学家们假托黄帝立言，对老子学说加以改造和发展，并综合先秦各家学说的重要内容而形成的一种新道学的理论体系。这一学派颇重医药、养生和人体生命学的研究，于房中学的研究尤有建树，其主要著作有《马王堆房中医书》、《黄帝内经》、《黄帝外经》等。这一时期中国房中学的研究有以下特点：

1. 房中学的研究已经成为中国养生学的重要组成部分。由于黄老学派的不断努力，中国医药学已有高度发展，《黄帝内经》的问世标志着中医理论的基本形成，对于房事中的七损八益问题已有专门论述，1973年出土的15种医书中有五种房中医书，即《十问》、《合阴阳》、《天下至道谈》、《养生方》、《杂疗方》，其中涉及到药补、食补、治疗阳痿、女阴冷等症。

2. 房中术的内容更加丰富，有性前戏、性交中有十动、十修、十势、八动，且有仿生学的运用。

3. 麦齿、琴弦等名词的出现，说明已有解剖学知识；四至、五征、五欲等问题的提出已涉及性生理、性心理等方面的知识。

（三）两汉时期

西汉刘向《列女传》中提及《素女经》五卷，但《汉志》不载，至六朝时复见于葛洪《抱朴子·遐览》。不过已非西汉刘向所见原书，因其中杂出了《玄女经》、《玉房秘诀》、《玉房指要》，显然原书已经失传，后人将这几本书的残卷汇合在一起，冠以《素女经》之名。

《素女经》是房中术专著，可看做中国古代房中术发展到成熟时期的代表作，故对后世影响甚大。从性前戏到四至、五征、五欲、九气、九法、十动，以至七损八益、房中节度、养生除疾等一系列问题，此书对后世影响极大，中外学子无有不知《素女经》者。

东汉时房中学著作甚多，《汉书·艺文志》录有房中著作八家，只是都荡然无存了，唯从《马王堆医书》中可约略知其内容。东汉末年张道陵创天师道，行男女双修之功，虽为房中术增加了新的内容，但有人斥之为秽污不堪。

（四）魏晋六朝时期

东汉以后佛教传入中国，在汉武帝"罢黜百家，独尊儒术"的国策下而转入地下的黄老学派，此时祭起老子的旗号，以《老子》为教经，成立了中国自己的宗教——道教。

道教的兴起，使中国房中学的研究走向了全面发展的辉煌时期，《素女经》（并《玄女经》）、《玉房秘诀》附《玉房指要》这些房中著作在社会上广泛流行，著名道教医学家葛洪、陶弘景等都有专门的论述，葛洪《抱朴子》有《至理》、《微旨》、《极言》、《释滞》等篇是专论房中的，他还撰有《玉房秘术》一卷。陶弘景有《养性延命录》、《御女损益篇》等房中学专著。这些著作的中心任务是研究爱精惜液，以求延年益寿。而《黄庭经》的问世，又为后世丹经学派企求长生久视之道开启了先河。

（五）隋唐五代时期

隋唐时期房中学著作广为开放和流传，《隋志》、新旧《唐志》

都载有不少房中学著作，但新作不多，孙思邈《千金方》卷二十七有《房中补益篇》，另外还有《洞玄子》一书，也都是先前这类著作的总结。

洞玄子，姓名里贯不详，其自言曰："至于玄女之法，传之万古，都具陈其梗概，仍未尽其机微。余每览其条，思补其阙，综习旧仪，纂此新经。"故可知此书是综合古代房中著作，补阙阐微的，其内容出入于《隋志》《唐志》所载《素女经》《玉房秘诀》之间，语言多似六朝人绮语，则可知为唐人之作。书中运用阴阳五行之理，论述房中养生之道，详拟仿生动作，曲尽房中气功导引之事，旨在保寿康宁，养性延龄。这方面的内容胜过了古代其他房中书。

五代末，著名道士、哲学家陈抟老祖（？～989 年）在华山山洞里留下一部《陈希夷房术玄机中萃》，直到明代才被坎宫道人任东明从守洞道士手中抄得，更名为《房术奇书》。这是一部专供贵族士大夫淫乐女色并企求延年益寿的房中术专著。全书共分八节：

1. 筑基：指修炼闭经不泄的功夫，能与女子长久性交；

2. 铸剑：指修炼使玉茎坚挺的功夫。

3. 调神：指选用十六七岁之美貌健康之少女，取以人补人、以气补气之法，以调神接命。

4. 聚财：指购买五金八石之药、家具摆设、购买年轻貌美之女子、柴米美食、建造修练丹室及香帛等物所需的资财。

5. 结女：指结识的女子要志同道合，情意相投。

6. 择地：指选择有甘泉美陵的环境建造双修的丹室；

7. 择鼎：指选择眉目清秀、唇红齿白、身全体键情和意合之处女；

8. 其他：收录了五十五首采战春方。

此书堪为贵族上流社会的荒淫腐败确实提供了妙方。

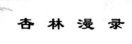

（六）宋元时期

宋元时期的房中学以丹道学派为主流，修炼闭精不泄，还精补脑，采阴补阳，阴阳互补的长生久视之道。其主要著作有李简易的《玉溪子丹房语录》、张伯端的《悟真篇》，元代陈子虚、薛道光、陆也子所作《紫阳真人悟真篇三注》，以及宋代紫团道人编撰的《紫团丹经》等。

（七）明清时期

道教丹鼎学派到明代有张三丰的《无根树词》、《三丰丹诀》，孙汝忠的《金丹真传》等，提倡阴阳双修，闭精不泄，返精还脑。流传在民间的房中术著作有朱全的《房中炼己捷要》、洪基《摄生总要·房术奇书》、邓希贤《既济真经》《修真演义》、浣香主人的《紫闺秘书》，及集辑前人著作而成的《素女妙论》等。

总之，中国古代房中著作内容丰富，博大精深，其所创房中术是人类文化的瑰宝，是人类生命科学的珍品，它以养生保健、延年益寿、提高人体生命质量为宗旨，是中国古代道家、黄老、道教思想家几千年来代不乏人相沿不断地研究出来的人类性科学的重要成果。它非常专业，为古代医家和儒家等所不及。但其历来在长期的中国社会中却常常蒙伪讳，遭禁锢。今天，我们应当揭去封建礼教所施加的虚伪的、面纱，摘除封建礼教给戴的有色眼镜，不再被其强加的诲淫、污秽的诟毁所蒙蔽，从而认真研究、发掘这一份珍贵的文化遗产，为人类的生命健康事业服务。

（原载《中国性科学》2012 年第八期）

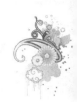

十六、戈壁拓荒种杏人

——写给新疆石河子市中医院院长刘珀的诗

师友同道称他为杏林巨子，不是因为他有一米八六的高大身材，而是因为他是一个在中医事业上有巨大成就的人。他在戈壁荒原上经过三十年的奋斗，矗立起一座颇具规模的中医医院，那是他为石河子人民打造的健康长寿的福塔；他把他多年研究成果和医疗保健的经验推广到国内外，那是他为祖国的医药事业和人类的健康事业作出的奉献。他身躯高大，往人们面前一站，给人一种横空出世的感觉。他勇于攀登，哪怕是悬崖峭壁，他也要登上峰巅；他敢于涉海，哪怕是急流狂澜，他也要横绝之。他是个拓荒者，勇于从无到有地去创造，从小到大，从少到多地去发展。他是一个有理想、有目标的人。他不断的努力，就是为了实现他的理想，提升他的人生价值。他认为这才是人生的真正的意义。他的人生旅途充满了诗意，他是一个充满诗意的人。

我早就想为他的人生旅途做一些注解，为他在奋斗中的汗水、磨难、痛苦以及成功的喜悦作些记录。但当我看到这近二十年来《中国中医药报》、《新疆日报》、《人民日报》（海外版）、《兵团日报》、《亚洲时报》、《世界日报》、《侨报》、《石河子日报》等报纸时，看到那些由衷的热情洋溢的赞誉，看到那些如珠如玉的妙语，看到那些生动感人的事迹，我笨拙了，我眼前有景道不得了，我如江郎手中没有笔了。

刘珀于1982年秋至1983年夏在北京中医学院高级理论班进修，

后来他常来北京，也曾多次邀请我到他那里讲学，我们交往很密切。我常常爱写几句诗赠送他，作为一种情感交流的方式，诗写得虽然不怎么样，但把这些诗按先后次序排列起来，也能看到他创业路上迈步的足迹，看到他人生旅途中的风雨和阳光。

1983 年夏，刘珀结束了北京中医学院高级理论班的进修，回到了他生活和工作的地方——新疆石河子。他是石河子粮油加工厂卫生所的所长。今天当他又踏上这块土地，看着那白雪皑皑的天山，看着那广袤的戈壁荒原，看着那掩埋在绿树丛中的城市，这块八十万石河子人和新疆生产建设兵团二百三十八万人生活的土地，不要说没有一个中医医院，竟然连一个中医门诊部都没有。他感慨万千，他心潮起伏。缺医少药啊！缺医少药啊！于是，他回去就跟父亲刘纪元老中医商量，向市里和兵团打报告，要求成立石河子中医门诊部。

1984 年 11 月 19 日，石河子市中医门诊部经政府批准成立了，卫生局给了三间房（是卫生局长樊文节腾出的办公室），编制 12 人，起动经费五万元，自负盈亏，国家不再拨款了。这看来是一件好事，而实际上是往自己肩上压了一座山。但不管咋样，刘珀创业的第一步总算成功了，虽然举步维艰，但万事开头难么！

为了给全疆培训中医人才，同时也为石河子中医门诊部扩大影响，刘珀以石河子中医学会的名义（他是中医学会会长）申请举办全疆中医学习班。从北京聘请老师来讲课。1986 年夏我来到了石河子。我看门诊部一共六个人，医生就只有刘珀和刘老大夫这一对父子兵和针灸主治医师赵光，两个司药，一个财会。他们经常推着那刚买的旧三轮车去采购药材，年过花甲的刘纪元老大夫一边炮制药材一边看病，60 年代大学毕业、兵团唯一的针灸专家赵光整天在艾火的烟熏火燎中忙碌。他们每天都要工作 12 个小时以上，而我在这里讲课的日子里，我看到他骑着车上班下班，驮着我去上课吃饭，甚至招待客饭都没有条件，要轮膳，有一次还把我领到他姐姐家吃饭。他起早贪黑，骑着自行车风里来雨里去，我知道他在想什么，他想在这戈壁荒原上种一片杏林，栽一片橘园，凿一些泉井。用井水疗疾治伤，用橘叶除病愈疾，化开天山的雪水来灌溉，耕耘出中医事业的一片新天地。我看他那勤劳的身影，很是感动，临别时在他的门诊部给了他这首诗：

> 杏林耕耘苦，
> 总为岐黄业。
> 誓欲橘井水，
> 浇开天山雪。

这是我写给他的第一首诗，我看到了他的人生的追求和方向，看到了他的人生的目标和理想，当然，还有他的智慧，特别是他为实现人生价值的辛劳和奋斗。

我回京后，刘珀的身影总是在我脑海里闪现，我觉得他有一种精神的力量在撼动着我，他是在这个门诊部的起点上在设计他事业的未来，在构思他的梦想！

其实，门诊部试业一个月，日诊量平均65人次，月计1954人次，收入逾万元。一年试办，经济效益和社会效益很明显。压在卫生局长樊文节心上的一块石头落下了，兵团领导和自治区卫生厅也都很满意。而这时候也有人说闲话了："刘珀一家三口可捧着含金量很高的铁饭碗了，不用多久就可以小康、大康了。"这可真是"燕雀焉知鸿鹄之志"。刘珀那一米八六的个子，那"横空出世"的身躯，岂能永远呆在这小小的门诊部里？他是学医的，又是共产党员，古人讲"不为良相，宁为良医。"他知道医学事业的专业要求和社会责任，一个小小的门诊部怎能满足八十万市民和将近二百四十万兵团人口的中医需求？这种事情难道还要留到下一代去考虑？必须从自己开始！他在编织着他的梦想，构思事业的未来。

　　党中央特别关心边疆的建设事业的，也特别关心边疆的医疗卫生事业。这一年的春夏之交，国家卫生部部长崔月犁来到新疆视察，由曾在新疆工作过的中日友好医院中医处处长郭秀莲的陪同下，崔部长还特地到石河子市中医门诊部视察。他一进门诊部就首先看药房，拉开药柜子，闻闻药鲜不鲜，看看量多不多，并说，"光有中医门诊部是不够的，必须要有中医院。"崔部长的视察使门诊部的人心潮澎湃，热血沸腾，更说出了刘珀心里想要说的话。于是刘珀父子又忙碌起来，连连给兵团领导和市领导打报告申办中医医院，终于在1986年底，在师、市领导联席会议上，市长王中俊宣布，改市中医门诊部为市中医医院。我得知此喜讯后，特写诗祝贺：

> 燕山脚下望天山，
>
> 京都石诚遥相连。
>
> 岐黄界里灵鹊飞，
>
> 大展宏图迎新年。

　　然而，1987年过去了，人们并没有看到有灵鹊高飞，1988年过去了，人们也还未看到石河子市中医医院是个什么样；人们看到的还是那个中医门诊部，还是那几个人，还是那几间房。这是为什么？因为王市长宣布的是把市中医门诊部改为市中医医院，而门诊部是自负盈亏，要刘珀去自筹资金办医院；不是由政府拨款搞基建、盖楼房；不是由政府出面招聘医护人员，不是由政府买器械、置设备。这一切都得由刘珀自己去搞，去自筹资金，去招聘人才，去购置设备。灵鹊影子还没有飞到绿洲的上空，中医院的形象还只是在刘珀的脑子里晃荡。而这时，搅混水的声音也出来了："刘珀主观武断，自作主张，人由他招聘，还要政府做什么……"眼看中医院就要胎死腹中，刘珀立即上呈紧急报告，立下军令状："我以脑袋担保，若三年内搞不好中医院，我愿坐十年牢。"

　　于是，四处奔波，大胆集资、借款、贷款89万，买下了粮油加工厂劳动服务公司闲置的名为"美福源"的知青楼作为中医院的发展基地。夜里他来到这四层高的绿色的楼前，张开双臂，深情地拥抱着墙皮："这就是我的中医医院啊！"

这一年，他来到了北京，想到卫生部诉求支持。他住在新疆驻京办事处。我看他个子还是那么高，身子还是那么挺，人也没有瘦，大概是他那辉煌的理想给他的营养吧。他走后，我给他发去一首诗：

> 问君如何写辉煌，
>
> 戈壁荒原铺纸张，
>
> 栽橘种杏凿泉井，
>
> 多少汗水才够淌！

有了这幢大楼，医院就有了基地，有了它的外部形象了。下一步就是招聘人才。刘珀深知，疗效是医院的生命，而医学人才是医院生命的关键，否则，医院一开业，哪会有病人上门呢？他于是四处奔波，八方网罗，去挖掘高级职称的技术人才，利用出席全国性的各种会议和参加国际学术会议的机会，搜集信息。他热情诚挚地邀请北京、上海、南京等地的中医专家教授来院坐诊讲学，他把眼光放在退休或将要退休的老中医身上，不辞辛苦，以心交人，于是毕业于长春中医学院的内科专家李述文、杨勤媛夫妇从吉林招聘来，毕业于北京中医学院的中医内科主任翟连俭从河南杞县招聘来，具有独特治疗胃病技术的主治医师李天和从甘肃全昌招聘来…

1988 年春，市政府给市中医院定为 100 张病床规模，自治区卫生厅中医处决定把石河子中医院定为"扶持基地"，要建成以专家为骨干、老中青结合的强悍的医疗队伍，集临床、教学、科研三位一体的新疆中医基地。

1989 年 1 月 23 日，石河子市中医院终于迎来了她的诞辰，终于名正言顺地举行了盛大的开业典礼，主席台上坐满了自治区卫生厅和石河子市的领导和各位专家贵宾…

刘珀的梦初步地圆了，虽是在寒冬腊月，冰天雪地，他看看天山上的雪，似乎在融化…

春节快到了，我写了两首诗，祝福刘珀和他的同道们和他的中医院新春快乐！

（一）

诗人留有名句在，

春风不度玉门外。

今有戈壁奇男子，

种得红杏映日开。

（二）

常思杏林耕耘苦，

方知橘井佳酿甘。

问君何当为辉煌，

最是雪水化天山。

石河子市中医医院开业典礼的新闻很快传遍了天山南北、戈壁绿洲。这是历史的破天荒，这是新疆生产建设兵团 238 万垦区人民和石河子垦区及沙湾、玛纳斯两县 80 万人民的卫生健康的福音。

这幢绿色的"美福源"大楼是刘珀在戈壁绿洲上创业的基地，是他发展边疆中医事业实现人生价值的根据地。他要用这幢绿色大楼为兵团垦区人民和石河子市民送去病愈和健康的喜讯，来报答农八师和石河子市党委和各级领导对他的信任和支持，因为他知道，没有师、市党委的关怀和支持是不可能有中医医院的。

接下来，刘珀要做的事情就是医院内部的基础建设。由于这家医院是国家改革开放的产物，是自筹资金、自负盈亏、自聘人才。而这一切都必须由刘珀自己去落实解决。

首先是技术力量的问题。他先后与北京中医药大学、中日友好医院、成都、南京、新疆中医学院建立横向联系，先后请了 20 多名著名专家来院坐诊和讲学，如北京的刘景源、彭桂冬、鲁兆麟，还有中日友好医院中医处处长郭秀莲一次带来六位教授坐诊，等等，用优质的医术服务于兵团垦区和石河子人民，是这座新生的中医院取得了较好的社会影响和信誉，这是一。其二：对医院现有的医生构建梯队，以赵光、李述文等为第一梯队，以顾茂明等为第二梯队，以新招进来的大学毕业生等为第三梯队，实行老中青三结合，搞传帮带，提高服务质量。第三，分批轮流选送年轻人到北京、上海、成都等地进修学习，第四，健全科室，扩大服务面，以满足社会的需要。石河子中医院先后开设了内、外、妇、儿、男性专科、针灸、按摩、气功、美容等专科门诊，都收到社会的欢迎。第五是狠抓科研，这是提高业务水平的一大关键。医院首先成立了"刘纪元中医经验研究室"，挖掘刘老大夫行医60年的临床经验，其中"肾泰脾康冲剂"被列为自治区卫生厅研究开发的重大科研课题。鼓励医生积极撰写论文参加各种专业学术会议，交流论文30余篇，在专业杂志上发表的论文20余篇。另外，针灸专家赵光和推拿师徐兴华还应邀到独联体讲学就诊，初步实现了临床、教学、科研三位一体的局面。

为了方便兵团垦区人民和周围百姓看病，刘珀经常利用节假日、星期天带着医护人员去巡回义诊，拉着药柜，远及沙湾、奎屯、玛纳斯诸邻近的县，送医送药上门，收到广大民众的热烈欢迎和好评。使石河子市中医院取得了很好的社会信誉。

关于自筹资金问题，刘珀总结了一个"借鸡下蛋"的办法，利用借款、贷款、集资款搞基础建设和医疗技术开发，引进外地资金办第三产业，以副业补主业，到1991年5月，石河子市中医院这个自筹资金建院、自负盈亏运营的单位已经还清了全部的外债和内债，解决了全院120人的生活问题，拥有400万元的固定资产和近100万元的流动资金。还用集资、贷款的办法兴建了两幢家属住宅楼，缓解了医院职工住房紧张的状况，使全体职工安居乐业。

刘珀很快成了新疆医药界的新闻人物，从地方到中央的多家报纸报道了他的事迹，他也因此上了即将在北京人民大会堂召开的全国先进医院和模范院长的表彰大会的名单上。

俗话说树大招风，社会是多样化的，人的嘴脸也是多样化的。刘珀的成功，兵团垦区人民和石河子人民很欢迎，但也有人别具一副不痛快的心肠，就在全国医疗卫生事业表彰大会即将召开之际，一封告状信放到了自治区卫生厅厅长的办公桌上，同时也寄到了卫生部领导的办公桌上。于是自治区卫生厅和石河子卫生局迅快成立了联合调查组开进了中医院。调查组召开了很多个群众座谈会，群众所反映的都是刘珀的优点，而且越讲越多。调查了四五天，当调查组长说了句刘珀确实很优秀而撤离时，北京人民大会堂的表彰大会也早结束了，应该被作为先进表扬的石河子市中医院和作为劳动模范表扬的刘珀院长的名单，被涂黑了，被抹去了。第二年四月，自治区卫生厅纪委书记专程到石河子为刘珀"平反"，向刘珀道歉。这也给医院的广大职工的心头涌起了一股苦涩的酸水，叹息地说："真是干的不如看的，看的不如捣蛋的。"

我听到这件事，心中不免有些义愤。国家表扬医疗卫生战线的先进单位和模范人物，那是为了推动医疗卫生事业的发展。如果石河子中医院和刘珀院长在全国表扬为先进，那在石河子、在生产建设兵团、在整个新疆将会产生多么深远而积极的影响啊！而搞匿名信者，非君子之举也，而是蜮者之所为也。我不知怎么安慰受伤的刘珀，就写了下面这首诗送给他，并告诉他：你姓刘，卯金刀之刘，名珀，琥珀之珀，字玉白。今后当以字行。其诗曰：

> 玉白何惧鸦声噪，
> 石坚赖有卯金刀。
> 堂堂事业铮铮骨，

精精医术诚诚道。

鸡鸣犬吠寻常事，

心正意真自逍遥。

虚邪贼风岂阻春，

依然年年绿芳草。

这一打击，刘珀哭了。男儿有泪不轻弹，自筹办中医院以来，他一共流过三次泪：第一次是卫生局局务会议否定买楼办中医院，他挥泪立下军令状："若三年内中医院亏本，我甘愿坐十年牢！"第二次是中医院经过了五年的艰苦努力，终于名正言顺地举行了盛大的开业典礼，他流下了酸甜苦辣加幸福喜悦的泪。第三次就是这一次，他流下了痛苦、痛心、痛肠、痛肝、痛肺的泪！

有一种水生动物叫做"蜮"，《说文》释为"短弧也，似鳖，三足。以气射害人。"段注引陆佃、罗愿曰："口中有横物如角弩，闻人声以气为矢，用水势以射人，随所著发创，中影亦病也。"这是三条腿的王八，能含沙射影，暗中伤人，毛泽东有"妖为鬼蜮必成灾"的诗句，即是指此物。不过刘珀还没有把这种告黑状的人跟鬼蜮等同起来，他只认为这是一种"捣蛋"行为。他是很宽容的。

刘珀很快从痛心中解脱出来，调整好心态，昂起头，看着中医院那绿色的大楼，仿佛一匹健壮的骏马在踢蹄欲奔。是的，他要驾驭这匹马，为了北疆人民的健康事业继续扬鞭向前。

石河子市中医院是改革开放政策的产物，通过几年来的努力，各方面的工作都已样样就绪，全部到位。刘珀在改革实践经验的基础上，又提出深化改革的方案：实行科室承包、一院多制，拓宽服务领域，放开搞活。工资改为起步工资、工龄工资、任务浮动工资和服务质量工资。对于被解聘或闲散人员实行院内待业，开办第三产业或停薪留职。1994年3月，增设的第二门诊部开业了，4月又开办了医疗食品保健开发公司，7月又成立了石河子市中医院科技开发公司。之后，他又三下广东，借款57万元，在地处经济开放最前沿的珠江三角洲号称黄金海岸的大亚湾买下了一座三层大楼，开设了医疗保健食品开发公司大亚湾分公司和中西医门诊部。这些创业之举的沉痛的经验教训，为今后的发展提供了借鉴。

刘珀的创业已经由从无到有，又已经从小到大了。但这距离刘珀的愿景还差得远，他心中的蓝图是一座有门诊楼、病房楼、制剂楼的符合国家要求的综合配套的现代化中医医院。

正当刘珀在为石河子中医院设计未来的蓝图时，有人企图调他去担任精神病院的副院长，刘珀拒绝了。又过了些日子，有人找他谈话，要提升他担任卫生局副局长，刘珀婉言谢绝了。又过了些日子，一纸传票把他叫上了法庭，说全院职工一百多人，而刘家就有三十六人，言下之意是把国家的医院变成了他私人的医院。这是用心险恶的诬告，刘家连小孩儿算上也没有三十六人呀！刘珀在法庭上对这种险恶用心的诬告用事实给予了驳斥和揭露。

这件事使刘珀震惊了，也老练了。这是蛆虫的阴谋，有人在觊觎这个医院，想要把他搞走。他冷静下来想，在当时的情况下，如果他离开了，那么这所在兵团党委和市党委领导下成立起来的医院就要被葬送了。他想他不能走，他要跟医院抱在一起，为兵团人民和北疆人民的中医事业奋斗到底。他没有弯腰，继续往前。我特向他以诗致敬：

戈壁北疆石城中，
岿然矗立一青松。
淫雨寒霜戴笑看，
直斡凌空自高风。

刘珀在艰苦创业的历程中，更加锻炼了他坚强的性格。

在医院的展览室里，刘珀特地定做了一批青花坛，里面装满了肾泰脾康药片。在青花坛的旁边悬挂一轴条幅，上面有四句诗，是院长秘书、新疆著名青年诗人康东，由著名书法家王祥之泼墨挥毫。其诗曰：

> 遍采秦陇翠崇山，
> 仙药飞入青花坛。
> 保元济世惠苍生，
> 奎轩传人醉幽兰。

我读后颇有所感，遂袭其词，借其字而复沓之：

> 遍采秦陇峰谷间，
> 青花坛里药称仙。
> 保元济世苍生利，
> 子绍奎轩气若兰。

这个"奎轩"是刘珀父亲刘纪元的字；这个"保元"是刘纪元当年经营的药铺的店堂名。1920 年，刘纪元出生于甘肃省镇原县刘家沟，12 岁时到镇原县卫生堂药店当学徒，刻苦攻读中医药学。23 岁时随师调剂，在"保元堂"经理药铺，悬壶应诊，以良好的服务与疗效，已成为县上颇有名气的中医。有一次偶然在兰州与于右任邂逅相识，于右任很是赏识他，当即套用王羲之《兰亭集序》的话，挥毫写了"此地有崇山峻岭，其人如修竹幽兰"的条幅相赠。与镇原县相距不远的平凉市灵台县，那是中国古代十大名医针灸鼻祖西晋名士皇甫谧的故乡，民间流传着很多有关皇甫谧的故事，刘纪元就经常讲给儿子听，使刘珀从小就爱上了中医。1958 年，新疆生产建设兵团安管处函调刘先生来疆，遂举家来农八师 142 团落户，为垦区人民消瘼除疾尽心尽力，作出了卓越的贡献。中医医院建立，刘老先生担任名誉院长。石河子人说："没有刘珀就没有石河子市中医院。"但刘珀的创业，没有他父亲这个奠基石，恐怕不会这么迅快的，也就是说，没有刘纪元就没有刘珀。这不是笑话，因为刘纪元的医德医术是上至师市领导，下至广大人民群众，是无人不知，无人不晓的。这也就是在当时人员条件、物质条件都很困难的情况下，刘珀申请成立门诊部，继而申请创建中医院能够迅快得到师市领导批准的原因。当然，后来刘珀把事业越做越大，这就是我诗中所说的"子绍奎轩气若兰"了。子承父业，理该如此。所以，1980 年，刘老先生六十大寿，他的后辈和事业的继承人刘璋、刘珀、刘慧兰、刘珑为其制作了一块寿匾，上面写着：

> 少小习术茹辛苦，
>
> 而今塞外皆故人。
>
> 耆年匪懈回春手，
>
> 更喜承业有儿孙。

刘老先生擅长治疗内、外、妇、儿各科，对口眼歪斜、羊癫疯、不育症、乳痈等疑难杂症亦有独特的经验。他回春的妙手，精湛的医术，给边疆人民送去了无数幸福的佳音。由于他对党的中医事业无限忠诚和热爱以及他的无私的奉献精神，1993 年，他 73 岁时光荣地加入了中国共产党。1996 年 8 月 5 日，因积劳成疾，刘老先生不幸逝世，这对新疆的中医事业是巨大的损失。自治区卫生厅和新疆中医学会发来唁电："刘老对新疆石河子地区中医药事业作出了卓越的贡献，他的逝世是新疆中医界的重大损失。"

我也在刘老灵前的留言簿上致以深切的哀悼：

> 天山医星陨绿洲，
>
> 石城杏林失师友。
>
> 刀圭一世济物众，
>
> 仁术平生利人稠。
>
> 恩沐戈壁有华夷，
>
> 德播边庭无老幼。
>
> 橘园方创斯子去，
>
> 忍令后辈哭声啾。

父亲的去世，给刘珀带来的打击和痛苦是沉重的，但必须化悲痛为力量才能继承先人遗志，才能去继续完成与先人一起开创的事业。他迅快成立了"刘纪元临床经验研究室"，编写出版了《临床经验解读——刘纪元老中医经验集》。他知道，有很多事情要他去做，如计划兴建的标准病房楼，要去筹款集资；以肾泰脾康为龙头的科学研究，其中包括珍珠喷宫灵药酒专利的生产和推广、顾茂明大夫的降脂散的立项生产、李述文大夫的肝病治疗系列的立项生产，等等，于是他又到这绿色的医院大楼里去运筹帷幄了。

但是，随着改革开放的深入发展，一种料想不到的情况渐渐摆在刘珀面前了，那就是市场经济猛烈地冲击着计划经济。石河子市中医院这所在特殊情况下由特殊的机会建立起来的特殊医院，到1998年由于各方面的原因开始走下坡路了。医院的人力、财力、物力经不起市场的竞争；看病报销的人越来越少，门诊量和住院率下降；专业技术力量渐渐趋弱，有本事的人一个个离去；由于体制的原因，小小的医院竟有130多个人员，其中有五六十人是闲散无事，坐吃皇粮，甚或无事生非，使地方政府的财政也感到是沉重的包袱。这位拿着生命立下军令状日以继夜废寝忘食地工作，却一次又一次地遭诬告、被审查，成天提心吊胆地生活在防不胜防的惊恐之中的刘珀，他感到由他们父子开始创业的中医院似乎到了生死存亡的关头了。摆在中医院面前的有三种结局，一是各奔前程，自谋出路，就此垮台。二是少量人员由人民医院挑选，成立中医科。三是由个人买断医院资产，改为民营医院。

怎么办呢？怎么办呢？这个问题困惑着、煎熬着刘珀的心。如果让它垮台，那辛辛苦苦经营了十多年的中医院就要在医学史上、新疆地方志上永远消失了；如果让别人吞并，那更加戳他的心。医院是他的命根，是他实现人生价值的基地，离开了他，则此生就很难有所作为了。想到此，他动了买断改制的念头。1999年10月28

日，他打报告向农八师党委和师体改委申请改制，2000 年 8 月 28 日农八师党委和师体改委下达 13 号文件，批准中医院改制。师、市领导在中医院正式动员改制。10 月 28 号又下达 23 号文件，批准了中医院改制成民营医院。自建院以来国家给中医院共投资 690 多万，现在医院的固定资产共折合为 800 万，刘珀为建职工住宅楼和兴建病房楼借款 200 万，就这样，刘珀在身背 1000 万债务的情况下，从 2000 年 8 月 31 日起，开始了他的第二次创业。

于是，刘珀马不停蹄，東挪西借抵押贷款去还债，东奔西跑去开发，四出联络搞合作，至于医院内的组合分流、规章制度等等事情，就不必去说了。到 2001 年 8 月，这所民营医院已经安步上路了，新建的病房楼也落成了。他纵观医院的整体形象，仿佛看到了美好的未来，他决定搞一下改制一周年庆典。医院的文艺队是有实力的，又从乌鲁木齐请来国家级的歌唱演员，还请了西安民营协和医院院长任超、三门峡结石病研究所所长贺虎亭、美国旧金山著名中医专家吴奇等到场助兴，师、市领导亦来关心祝贺，总之，隆重、热烈、成功！我在留言簿上留下了四句诗：

> 岂唯诗书传家久，
> 更兼刀圭继世长。
> 乔迁华堂迎庆典，
> 大写鸿禧报轩黄。

刘珀的改制是成功的，其原因是：

（一）改制是在国家改革开放政策深入发展的大气候下进行的，它顺应潮流，与时俱进，彻底改变了抱金饭碗，吃大锅饭，人浮于事的现象，使每个人都自觉地甚至本能地提升事业心和对事业的责任心。改制前全院职工 130 多人，改制后 70 人，其余人员的退、转、调，都得到了妥善的安排。闲散无事坐吃皇粮的人没有了，闲则生非乃至捣蛋的人没有了，人才建设趋向精粹而精干，这就使事业的发展有了以人为本的保证。

（二）改制后实行科学管理，竞争上岗，按劳取酬，多劳多得，这就大大地刺激了人的积极性和责任心。

（三）认真临床，狠抓科研，梯队形成，传帮带学，不断提高老中青专家的学术水平、科研能力、临床疗效，这是使医院的生命力永葆青春的关键。

（四）院长严于律己，宽以待人，于人于事，公正公平，全院上下团结和谐，使医护人员感到有一种亲和的人文氛围和工作环境。

刘珀在新疆石河子是家喻户晓的人物，他连续几届被评为市人大优秀代表，被兵团评为拔尖优秀科技人才。在全国医务界他也很享有声名，2005年，自治区把他的医院评为"全国民办非企业先进单位"，同年被国家民政部授予"全国民办非企业先进单位"。经国家中医药管理局批准评选为"全国优秀民营中医院"，刘珀被评选为"全国民营中医院优秀院长"。刘珀在学术界也很有知名度，他先后有六十多篇论文在国内外学术会议和杂志上发表，他主编或独编的《世界传统医药大系新疆民族医药集成》、《方剂学大辞典》、《临床医药解读》等八部著作在学术界也有影响。刘珀在国际上也很有誉声，他的《轩镇食疗》、《肾泰脾康的研究》《净腑汤治积癖》、《追风散治头痛》《人参败毒散研究》等论文，先后在法国、美国、日本、泰国、新加坡、南非、马来西亚、香港、台湾等国家和地区的国际学术会议上多次获得国际金杯奖，被誉为德艺双馨的"卓越医家"。2001年，他被国际名人研究中心评估，授予"世界杰出人士"的称号，2005年，被国家邮政部批准载入中国邮政发行"世界杰出人士"肖像邮票。

到2005年，刘珀已经还清了全部的债务，到2010年，全部积累，固定资产贰仟伍佰万，流动资金已逾千万，这就为医院今后的发展有了一定的保证。刘珀常说："医院是民营的，但土地是国家的，而这块土地是养活我、成长我、发展我的土地，而医院又是面向石河子人民的，所以从长远的意义讲，它还是国家的、人民的，我只是顺应潮流，担当责任，负责管理罢了。"刘珀的这种心理、心态、思想、精神，是他身上永远散发着人生正能量的根因。

刘珀的事业欣欣向荣，蒸蒸日上，当2010年到来之际，刘珀决定举行改制十周年庆典。刘珀的精神、品德、人格、事业令人感佩，他是英雄，他融化了天山的积雪，在戈壁绿洲上开垦出一片杏林橘园，用30年的时间创下了一所国家级医院的基业，所以，我又为他写诗了：

> 绿洲杏苑芳菲蔼，
>
> 沐雨栉风三十载。
>
> 功垂石城济世远，
>
> 德播疆北福当代。
>
> 卯金刀利辟橘园，
>
> 玉白石坚凿井台。
>
> 仪范标格何所似，
>
> 雪映天山豪情在！

刘珀已经年逾花甲，所以他把医院的日常工作早就交给他的女儿刘石梅和儿子刘宏刚。他只兼任党支部书记及新疆保元堂民族医药研究院院长。他帮他们组建了一个以本科毕业的优秀人才为主的领导班子共同管理日常工作，当然一些重大决策还得由他来定夺。石梅毕业于北京中医药大学针灸专业，看来，她是保元堂的第三代堂主了。

刘珀现在正构思他的医院形象的蓝图，拟盖一座面积5000米的大楼，以供制剂楼之用和缓解病房楼之需；或者盖一座20层的综合楼，这样，门诊、病房、制剂就全都有了，当然也包括他的研究所。他还没有想好，不过这最多是两三年之间的事，石河子医院的新楼就会横空出世了。他现在把主要精力放在国内外开发上，他已经在美国旧金山注册了"保元堂"健保公司，还计划在上海、北京、香港等地建立办事处。现在医院有病床 300 张，职工有 160 多人，还要继续招聘和培养，以供事业发展的需要。

天山的雪天天在堆积，也天天在融化，那融化的雪水顺着条条渠道流向戈壁绿洲，流向刘珀 30 多年来辛苦种植的杏林，流向他栽培的橘园。他是戈壁滩上史无前例的种杏人！

30 多年来我写给刘珀的诗就是这些，虽然诗的韵律功底不雅，但作为师友的我，这些句子恰也是刘珀创业历程的见证。

我对刘珀的报告到此就写完了，最后送他一首诗，以表对他创业历程的小结和对他未来辉煌的祝贺：

> 我写给你的每一首诗，
>
> 都是你的人生的历史；
>
> 你的生命的旅途，
>
> 就是一首长长的诗。
>
> 你就是诗，
>
> 诗就是你：
>
> 晶莹的汗珠是标点，
>
> 蹚踏的脚步是韵律。
>
> 从石河子到乌鲁木齐，
>
> 从美利坚到法兰西，
>
> 从华夏神州
>
> 到世界各地，
>
> 征途在拓宽。
>
> 诗行在延续……

2013 年 7 月 6 日

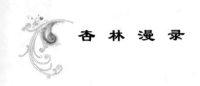
十七、谁是京城第一中医男科学家？

这个问题一提出，人们也许会纷纷猜测："是谁啊?"尤其是《中医男科学》、《中医性学》、《中医性病学》、《中医皮肤病学》、《中医生殖学》等等的作者们也都会互相猜测："是你?""是他?""是我?"看来谁都猜不出。还是我来告诉大家吧，是京城四大名医中孔伯华、施今墨之再传弟子齐来增教授。

我这么一公布答案，可能会炸开锅了，肯定会有人不服气："啊嗳，齐来增连一本性学专著都没有，怎能算是男科性学家?"那么，试问四大名医生前谁有著作? 施今墨有三本医案和临床经验集，都是其去世后弟子祝谌予等编选整理的。孔伯华虽有些遗稿，也是去世后子弟们整理出版的。再说中国古代十大名医之一的叶天士留下了好多著作，但没有一个字是他写的，都是他去世后弟子或后人给他整理出来的。这是为什么? 因为他们没有时间去写字台前引笔铺纸，整天忙于看病。这使我想起一个人，那就是北京中医药大学的孔光一老教授。孔老以疗效享誉社会，深受人们的爱戴和尊敬。还是上世纪八十年代的事，有一天下午大约四点左右，我去敲他的门，他穿着睡衣开了门，嘴里嘟囔着"医无止境，医无止境啊!"说着，又钻到被窝里去了。我说怎么还在睡觉? 他又说："医无止境啊!"原来他是在床上思考问题。他说："一般的病，我一剂就可见效，有的病我没有见过，这就得费脑筋了。通常是在诊断后，先用一剂投石问路，一周后来复诊，无非三种情况，一是有好转，二是没有变化，三是加重。根据情况进行第二次拟方。到第三次复诊，就能把握治疗的方向了。我正在思考上午看的一个病哩。"我就随便问了一句，"你怎么不写东西啊？"他说："写什么呀？抄点古人的，加点今人的，那就是著作？年轻人写那个，是学习，是应该的。医家的正经是看病，疗效就是著作。可是难呐，艺无止境啊！"

不久，学校搞职称评定，总支书记张文贵（后任副校长和代理校长）发现老孔没有报名，忙问怎么回事？人说他不报名。张书记就打电话找他，他说："您别找了，我老家有事，请假了。"这可使张书记为难了。老孔是国内外知名的医生，国外很多国家元首请他看过病，如意大利总统等。有一次日本人邀请他，这人家里树立一尊铜像，与真人等身，老孔一看，竟是自己。可见他受病人尊敬如此。现在，他的学生都是教授了，可他却不报名，这可怎么办呢？无奈，就让他的学生宋乃光教授替他报名。但麻烦的是要提交论文，又无奈，正好宋乃光在学报上有一篇论文《孔光一临症思想研究》，给填上吧。就这样办了。

"医家的正经是看病，疗效就是他的著作。"孔老的话是耐人寻味的，也是令人深思的。画家的水平是看他画的画，而不是看他的文章；演员的水平是看他演的人物是否到位，而不是看他怎样表演的论文；医家的水平就是看他疗效，而不是看他有没有什么著作。而这些的发言权是在读者那里，在观众那里，在病人那里，而不在其他任何东西上。对于医家来说，孔老的话是正本清源的，是本质和主流的，因为《周礼》里面就明文规定了周朝考核医师的标准，不是看他的文章，而是看疗效："十全为上，十失一次之，十失二次之，十失三次之，十失四为下。"几千年来，这几句话一直在中国医学史上端端正正地摆在那里呢！真正有疗效的医师必然会有著作，那只是个时间早晚的问题。而有些有著作的人不一定是疗效很好的医师。

话似乎说远了，还是回到京城第一中医男科学家齐来增教授的话题上来吧。

这又说来话长。

齐来增的外祖父是个老中医，童年时代就绕膝于前，看外公给病人把脉、开方、这无疑给他爱好医学带来深深的影响。上中学时就自己阅读外公给他的医书。1965 年，他高二了，是班长，学习成绩是全班第一，决心明年报考北京中医学院。于是，经人介绍，就拜孔门弟子王友为为师。王老师见他聪明好学，是个学中医的苗子，就按孔门的带徒方法教他。后来文革动乱，1967 年，王老师被当做反动学术权威，不知弄到哪儿劳改去了。学生找不到老师是很苦闷的。后又经人介绍，拜施门弟子索延昌为师。索老收了他为徒。但索老也挨斗，只能半天带教，下午要去劳改。齐来增就对索老说："我去替你劳动吧！"索老说："你这不是让我罪加一等吗？"齐来增求师心切，嗜医如命。1968 年，有一个叫王聘卿的老人，是清代名医王清任的后裔，在崇文区一条街上行医，求诊者甚众。苦于无人介绍，就到现场偷学。老人很感动，就收徒为编外弟子。文革快过去了，齐来增这几年没有浪费时间，在名师的教导下，刻苦钻研，望闻问切，理法方药，已经入门了，且学有所自，兼收三家，思路宽了，就诊视疾，也渐渐娴熟了。

1971 年，齐来增随索老在崇文区普仁医院坐诊，有一个人邀请他去首长家里看病。这位首长是崇文区区委书记肖德林。肖书记患有慢性肝炎，京沪两地问医多年，效果都不是很好。齐来增给看了一段时间，有明显好转。当时崇文中医医院缺人，肖书记就叫他到那里上班，职称为中医士。但福兮祸所倚，祸兮福所伏。肖书记原是上海市委工业部长，王洪文做国家主席，特来看望他的老上级。四人帮被揪出后，肖书记受牵连，齐来增也就成了四人帮的小爬虫而被批判。此事就搁过不提了吧。

1985 年二月，有一青年人常来崇文区中医院，见找齐大夫看病的人很多，此人不看病，也不说话，只是一旁观看。有一天下班后，见看病的人都走了，就对齐大夫说："我的病你能看吗？"说完，就很难为情地解开裤带。齐来增一看，是龟头糜烂。此人说他在协和医院看了好长时间了，就是不见好。齐来增给他开了三剂汤药，有内服和外洗的。并说："三天后若不好，你还是去别的医院吧。"不到三天，小伙子来了，很高兴，说病好了，要表示感谢。说："我是开小车的，要用车就招呼。"齐说："不用感谢，我也用不着车。""那登报表扬你吧。"齐不相信，你一个司机能登报？"也就是听他这么一说而已，根本就没有往心里去。可过了几天，1985 年 3 月 2 日《北京晚报》发了一条消息："崇文中医医院新设男科门诊"。第二天，来医院求诊的人很多，纷纷问男科在哪儿？齐大夫为了方便病人，就在自己的诊室前挂了个"男科门诊"的牌子。这么一来，医院领导可不高兴了，因为这在当时是认为有伤风化的，"性"是个禁区，要他把牌子摘掉。但病人越来越多，摘不摘也都一样了。

过了几天，又有记者来采访了。齐来增说："请你别采访了，我可受不了了。"记者说："我们支持你，你给看病的小伙子是崔部长的司机。"于是，在 1985 年 6 月 12 日《卫生与生活》头版头条发表了题为《男科应象妇科一样得到应有重视崇文区成立北京第一家男科门诊》的报道，并附有齐来增为患者看病的照片。结尾有这样两句话："男科门诊是一门新兴事业，应该象妇科门诊一样在我国得到应有的重视。"文章没有作者的署名。

这一下，医院领导坐不住了，就去报社询问是谁写的。报社编辑说："他的文章我们不敢改动一个字的，是代表政策方向性的。"原来这位记者叫王瑞庭，是中国新闻协会的秘书长，他那篇稿子写成后请崔月犁部长审阅，崔部长看后加了最后两句话，发表时将最后一句话用作标题的前置语，这就是领导的指示了。

6 月 20 日，王瑞庭等以《男科中医齐来增》为题，在《健康报》头版头条以更大的篇幅作了报道。6 月 28 日，《中国日报》海外版用半个版面的篇幅作了报道，使中医男科饮誉海外。

《北京日报》、《郑州晚报》也都有专题报道，到 1987 年《北京晚报》还有专访连载，没有收录到的媒体还不知有多少家哩。

1993 年，在齐来增男科门诊的基础上，崇文中医医院创建了"生育与性病治疗中心"。建立了全国首家精子库，设立夫妻病房，搞人工授精的服务，受到了社会的热烈欢迎。这又是个全国第一的爆炸性新闻，《北京日报》、《中国中医药报》、《北京晚报》、《购物导报》等媒体纷纷作了报道。不仅使很多性病患者在这里解除了痛苦，还使很多因为不能生育而闹离婚的家庭获得了幸福，也使我们的还不够年老资格的齐大夫得到了送嗣公公、送子爷爷的美誉。

1998 年，美国国际医药医学会邀请齐来增教授赴美国讲学，并聘任他为该学会的副会长。东国皇家医科大学聘他为客座教授。11 月 6 日在美国南加州东国皇家医科大学作《中医伟哥》的讲座，洛杉矶《国际日报》以《齐来增教授——中国男科创始人》为题，作了头版头条的长篇报道。另外，《侨报》、《天天日报》也都作了报道。有一个美国人对"中药伟哥"不信任，且嘲弄说："我们有美国伟哥，还要什么中药伟哥呀！"齐来增回答说："中国有句老话，叫骑驴看唱本，走着瞧。"过了两年，这个美国人来找齐大夫，说："我不行了，请你给我中药伟哥吧！"原来西药有副作用，长期服用就会失效。

齐来增在美国呆了四五年，治好了不少白人和黑人的男科疾病，也给不能生育的白人、黑人和华人产下了不少白娃娃、黑娃娃和华娃娃。

齐教授今年已经六十有七，早就感到不适应美国的生活，回到国内已经几年了，在同仁堂、SOS、平山堂等处坐诊。我对他说："该腾出点时间来把自己几十年的经验梳理梳理了，那不也是一本又一本，一摞又一摞的著作吗？"他答应说："哎！哎！"可他依然每天四出看病，不见他动笔。这大概就是四大名医的遗风吧！

齐大夫为人低调，不张扬，很难从貌相看出他的腹蕴。可中国性学会每次全国巡回义诊，都要邀请他这位中医专家，因为他们知道他真有本事。

　　中国性学会著名生殖医学专家曹兴午教授写了一篇题为《平和、淡定——我所了解的齐来增大夫》的短文，其中写道："淡定是他多年从事悬壶问诊养成的一种独有的心态，也是继承前辈优良传统的一种体现。尤其是为就诊患者在望、闻、问、切的诊疗过程中，显示了善于思考和那切脉扣心的理论功底，经过深思熟虑之后，就流畅挥毫，将诊治的感悟流于处方的字里行间；药物君臣佐使的配伍，错落有致；理法方药的运用，娴熟精当。齐大夫临症有一种良好的心态。心态可以决定高度，高度决定眼界，眼界决定境界，境界决定发展，发展决定未来，则未来必有创造。望齐大夫创造自己的'中医药语言'，为人类服务。"这个齐大夫自己的"中医药语言"之说，就是指反映齐大夫几十年临症经验的学术思想的著作。

　　一个年轻的电视台记者对齐来增说："齐老师太老实，你那个时代上报纸，那是新闻报道，现在上报纸大多是新闻炒作。你要是善忽悠，名利什么不都有了吗？我是搞忽悠的，可对于不善忽悠的人，我也不好忽悠。"

　　的确，他就是这样，你看他那表情，整天都像在思考病理、病机、治则、处方、用药似的，在写那"疗效就是医家的作品"呐！

　　好了，我的文章该收题了。俗话说，第一个吃螃蟹的人是英雄。一个最早在京城、在全国第一个搞中医男科的人，第一个（包括西医）搞人工授精、建立精子库的人，第一个把中医男科打向国外，使中医药赢得国际声誉的人，难道还不是第一个中医男科学家吗？难道还不是英雄吗？因为这不只是胆量的问题，根本的是学术思想的问题，是理论认识和科技知识综合运用的问题，效果直接体现于临床，这不是最实在的中医学术著作吗？

　　如果谁说不是，那就请到忽悠群里去找吧！

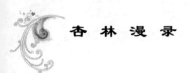

十八、唐代的一本矿物药训诂专著
——《石药尔雅》

唐宪宗元和丙戌（公元806）年，西蜀江源人梅彪所写的《石药尔雅》是一本专述矿物药的小型著作，对于研究中药学、研究医药发展史以及道家炼丹术都有一定的参考价值。

唐朝开国一百几十年内，一方面由于本草家们对石药的收集和解释不详，一方面由于道教的影响，神仙方术之士四起，丹道论功之作遍出，遂使药石之名或隐而难晓，或异而罔闻，客观上甚有将其考订注释之必要。此即梅彪写作《石药尔雅》之背景。

梅氏自序云："自弱至于知命，穷究经方，曾览数百家论功之语。"可见唐人在道教影响之下对石药研究的广为重视之状；又云："用药皆是隐名，就于隐名中又有多本"，这就又可见道教思想对石药研究的影响之大，成果之著，以及众药多异名而复杂难寻之状。故其序中又言曰："今附六家之口诀，众石之异名，象《尔雅》词句，凡六篇，勒为一卷。令疑迷寻之稍易，习业者诵之不难。兼诸方所有奇方异术之号，有法可营造者，条列于前；无法难作之流，具名于后。"

其云"象《尔雅》词句"，是谓该书的体裁，是效法我国最早的训诂学专书《尔雅》同义词汇训的体例，将一药多名的石药汇在一起，故其名为《石药尔雅》。其余所言，则谓该书的写作目的及其内容实质。用《尔雅》形式汇训诸药名，是为解决研读丹术经方和修炼制造及服食中的实际困难而写成的石药异名考，其内容皆取自于以石药并称的、流传在民间的道家炼丹的方术之书。

该书凡六篇，未标数码序号。首篇为《飞炼要诀·释诸药隐名》，为卷上。其余五篇为卷下，其篇目依次为：《载诸有法可营造丹名》、《释诸丹中有别名异号》、《叙诸经传歌诀名目》、《释诸经记中所造药物名目》、《论诸大仙丹有名无法者》。卷上之《释诸药隐名》及卷下之《释诸丹中有别名异号》两篇，即谓序言中所说"象《尔雅》词句"之内容，为全书中最有价值的部分。其中释诸药隐名，所载药凡163味，其含隐名异号数凡405个；而其中所载石药（矿物药）65味，其含隐名异号竟然有329个之多（今人尚志钧辑校《陶氏集注》，其玉石部载药65味，而其别名异号才81个），甚至有的药石其别名异号达21个之多，如：

水银 一名汞·一名铅精·一名神胶·一名姹女·一名元水·一名子明·一名流珠·一名元珠·一名太阴流珠·一名白虎脑·一名长生子·一名元明龙膏·一名阳明子·一名河上姹女·一名天生·一名元女·一名青龙·一名神水·一名太阳·一名赤汞·一名沙汞。

阅读此条注释，足见时人对石药研究者之多，亦见梅彪收集考订之详。

另外，有些药石不仅释出一石多名，且异石同名者亦加注明，如：

理石 一名立制石，与石胆同名·一名肥石·不灰木。

又"石胆"下注曰：一名黑石·一名基石·一名铜勒·一名石液·一名立制石（与"理石"同名）…

又"石绿"下注曰：又名铜勒（即与石胆同名）。

又"青石脂"下注曰：一名黑石（亦与石胆同名）。

如此等等，不仅注释出一石异名，而且又注释出一名异石，以示人们在使用中加以注意，仔细分辨。这就是梅氏《石药尔雅》的实用价值。

《释诸丹中有别名异号》凡释 24 丹，注释体例与上述《释诸药隐名》相同，如：

五石丹 一名五星丹·一名五精丹·一名五彩旦·一名五帝旦·一名五嶽丹·一名五霞丹·一名八仙丹。五石者：空青东、朱砂南、白礜西、磁石北、雄黄中。

其余诸篇多与修炼、制造、服食有关，如《释诸经记中所造药物名目》之结语云："右件经方，世上并有文本，或可以资经贷利，或可以全性全生，但遇一方，并可营造。"又《论大仙丹有名无法者》之末尾云："已上诸丹，并是往古得道者出世仙丹，服之白日升天，身生羽翼，变化自在，坐有立无。药味方法既非尘俗所知，莫得测其至要也。自非宿有仙骨，积代累功，梦中神授者，不可得其方法也。"此皆迷信妄说之辞，不足取信。

继《石药尔雅》之后，北宋有《本草尔雅》（其书已佚，见苏轼《与陈季常书》），亦为考订异名别号之作。后世之本草学家如李时珍等，皆重视名物训诂，详考诸药之别名异号，足见其书对后世之重大影响。该书是唐中叶道教盛行，医药为 道教所用之重要记载，因此对古代医药化学及矿物药的研究，具有一定的文献价值和史学价值。

（原载《吉林中医药》1986 年 05 期）

十九、《伤寒杂病论》究竟是谁的著作?

　　《伤寒论》一书是中医学子的必读课程，它与本来跟它合在一起的《金匮要略》，再加上《内经》、《温病学》合为中医四大经典。可以这么说：如果没有了《伤寒论》，也就没有了中医学了。可见其临床价值和学术价值是何等重大！

　　正因为如此，这本书的序文也就是全国高等中医药院校《医古文》教材的必读篇目。作为医古文教师，我对这篇课文讲授过几十个年级的学生了，但除了按《医古文》课程的任务讲授以外，从未做过什么思考。于今重读这篇文章，不知怎地，忽有所思，发现这篇文章有很多令人疑惑之处。弄清这些疑惑，也许能澄清一些重大问题。现将这些令人疑惑的问题罗列于下，祈请方家赐教。

一、关于篇名之疑

　　序文是《伤寒杂病论》全书的序，但只冠在《伤寒论》一书之前，这不是古人有误，而是今人之疏忽。不过这不是什么大问题，因为在《金匮要略》前同样可以冠以此序，反正序文内容与书中内容并没有什么具体联系。

二、关于作者之疑

　　关于《伤寒论》一书之作者，历来是这样介绍的："作者张机，字仲景（约150～219），南郡涅阳人。东汉末年杰出的医学家，号称方书之祖。相传曾任长沙太守，故又称张长沙。"

这里面令人疑惑之点太多了。

首先，"张机"之名不见于史志。查遍《后汉书》、《三国志》均无此名。第二，古人之名和字均有意义上的联系，然而"机"和"景"之义则风马牛不相及。第三，说是"东汉末年杰出的医学家"，然而《后汉书·方术列传》载有华佗、郭玉、费长房等四十人的列传，竟然没有张机或张仲景的名字。如果他是个"杰出的医学家"，则正史必然有传，但是正史没有传；如果他是个"杰出的医学家"，则曹操必然会像召华佗一样把他召到自己身边，但是没有此事；如果他是个"杰出的医学家"，甚至还可以尊为医圣，则他必然会像华佗一样家喻户晓，响名天下，但却没有任何痕迹能证明当时有人知道他的名字。第四、所谓"相传为长沙太守。"这"相传"二字为不实之词，不可信。第五、《后汉书》确实记载了一个担任长沙太守的南阳人，而且也姓张，但不叫张机，而叫张羡。《后汉书》卷一百四下《袁绍刘表列传六十四》载："三年，长沙太守张羡率零陵、桂阳三郡畔表，表遣兵攻围，破羡，平之。"章怀太子李贤注曰："《英雄记》曰：张羡，南阳人，先作零陵、桂阳守，甚得江湘间心。然性屈强不顺，表薄其为人，不甚礼也。羡因是怀恨，遂畔表。"这个张羡是南阳人，又是长沙太守，但他不是医学家，史书上也没有说他的字是"仲景"。

三、关于序文体例之疑

一本书的自序是全书内容的窗户，读者可以通过序文知道作者为什么要写这本书、主要内容是什么、怎么写的、具体的方法、经过、感想，或者希望和要求等等，使读者对全书的内容有一个大概的了解，如王冰的《黄帝内经素问注序》、皇甫谧的《甲乙经序》、张介宾的《类经序》等等，都是如此。然而《伤寒论序》这篇文字，全文共789字，分三段：第一段369字，责怪"当今居世之士，曾不留神医药…，但竞逐荣势…唯名利是务。"第三段用 320 字指责今之医不读书，"不念思求经旨"；临症治疾极不认真，望闻问切只是"窥管而已"。第二段写为什么写这本书和怎么写这本书，只用 100 字草草带过。一本医学著作的自序，竟然用百分之八十的文字去斥责别人，而对于所写书的介绍，却只有五句话，实在有点令人匪夷所思。

四、关于序文内容之疑

（一）序文第一段云："怪当今居世之士，曾不留神医药……但竞逐荣势，企踵权豪，孜孜汲汲，唯名利是务。"

这种说法似与实际情况不符。

东汉政权自汉顺帝（126～144）后政治更加腐败黑暗，其特点主要表现为外戚专政和宦官擅权。到桓帝（147～167）、灵帝（168～189）时，宦官与外戚的斗争愈演愈烈。外戚专政也好，宦官擅权也好，其目的和手段都是一样的，都是为了兼并土地，侵夺财富，把持朝政，控制从中央到地方各级官员的升迁补缺。乡野儒士要举孝廉，已无人问津；太学诸生要举秀才，亦仕途无门。社会如此黑暗，还有谁"孜孜汲汲，唯名利是务"呢？

如顺帝时，梁皇后专政，其兄梁冀为大将军录尚书事，专权近 20 年，先后立过三个皇帝（冲帝、质帝、桓帝），亲属党羽布满朝廷和州、郡。大小官吏的升迁先向他谢恩，大量受贿。这些官吏到任后，疯狂搜刮人民。地方官吏向中央送贡品，要将最好的贡品先送给梁冀，次品送给皇帝。梁冀一家前后有七个人封侯，出了三个皇后，六个贵人，两个大将军，尚公主三人，其余任卿、将、尹、校的有五十七人。

汉顺帝延熹二年（公元 159 年），梁皇后死，桓帝与中常侍单超等五人合谋，以虎贲、羽林千余人包围了梁冀的府第，梁冀自杀，梁氏族人亲戚不论长少皆弃市。因牵连被杀的公卿、刺史、二千石者数十人，故吏、宾客被免官的有三百余人。据说"朝廷为空。"

此后开始了宦官专权的时代，其腐败与黑暗，比起外戚专政来，更是有过之而无不及。兹不再赘述了。

由于宦官的黑暗政治，激起了朝野士子及无权官吏的反抗，于是出现了"激扬名声，互相题拂；品覈公卿，裁量执政"（《后汉书·党锢列传序》）的"清议"运动。所谓"激扬名声，互相题拂"，是在无权无势的官吏和士子之间进行的，对他们颂扬和赞誉，实际上是为他们的仕途无门鸣不平。这种活动每月初一进行，这就是"月旦人物"的由来。如曹操年少未出仕时，曾请许劭品评，许劭说他是"清平之奸贼，乱世之英雄。"曹操听了很高兴。

所谓"品覈公卿，裁量执政"，是批评当权的宦官的恶劣行径，批评他们把持用人大权："举秀才，不知书；察孝廉，父别居。寒素清白浊如泥，高第良将怯如鸡"（《抱朴子·外篇·审举》）。这种舆论起初主要在地方上流行，后来迅速传入太学，于是，太学成为京师洛阳清议的中心。太学生三万多人，他们入仕无门，就与当时重要官僚李膺、陈蕃、王畅更相褒重："天下楷模李元礼，不畏强御陈仲举，天下俊秀王叔茂。"这是太学生们在树立自己的领袖，以与宦官相对抗。那些宦官豪强，自公卿以下对这种清议确实感到害怕。

但斗争还在升级，愈演愈烈。桓帝延熹九年（公元166年），与宦官关系密切的术士张成之子杀人，司隶校尉李膺逮捕了张成父子，并依法处死。张成弟子牢脩通过宦官上书，诬告李膺与太学生、诸郡的书生儒士等"共为部党，诽讪朝廷，疑乱风俗"（《后汉书·党锢列传序》）。桓帝大怒，逮捕了李膺等二百余人。后经尚书霍谞、城门校尉窦武等向桓帝说情，才得赦免回归田里，但却禁锢终身。第二年，桓帝死，灵帝立。太后之父窦武以大将军的身份与太傅陈蕃辅政，他们起用了李膺等被禁锢的名士。次年，他们又共谋诛除宦官集团，但由于事泄，宦官曹节发兵逮捕窦武，窦武自杀，窦氏宗族、亲戚几被杀光。又次年，曹节以"部党"之罪名，再次逮捕了李膺等一百余人，这些人都死于狱中。他们的门生、故吏、父子、兄弟等，一律免官禁锢，其范围扩大到五服以内的亲属。这次党锢事件是东汉"正直废放，邪枉炽结"的时期，长达十八年之久，直到公元 184 年黄巾大起义才告结束。其后朝廷忙于镇压全国各地的黄巾大起义和农民起义，接着是董卓专权，三国形成，天下一直处于大乱之中，"居世之士"唯保命而已，何有"孜孜汲汲，唯名利是务"呢？

（二）序文第二段云："余宗族素多，向余二百。建安纪年以来，犹未十稔，其死亡者三分有二。"

这里序文传达了它的写作时间。建安纪年是公元 196 年，"不到十年"，当是公元 205 年以前。

曹植《说疫气》云："建安二十二年，疠气流行。家家有僵尸之痛，室室有号泣之哀。或阖门而殪，或覆族而丧。或以为疫者鬼神所作。夫罹此者悉被褐茹藿之子，荆室蓬户之人耳。若夫殿处鼎食之家，重貂累蓐之门，若是者鲜焉。"

二文所写的惨状是大体相同的，只不过一个是十年之内一家二百多口子死了三分之二，即一百四十人左右；一个是建安二十二年一次疠气流行就"或阖门而殪，或覆族而丧"。但他们都是"被褐茹藿之子，荆室蓬户之人"，而作为长沙太守，是"殿处鼎食之家，重貂累蓐之门，若是者鲜焉。"难道这不让人感到疑惑吗？

（三）序文第二段云："撰用《素问》、《九卷》、《八十一难》、《阴阳大论》、《胎胪药录》。"

这是作序者说他写《伤寒论》所引用的医学文献，前三种当然是必不可少，然后二种，其《阴阳大论》一文多说"已佚"，然笔者曾在北图的敦煌资料中见到过，只是一篇四百来字的论文；其

《胎胪药录》，从字面来看，似乎只是一本妇产科的方书。这两本书对于写《伤寒论》来说，实在是可有可无。但有一本书作序者却压根儿不提，那就是伊尹的《汤液经法》，这就令人奇怪了。因为这不仅是个医药历史传承的问题，而且从某种意义上讲，没有《汤液经法》就没有《伤寒论》。作序者难道不知有《汤液经法》一书吗？这太令人疑惑了。这好像给人这样的感觉，那就是作《伤寒论序》者和作《伤寒论》者并非一个人。

（四）序文第三段提及自古及今之"才高识妙"之人："上古有神农、黄帝、岐伯、伯高、雷公、少俞、稍湿、仲文，中古有长桑、扁鹊，汉有公乘阳庆及仓公。下此以往，未之闻也。"

这个"下此以往，未之闻也。"意谓从西汉仓公以后，才高识妙的医学家就再也没有了。

这又令人大惑不解了。因为这个时候有个兼通数经、晓养性之术、内外妇儿全才精通、名扬天下、被曹操召到身边的医学家、《后汉书》、《三国志》都为之立传的华佗，难道不是才高识妙之人吗？

（五）序文第三段云："观今之医，不念思求经旨⋯省病问疾，务在口给；相对斯须，便处汤药。按寸不及尺，握手不及足；人迎趺阳，三部不参；动数发息，不满五十。短期未知决诊，九候曾无髣髴；明堂阙庭，尽不见察。所谓窥管而已。"

这是作序者对当时医生的学风和临症作风的批评，责怪他们在诊断疾病时特别不认真，询问病症只是口头应付，还没有弄明病情就处方开药了；脉诊时只按手部脉，不按脚上脉⋯病人都快死了，不知迅快诊治⋯望诊时，连鼻、眉间、额，都不察看⋯，等等。这种指责实在太邪乎，当时的医生难道就这么糟糕吗？"医为司命之寄"，这是古代为医者的基本品德和基本常识，作序者未免在信口开河，胡说八道了。

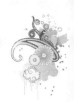

五、一个不得不怀疑而又必须弄清的重大问题

综上诸多疑惑，人们不得不提出这样的问题，即历史上有没有一个叫张机的人？以及《伤寒论》一书究竟是谁写的？

清人姚际衡在其《古今伪书考》中指出《内径》、《伤寒论》是伪书。所谓伪书，是指作者或年代无考之书。姚际衡的说法应该是对的。

序文内容空乏，风格俗套，一派官样文章。谁见过一个医家学者在自己著作的序文中，打着官腔，对同行人士说三道四，横加指责的呢？而且文中疑点甚多，漏洞百出，显然是托名或冒充，绝非《伤寒论》的真正作者。

这里有一个令人大惑不解的问题，华佗与这个叫张机的人是同时人，但华佗从没有提及过张机，更没有见过什么地方有张机提及华佗的记载，这不太奇怪了吗？其实，人们穿过历史的尘雾冷静地想一想，这两个人当中，有一个是真的，一个是假的，也就是说，历史上根本就没有张机这个人。

那么，这究竟是怎么回事呢？《伤寒论》这本伟大的中医学著作究竟是什么人写的呢？

在现存文献中最早提及"仲景"一词的是王熙（字叔和，210年~281年）的《脉经》，他曾担任过太医令，大约在他六十岁左右完成了《脉经》的编撰，他将《伤寒杂病论》收入书中，其卷七为《伤寒论》，卷八为《杂病论》，即《金匮要略》。稍晚的皇甫谧（215年~282年）在其《甲乙经序》中亦提及"仲景"，他在去世之前用了十八年的时间完成了《针灸甲乙经》这部著作。他们二人都是生于曹魏，成于西晋，距汉末不远，这就是说这种"羡"冠"机"戴，表字配"景"的讬伪之事早就发生了。熙、谧二公是当时泰斗，他们对此未予置疑，后人也就沿袭了。唐·甘柏宗《名医录》曰："名机，仲景乃其字也。举孝廉，官至长沙太守。"实乃讹以传讹。清·孙定宜据此考证说："长沙太守为张羡。羡、景同训（皆仰羡、景仰之义）。谓张羡即张机。"孙氏之意实际上是指出讬伪者用的是换头术。

对于一本学术著作的署名要讬伪，这在现代人不可理解。因为可以用笔名呀，如果为了沽名钓誉，或谋取财利，窃取得别人未发表的作品，也可以自己的真实姓名。为什么要编造一个假名呢？

要回答这个问题，我们先来讨论一下：那就是在东汉末年的医家中谁最有能力、最具水平写出《伤寒杂病论》这部伟大的医学著作？

《后汉书·方术列传》中所载四十人中，只有三人是医生，其余都是方术道士。这三名医生是：郭玉、华佗、费长房。显然只有华佗最具写作这部书的能力。《后汉书》和《三国志》华佗本传都有这样的话："太祖闻而召佗，佗常在左右。"意思是说曹操知道华佗的高明的医术后，就把他弄到身边了。这可能是在赤壁之战以前，但赤壁之战后，曹植写了一篇《辨道论》说："世有方士，吾王悉所招致。"曹操一共招来十六名，有左慈、封君达、王真等十五名方术道士，还有一名就是医生华佗。其目的正如曹植所说："诚恐斯人之徒，挟奸宄以欺众，行妖隐以惑民，故聚而禁之。"他这是注意到黄巾大起义的教训而采取的措施，当然还有为他除疾治病，以求延年益寿的目的。但华佗不愿伺候他，而被处死在狱中。《后汉书·华佗传》云："佗临死，出一卷书与狱吏，曰：'此可以活人。'吏畏法不敢收。佗亦不强，索火烧之。"

这"索火烧之"一语很容易引起人们的误解，以为华佗没有著作存传于世了。其实这是不可能的。华佗生于公元110年，公元208

年被曹操处死于狱中。《后汉书》本传曰："晓养性之术，年且百岁而貌有壮容，时人以为仙。"这是他被处死时的形象。这么一个健康长寿之人，其一生不知给多少人看过病，也不知写过多少部著作。其"索火烧之"者，只是他在曹操身边工作时写的一卷书，而在他家里肯定还有不少书稿，而且很可能就有时人没有能力写出，而只有华佗能写出的《伤寒杂病论》这部书稿。《后汉书·华佗传》张骥补注云："吴押役者，每以酒食供奉。佗觉其恩，告曰：'我死非命，有青囊未传，二子不能继业，修书与汝，可往取之。'吴至金陵，取而藏之。"这"未传"之"青囊"中或许就是《伤寒杂病论》。又《华佗传》中有"吏畏法不敢收"一语，这实际上又在告诉人们，如果用华佗的名义将这部书公布于世，那可能会招来杀身之祸的。好心之时人（当然不是吴衙役，也许是他的学生、后人、朋友或其他好事的热心人从吴衙役那儿看到了这部书）为了不使华佗的著作失传，于是就采用托伪的方法，而不是托古拟圣的方法，以便将这部书公布于世。所托之人一定要有较高的社会地位，于是想到了当过长沙太守的南阳人张羡，而"羡"字可以配表字"仲景"；但张羡不通医，也不能太真，必须以假乱真，故把"羡"改为"机"。于是就借用长沙太守的口吻，打着官腔，写了这篇不伦不类、不太符合规范的"自序"，用大部分文字教训"居世之士"和"当今之医"，中心部分仅用一百字简略带过，其疏漏之处在所难免，甚或故意而为，如才高识妙者，"下此以往"后应该是"唯有华佗"，但因"畏法"，却说是"未之闻也"。这是一种瞒天过海式的欲盖弥彰。托伪者的用心何其良苦也！即使被人识破其伪，但书已公布于世，目的已经达到，心愿也已大大的满足了。后有王叔和将其整理编撰，于是终使这部书永传下来了。

好了，我的话已经说完了。这些话可能会引起非议，这很好，可以把这近两千年之久的中国医学史上的历史迷雾澄清，也是很有意义的事情。华佗是东汉末年无与伦比的最杰出的医学家，能写出《伤寒杂病论》者，非华佗莫属，他才是真正的医圣，他已含恨抱屈埋于地下一千八百多年，今天应该还其著作权，告慰这位中国医学的先圣先驱者了。

赘言：此文曾投学报，外审意见是：贵校是全国重点大学，贵刊是在国内很有影响的刊物，希望慎重。因此就被慎重掉了。编辑同志劝我道："您要发表你的观点可以写书呗！"故此将其收入本书。

又：此书稿三校甫毕，正待付梓之际，中国人民大学朱琪教授告诉我一则石破天惊的新闻，有黄金秋者在香港成报上撰文，考证了《红楼梦》的作者不是曹雪芹，而是明末清初四君子之一的如皋文人冒辟疆。真是耸人听闻！但读罢黄氏考证之文，你不得不相信，《红楼梦》的真正作者就是冒襄（1611——1693），字辟疆。"曹雪芹"，只是冒辟疆的托名，或曰化名，今称笔名。

《红楼梦》有好几个书名，每个书名都有一个作者，这在第一回中是这样交代的：原名《石头记》，空空道人题为《情僧录》，东鲁孔梅溪题为《风月宝鉴》，曹雪芹题为《金陵十二钗》等，其实这些都是假名，也都是冒辟疆的化名，是冒辟疆为扰乱人的视听而故意设的局，其目的是为了躲避清朝的文字狱。胡适、俞平伯考证《红楼梦》以为其作者就是曹雪芹，于是以曹姓对号寻找，发现康熙年间的显赫人物曹寅，就认为是曹寅的孙子，但查阅曹氏宗谱及清宫档案，均无其人，因而长期以来人们就只知道曹雪芹，而不知道其真正作者是冒辟疆了。

冒氏宗族在如皋的始祖是冒致忠，是两淮盐转使，致仕后在如皋兴建豪宅，其后世子孙如冒承祥等多有增建，现存的水绘园被国务院定为全国重点文物保护单位。冒辟疆是其十二代裔。黄金秋通过对冒氏第二十代裔现已退休的冒廉泉的专访，发现了一条长长的证据链，充分证明《红楼梦》的作者就是冒辟疆。如书中有很多如皋方言；冒府是贾府的原型，冒府有东府、西府、水绘园，贾府有宁国府、荣国府、大观园；冒府、贾府皆有恩荣坊；冒府有凝禧堂，贾府荣禧堂；其人物多以冒辟疆熟悉的为原型，贾宝玉就是冒辟疆，二人都才华横溢，冒辟疆十四岁就刊出诗集《香俪园偶存》，由董其昌作序；二人都厌恶八股文；书中女子都是以冒辟疆熟悉的人物原型，林黛玉就是董小宛，都是苏州人，都患肺结核，都能诗能画；金陵十二钗就是以秦淮八艳及江南女子李香君、陈圆圆、柳如是等为原型的，妙玉就是吴蕊仙，冒府就有尼姑庵。等等，等等，不必赘举了。令人们感到惊奇的是，冒辟疆为躲避满清的文字狱，就编造出一个曹雪芹；传华佗《伤寒论》者为躲避曹操的刑罚而编造出一个张仲景，历史上这种惊人的相似竟有如此乃尔！

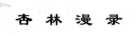

二十、《膳食·营养·健康》序

这本《膳食·营养·健康——食物与保健》，不能只把它当作一本书来读，而应把它当作一个人来看，即要把它当作你的食疗医师，你的营养师，你的饮食顾问。

"民以食为天"，谷肉菜果，是人的生命得以存活的必需品。在中华民族的历史上，长期以来，一般人大都是以吃得饱为满足，吃得好为享受。但是随着现代科学文化的发展，随着人们物质生活水平的提高，已经不只是要求吃饱吃好的问题了，而是要求在此基础上，把吃得科学，有益于健康长寿，作为一种新的追求了。

早在两千多年前的《周礼》中，就有食医的记载，那是专为封建帝王调配一年四季的膳食的，如什么谷类搭配什么肉，配什么果菜等，都有具体的规定。因此，贵族士大夫阶层都加以仿效，相沿不绝，这实际上是中国饮食保健学的滥觞，是中国药膳学的起源。但是，"糠菜不上大夫"，"美味不下庶人"，在那时广大人民是不能享用的。

卢长庆教授是当今研究营养学的专家，对于中西医营养学的研究都有很深的造诣。她在日本和国内都创办了不少药膳，很受社会的欢迎。这本《膳食·营养·健康》是她近几年从事营养学研究的成果。书中论述了粮食类、豆类、蔬菜类、肉类、蛋类、水产类、水果类等190余种日用食物的营养保健价值，人们可根据自己的身体情况，选用适合自己的谷肉果菜，定能收到健康防病、延年益寿之功效。本书对于每个人的饮食结构的科学化和饮食质量的提高，都具有科学的指导意义。这本书的问世，将给我们每个人送来一位食疗医师，一位营养师，一位膳食顾问。

我读罢书稿，喜悦之余，奉嘱作如是记。

权为序。

（1993 年 11 月 25 日记于北京中医学院）

（《膳食·营养·健康》地质出版社 1993 年 11 月第一版。作者卢长庆，北京中医药大学基础医学院营养学系教授）

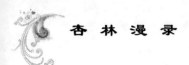
二十一、人生旅途的步步乐章

——兼代《幸有微吟》序

案头上这一摞诗稿是庆云将其平生所作旧体诗词的结集。庆云自幼酷爱古典诗词，盖天性也。从呀呀学语起即背记诵读，进而比照模仿，继而习写创作，不自知遂成结习，一遇有事，情动兴来，即倾诸笔端，不能自已。这不禁让人想起大诗人杜甫总是遇事则诗，以诗代言，事事入诗。庆云若遇情动于衷之事，则必形之于诗，这大概就是"幸有微吟"之意吧。无怪人们送给他"小杜"的雅号。今年正值我们伟大祖国建国六十年大庆，诗人与共和国同岁，亦已步入花甲之年，国家欣欣向荣，人民迈向小康，面对如此气象，诗人能不为之动情动容吗？故元旦甫过，诗心催笔，壮思飞涌，成《己丑贺岁》五律一首，发表于《中国税务报》上，诗曰：

> 花甲国余庆，养和人乐天。
>
> 山川来紫气，梅柳袅青烟。
>
> 海晏无飙啸，河清共管弦。
>
> 中华昌盛世，东土太平年。

诗人之激情溢于言表，诗人之热血泻于字里行间，其辞藻之典雅，节奏之明快，韵律之和谐，用典之贴切，皆恰到好处，无所苛责也。

庆云是从事税务工作的，俗称税官吧，又任中国税务报的记者，写诗是他的业余嗜好，或曰酷好吧。此诗发表后，师友同道，亲戚邻里等诸多热心者都认为庆云于诗词功力不浅，多向他建言："何不将几十年来所写的这些诗词，无论是发表过还是没有发表的，遴选筛罗，部居别类，汇而成集，用以向共和国六十大庆献礼，再则，也是自身步入花甲之年的纪念。"庆云谦而赧然，说："区区小令小词，何堪登大雅？岂不贻笑大方！"然而拗不过同道的推波，窗友的助澜，遂将几十年所积诗稿，爬罗剔剜，得二百余首，按主题内容分成六类，以成斯集。这在他的同龄人中，甚至当今诗人中，能有如许古典诗词的结集，即使不能说绝无仅有，也可以说是凤毛麟角了。实乃可喜可贺之事也。

入选诗篇虽说是按主题内容部居，未按时间先后列序，但读后给人的强烈印象是作者人生旅途的步步乐章，是时代风云之曲曲颂歌。用庆云自己的话说，是他往昔岁月的脚印、心印、形印、痕印，也是他所处时代社会生活的诗的记录。

若按时间先后分，大体可分两个时空段，第一时段即文革时期及稍后几年；第二是作者参加工作，主要是从事税务工作一直到现在。文革时期作者所歌咏的题材主要是：天天读学毛选、学军学工学农、野营拉练、上山下乡、参军服役、珍宝岛自卫反击战、抗地震、哭总理、哭导师、打倒四人帮、欢呼邓小平复出等这些为国人所熟知的事情。而这些正是作者中学时期所经历的事情，这种中国社会特殊时期的学校教育虽然失去了常规的科学文化知识教育的内容，但它却铸就了这一代人的童心、赤心、忠心、爱心的品德灵魂，用当时的语言叫做"三忠于四无限"，这是时代歌咏的主题调，我们仅从1967年9月下旬作者所写的《沁园春·迎接国庆》这首词中就可以回忆起这种时代色彩：

滚滚浓烟，列寇侵凌，百姓倒悬。

喜冬宫舰炮，声传赤县；井冈星火，燎朗关山。

缚住苍龙，戳穿纸虎，建国如今十八年。

乾坤换，有人民七亿，创史无前！

彤红磐石江山，有仇敌惶惶热镬煎。

但帝修两霸，夕阳欲坠；匪帮一撮，槐梦将残。

四卷光芒，五洲照耀，革命航船破巨澜。

魔尽灭，看环球赤遍，一派春妍！

词中文革的时代标签是明显的，但艺术上是成功的，词学技术上是成熟的，可以看到作者诗才早发的英华，也展现了他青少年时期积极向上，意气风发的精神风貌。

我们稍加注意一下，在文革时期的题材中有打倒四人帮、欢呼邓小平复出的篇什，却没有关于批林批孔批邓及"刘邓陶"那些"轰轰烈烈"大事的一言半语，这说明在他的纯真的心目中潜藏着对是非的判断，这是很可贵的。

第二时段是改革开放以后，国家走向大治，国运昌盛，社会繁荣，经济腾飞，作者满怀激情，浓墨椽笔，为我们伟大祖国前所未有的太平盛世，制作了一曲又一曲美妙的乐章，唱出了一首又一首动人的颂歌。

作者是从事税务工作的，从一个税务干部的眼中，他看到了我们国家经济飞速增长的情况，2000年1月7日他在《中国税务报》上以《税收过万亿感赋》为题写道："税收厚礼献千年，奉国今逾万亿元。经济腾飞增实力，江河奔涌汇泉源。"又《喜赋2003年北京国地税丰收》："京师国税逾千亿，地税还逾亿五百。经济增长税收丰，泉源涌动注国脉。……试看北京国地税，聚财彪史并斐然。"

税务工作跟钱财打交道，是很敏感的工作，因此廉洁奉公，身正行端，是税务工作者的基本品德。青少年时期"三忠于四无限"的铸魂教育对他们今后的为人行事是终身受用的，他们爱党、爱国、爱民，他们这一代人并没有时间去想时代对他们的欠缺，而是奋发向上，刻苦努力，对生活很容易满足，因此在报国的事业中就能去尽忠尽职敬业，这从《七律·感廉》中可以看出：

灿烂阳光坦荡胸，效能为要济和衷。

局中不断清廉语，耳畔常吹严律风。

四慎箴言书座右，一丝贪念付流东。

平安国税躬输库，五福还家其乐融。

在《税咏》这一组诗中，我们可以看到一批严格执法、廉洁奉公、为国聚财的共和国税务干部的形象。他们像蜜蜂一样"采酿殷勤不自尝"（《七绝·咏蜜蜂》），他们"敢以精勤忠职事，应征涓滴溉春园。"（《七律·感赋》）他们像青青修竹一样，"虚心劲节还须看，立地凌空正气充"。他们"创优良服务，法遵无缺。务实求真须努力，与时俱进倾心血。立潮头国税事和人，辉京阙。"还有《七绝·即席吟赠》这首诗更显得大气磅礴，潇洒豪放：

曾是熔炉百炼钢，廿年税苑气昂扬。

高山大海托怀抱，时引激情歌一章。

作者也塑造了自我形象，请看，《古绝·丁丑季春初十》：

于今有幸庆册八，税宣登车等闲发。

万里晴空云何去？无悔人生自旷达。

又《七律·延庆秋望》：

九月出关临肃霜，海坨峰雪映晴光。

高天无语动寒气，旷野有请披晚妆。

落叶纷纷飘韵远，税人攘攘聚财忙。

霠云时序转萧瑟，回望长城更莽苍。

诗人襟怀坦白，磊落大方，不辞辛劳，勤奋工作的身影和旷达乐观的精神风貌跃然纸上。这应是广大税务工作者的写照。

第二时段的诗词，其内容是十分丰富的，像抗非典、抗寒冻、抗地震、迎奥运、庆奥运等这些感动中国震撼世界的大事，都是不能漏笔的，特别是2006年中国政府废除了千古以来的农业税这桩令全国农民欢欣鼓舞的喜事，又激动得他欣然命笔了：

千年农税尽蠲除，有汉曾论贵粟疏。

可喜廪丰能反哺，和谐社会赋轻输。

此外还有旅游、观光、怀旧、读书、写字、饮酒、教子、会友、爱情等方面的题材，每一首都健康活泼，清新悦耳地奏出了时代的音符，都放射着盛世之光。就不一一枚举了。

王国维《人间词话》云："词以境界为最上。有境界则自成高格，自有名句。"读庆云诗犹如观看一幅幅画展，或人物，或山水，或场景，都能形象生动地展现在你的面前。且对仗工整，格律严谨，音韵和谐，节奏明快，读之如行云流水，有妙语如珠之感，能给人以充分的美的享受；或以人名地名入诗，或借句，或藏头，或谐音双关，都能妙趣横生，境界全出，尽得风流。请以其奉赠老将军吴瑞山一诗而赏析之：

> 九秩诗翁意气豪，清音一啸动云霄。
>
> 事能知足心常乐，人到无求品自高。
>
> 今日只寻陶隐逸，昔年不让霍嫖姚。
>
> 行来竹杖当戎马，笑向春风揽翠涛。

首联二句中之"啸"字可谓诗眼，将军虽老，但其威武之气概不减当年，此境界全由"啸"字而出。第二联是借用弘一法师的联句，信手拈来，贴切自然，恰倒好处，真可谓"羚羊挂角，无迹可求"，深切地表达了对老将军的敬仰之情。三联以文武俩古人名入诗，亦是用典，写出了老将军今昔的生活状况和良好的精神气质。末联亦是工对，一"笑"字和一"揽"字就把老将军音容可掬，笑貌风生，乐观旷达的威武形象跃然纸上了。

生活需要笑声，这对人的健康有益。俗话说："笑一笑，十年少"。相声小品为什么令人喜闻乐见，就是因为它给人以笑声。诗词小说等当然也不乏于此。《红楼梦》中刘姥姥进大观园博得贾府老少上下的笑样，可谓笑态百出。请读一下《虞美人·闻同窗电》这首词，不知能否博君一笑。

> 别离卅五音书香，怕是朱颜老。
>
> 遥闻音色似芳春，但忆悠悠往事最思君。
>
> 人生谁愿穿梭快，晓镜青丝改？
>
> 墙头马上已蹉跎，今日电波权且作秋波。

这是一首调侃之作，但雅而不俗，活用唐宋词人之语味，颇见情趣。"朱颜老"之"朱"是其女同学之姓。揭破此谐音，妙趣就出来了。宋丹丹一句"秋波就是秋天的菠菜"令全场捧腹，知"朱颜老"之"朱"者，能不喷饭乎！

诗作多了，阅历深了，诗人就能用哲学的眼光来看待生活了。中学时代作者对扔下课本，走出课堂，走向社会之事是不懂的，是迷茫的。四十余年后当他们全班同学聚会时才写出这场灾难的损失，他写下《摊破浣溪沙·追忆（用李璟原韵)》这首词：

> 一炮轰然学梦残，惜阴阅闹霎时间。
>
> 点点梨花泪飘落，倚窗看。
>
> 山岳茫茫迷望眼，千回百转未心寒。
>
> 相会秋光无限好，咏斯干。

"一炮轰然学梦残"，钩起人们多少回忆！

诗到高境，必然哲理入诗，且读《古绝·庐山仙人洞峰顶品茶》：

> 云雾山巅品云雾，任从云雾身边渡。
>
> 掬纳匡庐云雾后，心中何尝有云雾！

诗中共五个云雾，一是山名，二是茶名，三、四是自然界的，五是人心中的。俗云"雨过天晴，云散雾消"，揭示了人生需不断释疑解惑，以求心明眼亮之哲理。

总之，读这部诗集，如入山探宝，得益多多，不再赘述了。读者自己去感悟吧！

也许有人要问，作者在少年时期就写下了不少旧体诗词，而且都得体合宜，无啥挑剔，似乎与其年龄不相称，是天才吗？还是少年老成？

答曰：是天才，是出自勤奋的天才。当然也还有别的因素。

姐庆云，祖籍河北徐水，祖父是晚清秀才，是有功名的满腹诗文的宿儒，工书法，善诗词，尤喜杜审言、杜甫的诗。家中挂满了二杜的诗幅。他特别钟爱这个小孙孙，呀呀学语即教其背诵唐诗宋词，庆云忒有灵性，幼小的肚皮里已装进了不少诗词韵语。可惜好景不长，庆云三岁时祖父就作古了。然其父乃书香之后，学问虽不及父，但也是诗文满腹，但因为没有就读过正规学校，就进城当工人。家庭的这种文化氛围，甚或遗传基因，必然对他酷爱古典诗词产生重大影响。小学时期就开始读古典小说，像《聊斋》、《三国演义》、《红楼梦》《水浒传》等，他说读这些书就像读字典一样读的，务必读懂读透。上初中时，特别喜欢《毛主席诗词》，很快倒背如流。令他感到疑惑不解的是，当时的报章杂志文学刊物上很少有古体诗词发表，后来他读到《诗刊》上毛主席给臧克家的信，说"旧诗难学，不宜在青年中提倡。"庆云沉思道："'不宜提倡'，那您老人家怎么专写？'难学'，您老人家不是说过'世上无难事，只要肯登攀'"吗？这样一想，更加坚定了他在这方面钻研学习的决心。这时，他弄到了王力的《诗词格律》，如饥似渴，又像读字典一样学读，不久，又得到一套《增广诗韵全璧》，经过认真研读之后，可使他长进了。对于音韵格律、平仄对仗，古诗今诗，绝句律诗，歌行风骚，词牌调令等知识都掌握了。他已经由模仿习作进入创作了。

他读完了初中学历，文革开始了，这倒反而给了他专攻的时间。他读了很多书，特别是"批林批孔"时，他说要批孔子，得知道孔子啊，于是他读《论语》，又读《孟子》，后他弄到了一套《十三经注疏》，就埋头苦读起来。他喜欢《诗经》、《楚辞》，喜欢陶渊明和鲁迅的诗，他还通读了《鲁迅全集》。文革对很多人来说是荒废了学业，但对庆云来说却是充实的。文革后他上了职工大学中文专科，后又到首都师范大学续本，攻读文学和书法。使他更加充实和提高了。

庆云读书很认真，有苦读精神。他写了一首《杂言》，说：

读书苦，苦读书。

读书不苦不能算读书，

不苦读书不如不读书。

苦尽甘来才知读书不为苦，

苦读书后方觉乐趣在读书。

没有深切的体会是说不出这种话的。他为什么写出那么多好诗，就是因为他苦读书、多读书的原故，也正如他在《古绝·师训》中说的"博采众家酿佳蜜"啊！

人们常说"天才出于勤奋"。"勤奋"之义好懂，"天才"之义何谓？能说成年人、中老年人的勤奋作为是天才吗？不，那不能说是天才，那是普通的正常人所具备的基本才能。

王国维《人间词话》云："词人者，不失其赤子之心者也。"王氏所云"赤子之心"指的是童心。《尚书·康诰》："若保赤子"。孔颖达《疏》曰："子生赤色，故言赤子。"故赤子之心是指童心。天才者，天赋之才也。当然是对儿童说的。王氏在其《静庵文集·叔本华与尼采》中引叔本华《天才论》云："天才者，不失其赤子之心者也。盖人生七年后，知识之机关，即脑之质与量，已达完全之域，而生殖之机关尚未发达，故赤子能感也，能思也，能教也。其爱知识也，较成人为深；而其受知识也，亦视成人为易。一言以蔽之曰：彼之知力盛于意志而已，即彼之知力作用，远过于意志所需要而已。故自某方面观之，凡赤子者皆天才也。又凡天才自某点观之，皆赤子也。"

这种论述是很科学的，应当引起教育家，特别是学前教育家们的重视。庆云有先天的基因，童幼时期有良好的家教，使他养成了酷爱古典诗词的浓厚兴趣，故在这方面的智力开发较早，当然是一般同龄人所不及了。东坡先生有句名言："腹有诗书气自华。"是指成年文士的形象风貌，气质韵姿的。即谓人内在的学养素质是会影响人外表的形象风度的。少年时的俎庆云，其言行谈吐，那模样，似乎跟一般少年也有所不同，说他少年老成吗？不确切；好像有点书生小儒的味道。

时光驹隙，不觉已入花甲，几十年来的笔耕吟颂，汇成斯集。我很高兴，故拉拉杂杂地说了这么多话，权且代序吧。

最后，我还要借此机会说说，中国古典诗词，是中国文学中精美的文学样式，是中国文学宝库中的精珍之品，它是用汉民族语言、文字、词汇、语音这些中华名族特有的材料，经过几千年来历代诗人精心制作，而产生的这些艺术精品，是世界上任何国家所不可能有的，所以它应该被申请加入世界文化遗产。今人更应该继承发展，使其发扬光大，创作出更多的这种民族传统的文学作品，让它像毛主席诗词那样，奏响出时代的强音，发射出新时代的奇光异彩！

2009 年 4 月 12 日凌晨 4：30 于
北京中医药大学古汉语教研室

（《幸有微吟》，旧体诗词集，作者俎庆云，《中国税务出版社》2009 年 10 月第一版）

二十二、好啊，中华民族的图腾！

——张振林《中华吉祥龙》礼赞

啊，伟而壮哉！妙而神哉！新而奇哉！

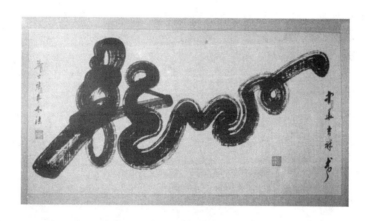

当你打开卷轴，将张振林君这幅中华吉祥龙展放在你面前时，你会情不自禁地连连发出这样的赞呼。

古今写龙画龙者何啻千万！然而在林林总总的写龙画龙之作中，最能抓住人眼睛的，当推张君这幅《中华吉祥龙》。

乍一看，是一个潇洒奔放的龙字，又像一幅腾飞太空翱翔苍穹的巨龙。它是字而又似画，它是画而又似字。是字和画的神奇的结合，是形和神，意和韵巧妙的统一，是形、神、意、韵的完美组合、和谐于一的匠心独运。

东汉许慎《说文解字》对龙字的解说是："龙，鳞虫之长，能幽能明，能细能巨，能短能长，春分而登天，秋分而潜渊。从肉，巳，肉飞之形。童省声。"汉字的构造本身就具有图画艺术的特点，龙字就是用形声兼会意的方法制造出来的。

龙，是华夏先民在远古洪荒时代，在与自然作斗争，与洪水猛兽、天寒地冻、山塌地陷等自然灾害的斗争中塑造出来的神奇动物的形象，它的原始形象相传是扬子鳄。许慎的解说是其神奇、能量、智慧的形象概括，它的飞升变化是无畏无惧、不可战胜、庄严尊贵、载负吉祥、带来幸福的象征。龙的本义就有宠的意义，因此对龙的宠爱、崇敬在华夏民族的心扉上都有深深的印痕，历代帝王被喻为真龙天子，炎黄子孙、华夏人民被称作龙的传人。中华民族有文字记载的历史已有六千余年，六千余年来，龙，一直是华夏人民心中代代相传的崇敬的神物，幸福的徽标，吉祥的图腾。歌唱它，描摹它，赞颂它，千秋万代绵延不绝，而在无以数计的唱龙、描龙、颂龙的作品中，张振林君的这幅作品最有创意。

龙字繁体的起笔是"点"，张君将其描成猿猴之头，猿、源谐音，后边粗放的曲线，是长江黄河汹涌澎湃奔腾向前的气势，有中华民族历史悠久源远流长的寓意；

左边是男人、男根之形似和神似，右边是个女人、女字的形似和神似；后边的曲线是阿拉伯数字 5 和 6 的巧妙的联合，让人们联想到中华民族的祖先伏羲、女娲在长江、黄河汹涌奔腾的华夏大地上蕃衍出 56 个民族；曲线中还构筑有阴阳太极图，寄寓着祝福和吉祥。这种构思真是奇巧而又自然，神妙而又逼真，可谓羚羊挂角，无迹可求。

你若细观密察，静思迪想，仿佛听到有海外龙裔在纵情高歌："远远的东方有两条龙，一条是黄河，一条是长江……"

在这大江大河南北广袤的土地上，你可以看到人民的勤奋，民族的团结，国民经济的腾飞，共和国地位的高上，犹如巨龙腾飞太空，翱翔穹苍！

我认为这是最堪入选的中华民族的图腾之作，是最适合佩戴的华夏儿女的胸徽！它象征着民族的尊严，国土的神圣，人民的福祉！

我认为它应该展放在中华世纪坛上，昭示着大中华永如腾飞的巨龙，护佑着华夏神州国泰民安，福运永昌！

我认为它应该高悬在泰山之巅的日观峰上，千秋万代，向中外游子祝告着和平、安康、幸福、吉祥！

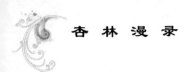
二十三、针灸鼻祖魏晋名士皇甫谧

在公元三世纪，在我国大西北的黄土高原上，在甘肃省陇东地区的古安定郡朝那镇上，升起了一颗中国乃至人类医学史上光辉灿烂的永不熄灭的明星，他就是魏晋时期的医学泰斗、中医针灸学的鼻祖、中国古代十大名医之一的皇甫谧。

他出生于没落的豪门，生活在动乱的时代，过着贫困的生活，但带经而农，手不辍卷，博览群书，具有广博深厚的学识功底；他不慕名利，安贫乐道，他傲视权贵，不愿为官，朝廷多次征召，都被他拒绝；他一生以著述为务，虽疾病缠身，仍笔耕不辍，为我国医学、文学、史学宝库贡献了丰厚的财富。其著书之丰，在魏晋时期是无人可与伦比的，被称为首富；其名声之大，被誉为可跟孔子齐名。

现在，我们从经传正史和野语稗记中，搜集有关皇甫谧的资料，对他的一生作一个评传性的介绍。

皇甫谧是魏晋时期的文化巨子，祖国医学的明星，是中医针灸学祖师，他是中华民族的精英，我们要思念他的为人，学习他的精神，他遗留下来的医学、文学、史学等方面的文化财富我们要认真加以继承，特别是他在中医在针灸学的贡献更要认真学习，发扬光大，为中国人民和世界人民的健康事业服务。

一、出身于没落的士族豪门

战国时的孟子说过这样的话："诵其诗，读其书，不知其人，可乎?"

孟子说这话的意思，要认识一个人，必须要以世知人，知人论世，这在宗法制度的中国古代社会里，尤其重要。当然，对于皇甫谧更不例外。因为一个人的身世会对一个人的一生事业或人生际遇都有着直接的或潜移默化的影响。

(一) 皇甫氏的远祖是西周初宋国的王公贵族

皇甫谧，字士安，幼名静，自号玄晏先生。东汉末魏晋时期的安定郡朝那 (今属甘肃灵台县) 人。其远祖为周初宋国的王公贵族。

据唐代林宝《元和姓纂》载："皇甫，子姓，宋戴公之子充石字皇父，子孙以皇父字为氏。汉兴，改'父'为'甫'。后汉安定都尉皇甫傿生棱，始居安定朝那。棱子彪有八子，号'八祖皇甫氏'，为著姓。"

所谓'子姓'，即指殷商微子启的后裔，微子死后，因其嫡子早死，按照'父死子继、兄死弟及'的礼仪规定，微子启传位于其弟微子仲。宋戴公是微子仲的第十代孙。

又据《新唐书·宰相世系表》记皇甫氏："宋戴公白生公子充石，字皇父。皇父生季子来，来生南雍缺，以皇父字为氏。缺六世孙孟之生遇，避乱奔鲁。裔孙鸾，汉兴，自鲁迁茂陵，改父为甫。"西汉武帝初雍州牧皇甫鸾自鲁 (今山东曲阜) 迁至陕西茂陵。

这就是说，从宋戴公之孙季子来开始以皇父为氏，这是微子仲后代的一个枝姓，他们仍居住在宋国 (今河南商丘)，自皇父缺的六世孙皇父孟之生子皇父遇，因避宋国内乱而逃奔鲁国 (今山东曲阜)，直到西汉武帝初 (公元前 140 年)，其后世裔孙皇父鸾被授领雍州牧，由曲阜迁至陕西茂陵 (今陕西兴平)，且将"父"改"甫"，这应是皇甫姓氏的开始。至于为什么将"父"改为"甫"，因为自秦始皇开始，封建帝王都称皇帝，这大概是为避犯讳吧！至东汉明帝永平初 (公元 58 年)，皇甫鸾之后世裔孙皇甫傿任安定都尉，于是皇甫家族徙居安定郡朝那县（今灵台县朝那镇），这是后世皇甫家族的籍地。

据《后汉书》《晋书》载，安定朝那郡皇甫氏是东汉"累世富贵"声名显赫的士族。皇甫谧八世祖皇甫僔为安定都尉，七世祖皇甫棱出任度辽将军，六世祖皇甫旗为扶风都尉，五世祖皇甫节为雁门太守，曾祖皇甫嵩官拜征西将军，官至太尉，封侯荫子。后来皇甫氏族渐趋没落，祖父皇甫叔献当过霸陵令，父亲皇甫叔侯仅举孝廉。但孝廉不是政府官员，只是类似于一种品学兼优的荣誉资格证书，没有俸禄，皇甫家族从此衰落下来了。

请看下图：宋微子家族世系表：

宋微子启（商纣王之庶兄，周初封于宋。《史记》为避汉景帝讳，改启为开）卒，立其弟衍，是为微子仲（按父死子继，兄死弟及之礼制）

微仲卒，	子宋公稽立。
宋公稽卒，	子丁公申立。
丁公申卒，	子缗公共立。
缗公共卒，	弟炀公熙立。

炀公被弑 <small>（缗公庶子鲋炀公欲立太子弗父何，何让不受）</small> 厉公鲋祀自立

厉公卒，	子釐公举立。
釐公卒，	子惠公覸立（-830）。
惠公卒，	子哀公立。（-800）。
哀公卒，	子戴公立（-799）。
戴公卒，	子武公司空立（-765）。
武公卒，	子宣公力立（-747）。
宣公卒，	弟穆公和立（-728）。
穆公卒，	殇公与夷立（宣公子-719）
殇公被弑，	庄公冯立（穆公之子-710）

庄公卒，　　　子湣公捷立（－691）

湣公被弑，　　桓公籫说立（湣公弟－681）

桓公卒，　　　子襄公兹甫立（－650）

襄公卒，　　　子成公王臣立（－636）。

成公卒，　　　少子昭公杵臼立（－619）

昭公被弑，　　弟文公鲍革立（－610）

文公卒，　　　子共公瑕立（－588）

共公卒，　　　少子平公成立（－575）

平公卒，　　　子元公佐立（－531）

元公卒，　　　子景公头曼立（－516）景公二十五年孔子过宋。

景公卒，　　　公子特杀太子自立，是为昭公（－450）

昭公卒，　　　子悼公购由立（－403）

悼公卒，　　　子休公田立（－395）

休公卒，　　　子辟公辟兵立（－372）

辟公卒，　　　子剔成立（－369）

剔成四十一年（－328），其弟偃来袭，剔成败奔齐，偃自立为宋君，十一年（－317）自立为王。四十七年（－281）齐楚魏联合灭宋，三分其地，宋国亡。

这是宋微子公族世系表，共有三十四代之多，每一代除继承君位的以外，其余各代的公子们分出枝姓的肯定会有不少。而皇甫这一枝是自宋戴公的孙子皇父缺开始：

宋戴公充石皇父（子孙以字皇父为姓）→（？）→（？）→皇父季子来→皇父南雍缺→（？）→（？）→（？）→（？）→（？）→皇父孟之→皇父遇（因避祸奔鲁）→……

皇甫鸾（西汉武帝初（－140）领雍州牧，由鲁迁来，改父为甫）→……皇甫僬→（公元58年东汉安定都尉，谧之八世祖，定居安定郡灵台县朝那镇）→皇甫棱（七世祖，东汉度辽将军）→皇甫

旗（六世祖，东汉扶风都尉）→

皇甫规（谧之五世堂祖，东汉护羌校尉、度辽将军）→皇甫节（谧之五世祖，东汉雁门太守）→皇甫嵩（谧之曾祖父，征西将军、太尉）→

皇甫叔献（谧之祖父，东汉霸陵令）、皇甫坚寿（谧之叔祖，生平不详）皇甫叔侯（谧之父，东汉，举孝廉）

皇甫谧（魏晋时著名布衣学者，针灸鼻祖，累诏不仕，有子二：童灵、方回，皆不仕）。

皇甫氏是中国的显姓大族，似乎应该像孔子家族一样有完整的家谱世系，但是很遗憾，史学界和皇甫氏后裔迄今都未能提供，不仅上表中那些断承失嗣的现象难以查考，就是历史上还有很多皇甫氏名人也很难弄清他们的承嗣关系。如三国曹魏时期的皇甫隆，他以开发敦煌、发展农业技术而著名，他还深谙方士之术，在陇西曾遇青牛道士封君达传授养性法。曹操赤壁之战失败后，怕方术道士乘机兴风作浪，就把左慈、封君达、东郭延年、华佗等一共十六人，全部集中到许昌，其中就有皇甫隆，也利用他们为自己养生。皇甫隆的"头欲常梳，劳无过虚，食去肥浓，节酸咸，减思虑，损喜怒，除驰逐，慎房室，春夏泄泻，秋冬闭藏"之法，就曾给曹操用过；再如皇甫麟，曾经万人诣阙推荐，历任清水、新平等郡太守，声名显赫；还有与皇甫谧同时或稍后的皇甫族人皇甫陶、皇甫晏、皇甫商、皇甫重等，均为朝廷重臣或封疆大吏，他们的承嗣谱序，史都失载。这种文脉中断的现象甚是可惜。究其原因，孔子自汉武帝以后是几千年来中国社会政治思想的旗帜，他的后裔都法定地享有特权和世世代代受到保护，而皇甫家族常常由于避乱，说不定连隐姓埋名的现象都有可能，因此就很难保证谱系文脉完整的传承了。

（二）为皇甫家族声名显赫的两个重要人物

公元215年（即东汉汉献帝建安20年）皇甫谧诞生于安定郡朝

那县（今甘肃省灵台县朝那镇）的皇甫湾。幼名皇甫静。但他生活得很不安静，两岁时，生母去世了，就过继给叔父，由叔母抚养，后又随叔父母迁居新安（今河南渑池），叔父母以务农为生，日子艰辛，因此皇甫谧从小就过着贫困的生活。

在皇甫谧的先祖中有两个人物是必须提及的，一个是五世堂祖皇甫规，一个是曾祖父皇甫嵩，他们是使皇甫家族显赫于东汉时期的重要人物。

皇甫规，字威名，东汉扶风都尉皇甫旗之子，皇甫谧的五世堂祖，生于东汉和帝永元十六年（104），从小在父亲的教育下习文练武，渐渐成为一个文武全才的有志青年。范晔《后汉书》本传对他多有赞颂，归纳起来有如下四点：

1. 有兵略、功成于抗戎安边

公元 141 年，西羌大举侵犯三辅（即今陕西关中地区），汉征西将军马贤率军在安定郡境内阻击羌军。时已 37 岁在仍家务农的皇甫规看到路过的马贤粗暴地对待下属，认为将帅与部下不齐心协力，必被西羌打败，于是就向汉顺帝刘保奏报此情，朝廷未予重视，战事果然不出皇甫规所料，马贤战败被杀，全军覆没。安定郡的将领知皇甫规有军事才能，于是授予功曹之职，率甲士八百去抗击羌军，斩首数百，羌人退却。皇甫规看到羌人起义的原因是官府对羌人的侵暴，于是他向朝廷上书自荐，认为自己熟悉地形，了解民情，用安抚的政策可使羌人安定。但朝廷未准所奏。

公元 159 年（汉桓帝刘志延熙二年）山东叔孙无忌起义，朝廷特以公车征召皇甫规为泰山太守。皇甫规到任后广设方略，迅速稳定了局势。

公元 161 秋，西羌零吾、先零等部攻打关中，护羌校尉段颎剿而不抚，终至羌人暴动愈烈，朝廷不得不将段颎革职问罪。于是朝廷三公举荐皇甫规为中郎将，持节监领关西兵，讨伐零吾羌等，取得胜利。先零诸种羌敬仰皇甫规，羌人互相传告劝降者十余万人。皇甫规对羌人既剿且抚，又对侵犯羌人利益的地方贪官污吏进行查处劾奏，查明安定太守孙隽贪赃枉法，属国都尉李翕、督军御史张禀滥杀降羌；凉州刺史郭闳、汉阳太守赵熹老弱昏悖，不堪任职，依仗权贵，不遵法度，逐条上奏其罪行，使这些贪官或免或诛，大快羌人之心，东羌也纷纷到军前归降。

不久，北方匈奴犯境，战端又起，朝廷再次征召皇甫规为度辽将军，戍边抚民。在边郡数年，匈奴威服。

2. 不畏强权，不向邪恶低头

汉冲帝刘炳永嘉元年（145），安定郡举荐皇甫规为孝廉方正。当时梁太后听政，其兄梁冀把持朝政。皇甫规在策问中斥责以梁冀为首的外戚官僚集团"德不称禄，尸位素餐"，使皇上"专听谄谀之言，不闻户牖之外"。梁冀嫉恨皇甫规刺己，特意将皇甫规列为下等，只给了个郎中的闲散小官。皇甫规见此情形，托病回乡。梁冀仍不能解恨，指示州郡官员陷害皇甫规，数次几乎被置于死地。皇甫规居家14年，设馆教书，日以《诗》《书》《易》《礼》教授门徒，生徒多达300余人，东汉名臣张奂、杨炳、陈蕃等皆从学门下。

汉桓帝延熙二年（159），梁冀被诛，权归宦官，更为群恶相济，呼同引类。他们企图拉皇甫规入伙，旬月之间符命五至，皇甫规坚拒不受。

皇甫规秉直清高，不与宦官豪强交往。于是他们对皇甫规十分怨恨，共谋诬陷他，说羌人归顺是皇甫规用财物收买的假降。汉桓帝也将信将疑，数次下诏斥责皇甫规，并于是年冬天召还京师，免去军职，拜为议郎。

而中常侍徐璜、左悺企图向皇甫规索贿，多次派人故意向皇甫规讯问功劳情况。皇甫规知其用心，始终不予理睬。宦官索贿不成，又以"羌族假降"之事诬陷，皇甫规部属拟贿赂宦官，以求息事宁人，皇甫规坚决不从，遂以"余寇不绝"之罪，将皇甫规下狱。朝廷公卿及太学生张凤等三百多人上书桓帝为其鸣冤，始得释放，罢官归里。

3. 为官清廉，尊贤让贤。

皇甫规为官清廉，不贪官位俸禄。在平羌战事中，他拥众立功，但从不以权为家人和自己谋私利，平羌后他就回归安定故里；永康元年（167）被征为尚书，后迁弘农（今河南灵宝）太守，他让封不受，又转为护羌校尉，后来甚至连护羌校尉的官也不要了，要求回归安定故里，汉灵帝熹平三年（174），皇甫规在被召还途中，因病卒于谷城（今山东东阿镇），享年71岁。其淡于功名利禄如此。

皇甫规有一种极其可贵的品德，那就是尊贤、爱贤、让贤。延熙四年，他受任度辽将军率兵与匈奴作战。他发现曾是他的学生现在是他部下的中郎将张奂才干出众，就上书皇帝推荐张奂任度辽将军统领全军，而自己做张奂的部下，任使匈奴中郎将。后来张奂升迁朝廷大司农，皇甫规才复任度辽将军。

皇甫规尊贤、敬贤，可以说是到了不要命的地步。据《后汉书·党锢传》，东汉桓帝时，宦官势盛，士大夫李膺等十分憎恶，捕杀其党，宦官乃控告李膺等与太学游士为朋党，诽谤朝廷，牵连二百余人，禁锢终身。灵帝时，李膺等人又被起用，与大将军窦武谋诛宦官。事败，李膺等百余人全都被杀，其余罢官、流放、监禁的有六七百人。这就是中国历史上著名的"党锢之祸"。遭党锢之祸的人都是中国知识分子的精英，是一代贤才，皇甫规认为自己作为"西州豪杰"不在"党人"之中，是一种耻辱。于是皇甫规上书皇帝说道，自己曾推荐张奂，是我附"党人"，应该治罪；另外，太学生上书说自己是"党人"附我，也应该坐罪。但朝廷知而不问，故未遭"党锢之祸"，这在皇甫规似乎是一种遗憾，而当时人都认为皇甫规贤明。

皇甫规之学问人品，道德文章为时人和后人所敬仰，范晔在其《后汉书》本传中评赞道：

"孔子称'其言之不怍，则其为之也难。'察皇甫规之言，其心不怍哉！夫其审己则干禄，见贤则委位。故干禄不为贪，而委位不求让；称己不疑伐，而让人无惧情。故能功成于戎狄，全身于邦家也。"

意思是说：

"孔子称说道，'如果一个人大言不惭，那么他做起事来就很困难。'仔细了解皇甫规说的话，他的心里是不惭愧的啊！他审慎地对待自己，就表现在做官上，见到贤才就委以官位。所以他做官不贪图高官厚禄，而把官位委付给贤才，不要求人家谦让。举荐自己不猜疑别人的功劳才能，而斥责宦人就不怕损伤情面。所以能在抗击戎狄的暴乱中建立功勋，在强权执政的国家里保全生命。"

说到皇甫规，我们不妨顺便说一下皇甫规晚年的续弦之妻，范晔《后汉书》把她记在《列女传》中。此女不知何姓何氏，她善著文，能草书，是一个女才子，她实际上是皇甫规晚年的文字秘书，皇甫规卒时，其妻依然年盛貌美，被相国董卓看中，以车马、奴婢、钱帛厚礼前往聘娶，妻不从，轻装跑到董卓门前下跪陈情，言辞酸怆，董卓听了很恼怒，命令侍从卫队拔出刀把她团团围住，威逼她说："孤之威教，欲令四海风靡，何有不行于一妇人乎！"归妻一听，知道不能脱身，就站起来大骂：

"董卓你这个西羌蛮胡的野种，你毒害天下人还没有毒害够吗！我家先人代代清风亮节，品德高尚，皇甫家族累世都是文武上才，是大汉皇室的忠臣，你自己不是在皇甫氏麾下驱使奔走当差的吗？你敢要对你君侯的夫人行非礼吗？"

董卓听了归妻的大骂，恼羞成怒，把马车拉到庭院当中，把归妻的头悬在车辕上，马鞭木棍一起扑打过来。归妻遂死于车下。

归妻虽不是皇甫血统的人，但她生是皇甫家族的人，死是皇甫家族的鬼，她的刚烈壮举为皇甫家族谱写了骄傲，增添了光彩，对皇甫氏后人及世人都有着光辉灿烂的影响。

下面谈谈给皇甫家族带来荣华富贵，提升门阀地位的另外一个人——皇甫嵩。

皇甫嵩，字义真，东汉度辽将军皇甫规兄皇甫节之子。皇甫节曾为雁门太守。嵩少有文武之志，好诗书，习弓马，是个文武全才的青年。早年就被举为孝廉茂才，太尉陈蕃、大将军窦武连连征召他去做官，他都没有去。直到汉灵帝光和三年（180），诏征为议郎，出任北地郡太守，以功封都亭侯，

皇甫嵩的政治生涯是在他生命的最后十几年里，其实他就做了一件事情，那就是镇压黄巾起义。

东汉末年，宦竖专权，朝政腐败，民不堪命。钜鹿人张角以黄老之道相宣传，以符水咒说治病相蛊惑，以"苍天已死，黄天当立。岁在甲子，天下大吉"为口号，并用白灰书于京城寺门及州郡官府，聚徒数十万，遍布青、徐、幽、冀、荆、扬、兖、豫八州，约于汉灵帝中平元年三月五日内外俱起，攻打京城洛阳。张角自称天公将军，其弟张宝称地公将军，二弟张梁称人公将军。身着黄巾，故称黄巾军。一时之间，天下响应，朝廷震恐，东汉王朝岌岌可危。

汉灵帝急招群臣商讨对策。时为北地郡太守的皇甫嵩向皇上建议，应该废除党禁，拿出禁中的钱和西园马厩中的马，来发给军士，并查处贪官污吏的钱财补给军用。汉灵帝采纳了皇甫嵩的建议，并拜为左中郎将，持节领兵四万人，与右中郎将朱俊一起，各统一军，先去征讨颍川的黄巾军。

皇甫嵩确实深谙兵法，战术机智灵活，所以连连获胜。在首次与黄巾军将领波才的战役中，朱俊被击败走，波才军遂即将嵩军围长社（今河南长葛东北）城内，嵩兵少，军中皆恐慌，嵩登城察看

敌情，见波才军都依靠草丛扎营，乃召集军吏说："兵有奇变，不在众寡。今贼依草结营，易为风火，若因夜纵烧，必大惊乱。吾出兵击之，四面俱合，田单之功可成也"。

田单是战国时齐国人，燕攻打齐国，攻下七十余城，仅莒、即墨二城未下。即墨守将战死，城中人推举田单为将军，田单取牛千头，都穿上五彩衣服，在牛头上绑上矛和盾，在牛尾上系上火把，穿城而出，城上大噪，燕军大败，此火牛突阵之法，收复齐城七十余座，田单以功封安平君。

那天夜里正好刮大风，皇甫嵩命令军士用苇草捆成火把，派精锐的士兵悄悄跑出敌人的包围圈，纵火大呼，城上的士兵举着火把响应，皇甫嵩从城里率兵击鼓呐喊而出，攻击黄巾军的兵营，黄巾军惊恐，慌乱中四散逃跑。正好骑都尉曹操率兵赶到，与嵩合兵进击，大获全胜。

五月嵩、操、俊联合攻打黄巾军，又获全胜，斩首数万级。皇甫嵩被封为都乡侯。皇甫嵩、朱俊又联合乘胜追击汝南、陈国的黄巾军，在阳翟追击波才，在西华进攻彭脱，获胜后皇甫嵩上奏章叙述胜利战况，将战功归于朱俊，皇上封赏朱俊为西乡侯。皇上又诏令皇甫嵩讨伐东郡，仓亭一战，俘虏了敌首卜巳，斩首七万余级。此时因董卓攻打张角无功，皇上诏改皇甫嵩征讨张角，嵩与张梁战于广宗（今河北威县东），张梁军勇猛异常，皇甫嵩无法取胜，就关闭营门，以逸待劳，观望敌情变化，察知对方懈怠，就连夜整军进攻，战至下午终获全胜，杀死张梁，斩首三万余级，因追赶而赴河死者五万余人。后又在曲阳（今河北晋县西北）攻打张宝，斩张宝及部卒十余万人。

汉灵帝刘宏中平五年（188）十一月，黄巾军余部王国率军攻打陈仓，诏令拜皇甫嵩为左将军，带领前将军董卓，合兵四万人来抵抗王国之军。身为前将军的董卓对皇甫嵩说："陈仓受困甚急，请速派兵救援。"皇甫嵩说："不必,百战百胜,不如不战而屈人之兵。陈仓虽小,但城池坚固,王国虽势盛,但攻不下陈仓,待其徒众疲惫后再行攻击是全胜之策,不必救援。"王国围攻陈仓八十余天而不能攻下,果如嵩之所言。皇甫嵩避锐击衰,斩首万余级,王国败走而死。这件事使董卓大为惭愧,遂与嵩结下怨隙。

皇甫嵩善于带兵,有将帅之高风,关心士卒,每次驻扎,必待营帐搭建完毕才回到自己的住处,士兵们都用完餐了,他才吃饭。他反对行贿,也反对受贿。部下有受贿的,他不加显责,而是再赐给他们钱物,吏士惭愧,有的竟至自杀。故士兵皆乐为所用,作战英勇,多立战功。

皇甫嵩镇压了这波澜壮阔的黄巾大起义,挽救了皇室,是东汉王朝的大功臣,以功拜车骑将军领冀州牧,封槐里侯,食槐里、美阳八千户。

黄巾起义虽然被镇压下去了,但东汉政权更趋腐亡,董卓篡逆,挟持天子,把持朝政,羞辱皇甫嵩征召其为城门校尉。嵩之长史梁衍及其侄子皇甫郦都劝他奉天子之命率众讨卓,嵩不听,受其城门校尉之任。董卓进而要杀害他,幸其子皇甫坚寿闻信从长安赶来跪在董卓面前泣求,方得免死。

汉献帝刘协初平三年,司徒王允使吕布杀董卓。董卓既诛,以嵩为征西将军,又迁车骑将军,其年秋拜太尉,冬以流星策免,复拜光禄大夫,迁太常。不久,董卓旧部李傕在长安作乱,大肆掳掠,加以饥馑,民相食殆尽,皇甫嵩在忧愤中死去。嵩卒,赠骠骑将军印绶,拜家一人为郎。

皇甫嵩少有大志,步入仕途历经灵帝、少帝、献帝三朝。史称"为人畏慎勤尽,前后上表陈谏有补益者五百余事,皆手书毁草,不宣于外;又折节下士,门无留客,时人皆称附之。"他镇压黄巾大起义,这件事在今天看来是违背历史潮流,是应该受到批评,但在中国古代封建社会中，忠君就是爱国，这是儒家思想的传统美德，所以他仍应该名垂青史。他功高盖世，威震海内，但始终忠于朝廷，毫无篡逆之心。他厌恶贪官，刚正不阿，忧国忧民，德布天下，是东汉末年著名的政治家和军事家。·

然而皇甫嵩为皇甫氏家族带来的荣耀并没有持续多久，其子皇甫坚寿连续两代为避乱世辞官隐退，到曾孙皇甫谧出生时已经家道衰落，成为贫苦的农耕人士了，并没有享受到那豪华的贵族生活。尽管社会动荡不安，但皇甫家族的门阀地位并没有降低。这是因为中国古代是宗法社会的延续，又因为三国曹魏时期实行九品中正制，对士族大姓有优厚的政治特权。这就使我们知道，已经是一个农民的皇甫谧，西晋王朝为什么会多次去征召他做官的原因了。

贵族豪门的家世对其后代的影响，不仅是政治方面的，还有其文化积淀、家教门风、甚至遗传基因等，这些对人物的一生都有这样那样的不同程度的影响。这也就是我们在讲述皇甫谧这个人物之前，先要介绍他的家世的理由。

（三）与孔氏家族的关系及对皇甫谧的影响

我们从宋微子世系谱中知道孔子（551～前479）也是宋人的后裔。《史记·孔子世家》索引中引《孔子家语》："孔子，宋微子之后。宋缗公生弗父何，以让弟厉公。弗父何生宋父周，周生世子胜，胜生正考父，考父生孔父嘉，五世亲尽，别为公族，姓孔氏。孔父嘉生子木金父，金父生睪夷，睪夷生防叔，畏华氏之逼而奔鲁，故孔氏为鲁人也。"

宋微仲是孔子的第十四代祖。弗父何是孔子第十代祖，他是宋缗公（名共）的太子，本应继承君位，可缗公却让给其弟熙，是为宋炀公，这引起其庶子亦即弗父何的弟弟鲋祀的不满，就杀掉叔父炀公熙而宣称"我当立。"弗父何在这残酷血腥的权力之争中看清了形势，主动让出，从此失去了公族的地位而成为宋大夫。弗父何的从孙，亦即孔子的六世祖孔父嘉，他是孔姓氏族的始祖，他是穆公、殇公朝的大司马，辅佐两朝19年，组织策划了一系列战争，却也因此卷入了宋国内部的权力斗争中。太宰华督甚恨之，伺机杀之。孔父嘉之妻喜欢外出郊游，一次被华督遇上，孔妻貌美，使华督色迷，竟然目不转睛地盯视，淫火中烧，必欲夺之，于是加快了杀死孔父嘉的步伐。公元前710年，华督使人在国中宣言说："殇公即位十年尔，而十一战，民苦不堪，皆孔父为之。我且杀孔父以宁民。"于是华督杀了孔父嘉，夺了孔妻，又弑殇公，把穆公之子冯从郑国接回立为君，是为宋庄公。自立为宰相的华督立刻废除了孔氏卿大夫的世袭地位，将孔父嘉的儿子木金父降为士。从此由孔父嘉开始的孔姓家族，再也不被重用，走上衰落之路。而宋庄公在位期间各诸侯国频繁伐宋，宋国再也走不出内忧外患的混乱局面。在国破家衰的情况下，孔父嘉的曾孙孔防叔（孔子的曾祖父）为避宋乱而迁居鲁国。至于为什么迁鲁而不迁往别国，除宋鲁比邻，距离很近外，宋武公的女儿是是鲁惠公的夫人，生鲁桓公。宋鲁二国有如此重要的亲缘关系，这应该是一个重要原因吧。

虽然孔子比皇甫谧早生七百多年，但他们的家世是多么地相同和相似啊！

自汉武帝"罢黜百家，独尊儒术"，孔子的声望和地位愈来愈高，孔子及其所代表的儒家思想学说已经渗透到中华民族的政治、思想、文化等各个领域，浸透于中华民族的血液和细胞中。皇甫谧对于他的这位远古的亲戚，对于这样一位至圣先师的亲戚，其尊崇程度自然会超过那些儒学士子，那么孔子对于皇甫谧的影响自不必说了。

二、皇甫谧生活的时代

皇甫谧生于东汉，长于三国之曹魏，卒于西晋，在贫病交困中度过了一生。

东汉这个王朝是自公元25年光武帝刘秀称帝起，至公元220年曹丕废除汉献帝刘协止，历12帝，共195年，因都城洛阳在西汉旧都长安之东，故称东汉。皇甫谧生于公元215年，东汉灭亡时他才五岁。

人们常说时势造英雄。这就是说时代的形势作用于英雄，而英雄对所处的这种形势或改变，或发展，或创造，从而产生一片新的天地，这就又是英雄造时势了。他们或是改天换地，或是有所创造，或是教益于民。古之贤者追求"三立"，即立功、立言、立德，能具有其中一立，就是时代的精英。这就是时势造英雄，当然，英雄也造就了时势。英雄离不开时势，时势不能没有英雄。

认识时势，要从广阔的背景去考察，因为历史有其延续性，民族文化中的精华积淀是造就未来精英的宝贵财富。我们要认识皇甫谧这个文化精英，也必须从广阔的历史背景中去考察。

（一）西汉时期的社会政治

公元前206年，刘邦在秦末农民起义的基础上推翻了秦王朝的统治，又打败了与他争夺统治权的贵族军事集团项羽的武装力量，建立了西汉王朝，把由农奴主贵族统治的中国封建社会的初级阶段，推向了新兴地主阶级统治的中国封建社会的高级阶段。

（1）刘邦实行黄老之学的"无为而治"，让民休养生息

由于秦末以来长期的战乱，加上严重的自然灾害，刘邦所得到的西汉政权处于民生凋敝，人口锐减，经济十分穷困，就连皇帝的马车要找几匹毛色一样的马都很难凑齐。汉高祖刘邦要士人陆贾为他总结秦朝二世而亡的教训，并为他提出治国之策。

陆贾根据黄老学说，结合当时国家残破，经济凋敝的情况，写论文十二篇，提出要让民休养生息，实行"无为而治"的政策。他说："事愈烦，天下愈乱；法愈滋，而奸愈炽；兵马益设，而敌人愈

多。秦非不欲为治，然失之者乃举措暴众，而用刑太极也。"（《新语·无为》）

他主张不要"极武"，不要"用刑太极"，而要"文武并用"，说这是"长久之术"。这就是所谓的"无为而治"。

刘邦很赞赏陆贾的意见，他将陆贾的十二篇论文合为一书，将其命名为《新语》，此书是西汉前期的治国思想。

经过西汉前期几代皇帝的无为而治，让人民获得了六七十年的休养生息，出现了中国历史上第一次被称为太平盛世的"文景之治"。国家的经济实力有了很大的增强，粮食和物资的储备相当充足。国库中存放的铜钱长期不必动用，以致穿钱的绳子烂了，铜钱散落得无法清点。太仓中的储备粮年年增多，吃用不完，多有腐烂变质的情况。总之，这一时期，即从高祖刘邦到文、景时期，是处于大规模的农民战争之后，土地占有情况有所调整，政治情况有所改善，又经过长时间的"休养生息"，尽管贫富在不断分化，土地兼并日益严重，有不少贫苦百姓漂泊流亡；但总的说来，社会经济的发展是迅速的，发展的幅度也是很大的。从经济领域的几个主要方面，即土地所有制、生产关系、农业与手工业生产、商品交换等方面来看，西汉社会经济的发展，为此后两千年的封建经济的发展奠定了基础。

（2）汉武帝为加强中央集权，"罢黜百家，独尊儒术"。

而到汉武帝这位中国封建社会杰出的帝王政治家，又把西汉王朝推入了全盛时期。

汉武帝针对诸侯王尚有相当大的实力、土地兼并严重、匈奴等边患不断，他决心加强中央集权的统治，在政治方面，他重用身边的官员，组成"中朝"，提高原是少府属官尚书的地位，以削弱由诸侯王担任的丞相的权力；设置"刺史"，以加强对整个官僚机构的控制；颁布《推恩令》和《附益法》，以削弱诸侯王的势力。在军事上，建立侍从军和禁卫军，以保证皇帝对军队的控制，也解决了匈奴、两越等边境问题。在商业上开辟了通往西域的商路，拓展了疆域。在经济上，改革币制，统一盐铁，推广耕牛铁器等先进的农业技术，为中央集权建立了经济基础。在思想文化上采纳董仲舒的建议，"罢黜百家，独尊儒术"保证了王、公、卿、大夫、士、庶民这样的社会政治结构，进一步巩固了皇帝的权力和封建社会的统治。

所谓"独尊儒术"，就是孔子奋斗终生的"克己复礼"，就是儒家所追求的西周那王公卿大夫士庶的宝塔尖式的等级制度森严的礼制社会。孔子为什么不能实现，因为那时礼坏乐崩，天下分裂，所以他是"明知不可为而为之"，但到西汉，天下大一统了，实行儒家的礼制社会最能加强中央集权，特别是最能保证皇帝的至高无上的绝对权威，汉武帝所"独尊"的就是这个！而他所罢黜的不是诸子百家中的所有内容，只是其中不合儒家礼制王道的内容，所以如上述他所制定的治理国家的方针政策，仍然是法治的东西。汉武帝采用这维护皇权的八字大纲，在中国封建社会中延续了两千多年，使孔子的地位不断提升，使孔子及其为代表的儒家文化成为中华民族的传统文化。

由于汉武帝的一系列举措，国力日益增强，到汉宣帝时，四夷安宁，匈奴来朝贡奉，经济繁荣，由于汉初的休养生息，此时全国人口上升到五千万，出现了西汉最强盛的时期。

（3）西汉的灭亡和东汉的建立

但到西汉后期，由于土地兼并和奴婢现象越来越严重，成为尖锐的社会矛盾。王莽篡政后尝试图改革这个问题，结果越来越糟，终于导致了全国性的农民大起义的爆发。起义军最后汇成三支大军，即绿林军、赤眉军和铜马等异号各军。南阳豪强刘秀以西汉贵族身份，极力拉拢官僚、地主，以扩大自己的势力；并用软硬兼施的手腕分化、瓦解、打败了农民起义军，又以恢复汉室为号召，深得官僚、地主的拥护，于公元 25 年攻下洛阳，建都称帝，史称东汉。

（二）东汉时期的社会政治

东汉的社会政治可分为初期、外戚专政、宦官擅权这三个时期。

（1）初用"黄老"，恢复安定。

东汉初年，经济凋敝，社会动荡不安。刘秀为较快地稳定社会秩序以巩固他的统治，于是他效法刘邦初建西汉时的办法，也以"黄老"之术实行无为而治。他为了加强中央集权，采用了"退功臣，进文吏"，即不用帮他打天下的武人主事，而进用懂得治理天下的文吏、削弱三公（司徒、司空、太尉）的权力，归于直接听命于皇帝的尚书台、加强监察制度，设御史台、司隶校尉、州刺史，以便对中央和地方各级官员的监督、又把地方军权收归中央，从而全面地加强了中央集权。在社会经济改革方面，刘秀亦采取了一系列措施，其中特别重要的是解放奴婢。奴婢制度是自西汉以来一直困扰着社会生产的大问题，由于农村经济凋敝，农民为了生存，不得不嫁妻卖子，到贵族、豪门、地主、商人家去当家奴，终身失去人身自由。汉哀帝和王莽都曾力图解除这一制度。刘秀从建武二年（公元 26 年）至十四年共下六道命令，终于解决了这一问题。刘秀的解放奴婢、禁止残害奴婢的政策，对稳定社会秩序，恢复发展社会经济，都起了巨大的作用。由于推行这些政策，延续到汉明帝时，东汉社会出现了史家所称道的"天下安平，百姓殷富"的景象。

（2）外戚专政的腐朽政治

但是自汉章帝死后，东汉政治便进入了黑暗时期，其主要原因一是外戚专政，二是宦官擅权，两恶相遇，必起争斗，这就导致了朝政的混乱；由于朝政的混乱就又导致了社会的动乱不安，这就爆发了羌族大起义和黄巾大起义。整个东汉社会后期的历史就是这样一部动乱的历史。

东汉中期以后，外戚与宦官的斗争重要的有四次：

汉章帝死后，十岁的刘肇即位，是为汉和帝。窦太后临朝，自感寡母孤儿掌政困难，就以其兄窦宪为侍中，后又任车骑将军、大将军，权倾朝野。这是东汉外戚专权的开始。窦宪之弟弟、儿子、女婿都在京师官居高位，刺史、守令多出于窦氏门下。窦氏为非作歹，他们的奴仆亦"依倚形势，侵陵小人，强夺财货，篡取罪人，欺略妇女。商贾闭塞，如避寇仇。有司畏懦，莫敢举奏。"（《后汉书·窦宪传》）他们还阴谋杀害和帝，和帝惊慌，公元 92 年，十四岁的汉和帝刘肇遂与中常侍郑众密谋，捕杀了窦氏兄弟及其同党，窦宪自杀。这是宦官打击外戚的第一个胜利，郑众因功封侯，从此宦官政治也就粉墨登场了。

公元 106 年，汉和帝死，立其子才出生一百多天的刘隆，是为殇帝，一年后死去，又立十三岁的侄子刘祜，是为汉安帝。邓太后临朝，其兄邓骘为大将军，掌握朝政大权。安帝被立以后，邓太后久不归政，又自感出自支庶，名义不正，故心中很是不安。汉安帝建光元年（公元 121 年），邓太后死，安帝的乳母王胜与中黄门李闰、小黄门江京等，诬告邓氏有废立之谋，邓骘被迫自杀，邓氏族人或自杀，或被免官。李闰、江京都升任中常侍，江京还兼大长秋（为皇后近侍，负责宣达皇后旨意，管理宫中事宜），李闰、江京与阎皇后之兄阎显共掌朝政。这是东汉王朝宦官对外戚的第二次打击，宦官的地位又提升了。

公元 125 年汉安帝死，阎皇后想长期把持朝政，她先杀掉太子保之母李宫人，将保贬为济阴王，又与阎显、江京等迎立济北王寿之子刘懿为帝。几月后刘懿死，阎后又想再立一个小孩。中黄门孙程等合谋杀掉江京、阎显，迎立原太子济阴王保，是为顺帝，迁阎太后于离。这是宦官对外戚的第三次打击。

汉顺帝时，梁皇后临朝，其兄梁冀为大将军录尚书事，专权 20 年，先后立过冲帝、质帝、桓帝三个皇帝。专横跋扈，弄权作威。

亲属党羽布满朝野，大小官吏升迁先向他行贿上贡，然后他们疯狂地搜刮人民。地方官进奉贡品，选好的给梁冀，次的给皇帝。他敲诈豪门钱财，劫掠良家子女为奴婢，他强占民田，调发民工为他修建私人苑囿，农民若有触犯，则遭杀害。梁冀一家前后有七人封侯，出了三个皇后，六个贵人，两个大将军，尚公主三人，其余任卿、将、尹、校的有五十七人。

汉桓帝刘志是河间王刘开之孙，十五岁时为梁太后和梁冀所立，他对梁冀很是惧怕。桓帝延熙二年（公元 159 年），梁皇后死，桓帝与中常侍单超、具瑷、唐衡、左悺、徐璜等人合谋，以虎贲、羽林千余人包围了梁冀的府第，梁冀自杀，梁氏族人、亲戚不论长少，皆弃市。因牵连被所杀的公卿、列校、刺史、二千石者有数十人，故吏、宾客被免官的三百余人。一时之间"朝廷为空"。没收梁冀财货被出卖后，共得三十余亿。这是宦官对外戚的第四次打击。单超等五人以功同日封侯。从此以后，东汉政权为宦官集团所垄断。

（3）宦官擅权的黑暗政治及朋党与宦官的斗争

宦官垄断政权以后，政治日益黑暗，一些比较正直的在朝官吏、在野的地主士人和太学生，采取各种形式，对宦官集团展开了斗争。于是相继出现了清议和党锢事件。

范晔《后汉书·党锢传》曰：

"逮桓、灵之间，主荒政谬，国命委于阉寺，士子羞与为伍。故匹夫抗愤，处士横议。遂乃激扬名声，互相题拂；品覈公卿，裁量执政。婞直之风，于斯行矣！"

1. "品覈公卿，裁量执政"的清议

所谓"品覈公卿，裁量执政"，主要是批评当权的宦官及他们的行径，他们垄断了仕途，把持用人大权，侵夺了太学生及广大士子的上进之路。而宦官们的族人、亲戚中那些无德无才者，纷纷占据官位。正如《抱朴子·外篇·审举》所言："举秀才，不知书；举孝廉，父别居。寒素清白浊如泥，高第良将怯如鸡。"

这种舆论起初主要是在地方上流行，后来转入太学。太学诸生有三万多人，他们入仕无门，所以太学很快就成为洛阳清议的中心。郭林宗、贾伟节是他们的带头人。他们与当时的重要且清廉的官员"李膺、陈蕃、王畅更相褒重。学中语说：天下模楷李元礼（李膺），不畏强御陈仲举（陈蕃），天下俊秀王叔茂（王畅）。"这就是所谓"激扬名声，互相题拂"吧。实际上是太学生们在树立自己的领袖，以便与宦官集团相对抗。李膺等人是当时中国知识界的精英，他们也就是"党锢"中的党人。

清议有褒有贬。"品覈公卿，裁量执政"就是贬。在当时政治异常黑暗的形势下，清议者们敢于"危言深论，不隐豪强，自公卿以下莫不畏其贬议。"可见，这种清议在社会上确是起到了激浊扬清的作用。不唯如此，这在当时的社会名流中已成风气。名士郭泰是最善于评论人物的。谢承《后汉书》注云："泰之所名，人品乃定。先言后验，众皆服之。"又据《后汉书·许劭传》，许劭和他的从兄许靖"俱有高名，好共覈论乡党人物。每月辄更其品题，故汝南俗有月旦评焉。"曹操年少时，曾请许劭品评，劭说他"清平之奸贼，乱世之英雄。"曹操听了很高兴。这就是成语"月旦人物"出处。

2. 党锢事件

官僚士大夫和太学生与宦官集团的斗争是东汉历史上"正直废放，邪枉炽结"（范晔《后汉书·党锢传》）的尖锐表现，这种斗争愈演愈烈，宦官政治更加黑暗，终于出现了大批士人和太学生惨遭厄运的"党锢"事件。

汉桓帝延熹九年（公元166年），与宦官关系密切的术士张成推占说朝廷将要大赦，就令其子杀人。司隶校尉李膺逮捕了张成父子，并依法处死。张成弟子牢脩因上书诬告李膺与太学生、诸郡的书生儒士等，"共为党部，诽讪朝廷，疑乱风俗。"桓帝大怒，逮捕了李膺等二百余人。后经尚书霍谞、城门校尉窦武等向桓帝说情，才得赦免回归田里，但却要禁锢终生。

第二年，桓帝死，灵帝立。太后之父窦武以大将军的身份与太傅陈蕃辅政。他们启用了李膺与其他一些被禁锢的名士。次年，他们共谋诛杀宦官集团，不慎事泄，宦官曹节发兵逮捕窦武，窦武自杀。窦氏宗族、亲戚几被杀光。又次年，曹节等以"部党"之罪名，再次逮捕了李膺等一百余人，这些人都死于狱中。他们的门生、故吏、父子、兄弟等，凡是做官的一律免官禁锢，其范围扩大到五服以内的亲属。

"党锢"事件前后长达 18 年之久，是东汉宦官政治最黑暗的时期。汉灵帝中平元年（公元 184 年），黄巾大起义爆发，宦官中常侍吕强害怕被禁锢的人与黄巾军首领张角等合谋，就向灵帝建议，下诏解除了"党锢"。

3. 农民大起义和东汉的灭亡

东汉中期，由于外戚专政，对边境少数民族更是残酷地压榨，终于爆发了西羌、北羌等边境少数民族的大起义。皇甫规用安抚的政策平息了这些起义。到东汉后期，宦官政治的黑暗，更加导致了社会阶级矛盾的尖锐，终于爆发了大规模的农民起义。先是公元 184 年 2 月张角领导的太平道起义，三个月后是黑山黄巾与青徐黄巾起义，同年七月，张修领导的汉中巴蜀天师道（又称五斗米道）起义，公元 191 年，天师道的另一首领张鲁在汉中建立巴蜀政权，直到公元 215 年才向曹操投降。这些农民起义虽然先后都被朝廷派出的皇甫嵩、曹操等镇压下去，但东汉政权也已经名存实亡了。到公元 220 年，曹丕废掉汉献帝刘协，自立为魏王，从此，中国历史进入了三国时期。

（三）两汉文化科技的成就

一个民族，或者说一个国家，甚至一个地区，在长期的历史进程中，总是在不断地加深着它的文化积淀，这种积淀是为其后世子孙启智育人，培养人才的宝贵财富。到两汉时期，在先秦文化的基础上，中华民族在文化科技和思想学术各方面都有了空前的发展，又有了非常丰富的成果，广阔而又深厚的积淀。

1. 经学的复苏和兴盛

秦始皇反对儒家学说，在其统一中国后的第八年（前213）下令焚烧儒家经典，又下"挟书令"，凡私藏儒家书籍者要严加治罪。所以在秦代儒家经典销声匿迹了。汉初，虽未下"挟书令"，但秦给人心中留下的余悸犹在，儒家经典仍未能见天日。惠帝时除禁书令，儒学经典的禁区开始松动，武帝时接受董仲舒的建议，提出了"罢黜百家，独尊儒术"的国策，儒学思想自此成为中国封建帝王的统治的思想，儒学不但复苏了，而且兴盛了，兴盛到了极点，成了中国封建社会统治国家的学说。所以称之为经学。

汉代的经学分今文经学和古文经学。所谓今文经是指先秦的遗老宿儒靠记忆将儒家经书口头背诵下来，由弟子用汉代的隶书记录下来，是谓今文经学。武帝时置五经博士，由今文经学家充任，从此今文经学得到了广泛的传播。所谓五经，原先只有四经，即《诗经》、《书经》、《礼经》、《春秋》，至于《乐经》，一说毁于秦火，一说乐是附于《诗经》中的，没有其书。至于《易经》，本非儒家之书，是占卜的书，秦始皇也没有烧它，汉时，为了扩大儒家经典的范围，遂将它列入五经之内。且当时《易经·系辞》尚无，后来有人根据《淮南子》观象制器的内容和《世本·作》的内容及其它古籍写成《系辞传》，托名孔子，这样，《易经》也就成了儒家经典了，而且由五经之末，跳到了群经之首。

今文经学自宣帝时立为学官，成为皇家太学的教材，且置博士，即《易》三家、《书》三家、《诗》三家、《礼》一家、《春秋》二家，共十二博士，到东汉时增至十四博士。虽流派不同，但都是利用这些教材为封建帝王和封建政治服务。

所谓古文经学，是当年儒生们为躲避秦火将用小篆或秦以前六国文字抄写的埋在墙洞里或地下的儒家经书，现在被发掘出来，重见天日，这就是古文经学。古今两种经学在文字、篇幅上存在着一定差异，古文经学《礼》多三十九篇，《书》多十六篇，《毛诗》和《春秋左氏传》则为今文经所不载。但从实际情况来看，古文经学要比今文经学更接近古籍原貌。古文经学受到今文经学的排斥，西汉时未能立为学官，但在民间广为流传。今文经学的博士及其弟子们为了猎取功名利禄，多用繁琐的史事附会经义，望文生训附会政治，解说"尧典"二字用了十万余言，解说"曰若稽古"四字用了三万余言，其繁琐之状令人生厌。班固批评道："一经说至百余万言，大师众至千余人，盖禄利之路然也。"

东汉贾逵、马融、郑玄等皆是兼通今文经学的古文经学家，郑玄广采各家之说，遍注群经，古今两派皆为赞许，是为"郑学"，从此结束了古今两派的斗争。河间献王献《毛诗》，置博士，郑玄笺之，遂使齐鲁韩三家诗淡出，而《毛诗》独传。又，贾逵的弟子许慎为了反对今文学派根据隶书经典，穿凿附会，曲解经文的错误，用了二十二年的时间，写成《说文解字》这部我国最早的字典，收篆文9353个，收古文（战国）、籀文（西周、春秋）1163个为重文，分540部。从此，他们的学说成了后世经生学子的百代宗师。

2. 佛教的传入和道教的兴起

老子开创的道家学派传承到战国的庄子，并称老庄。后来又把黄帝和老子并称，成黄老学派。至汉武帝"罢黜百家，独尊儒术"，黄老学派受到排斥而转入地下，流于民间，以修炼内外丹、大武、医药、房中术、巫术为务。西汉末年，佛教传入中国，至东汉很快盛行开来，于是受到排压的黄老学派也就以《老子》为教经，以老子为教祖，成立了中国自己的宗教，这就是道教。其创始人是东汉沛国丰邑（今江苏丰县）人张道陵（公元 34～156 年），他是西汉留侯张良的八世孙。汉安帝元年（142 年）他奉《老子五千文》撰《老子想尔注》，创天师道，寿 123 岁。唐宋帝王多有赐封，道教尊为祖天师、泰玄上相、降魔护法天尊等。

东汉末年，张道陵之孙张鲁（？～216）是天师道（又称五斗米道）第三代教主，在汉中、巴郡一带传道，钜鹿人张角（？～184）、张宝、张梁三兄弟创立太平道，在黄河南北传教，并成立黄巾军，领导东汉末年的农民大起义。

西汉哀帝元寿元年（公元前 2 年），大月氏使臣伊存来长安，博士弟子景庐从伊存口授佛经。东汉明帝时，蔡愔去印度研究佛学，回国后在洛阳建寺庙，翻译佛经。东汉末年，安息（今伊朗）僧人安世高、月氏僧人支谶等相继来到洛阳翻译佛经，汉人严浮调从安世高学佛，并参与翻译，从此佛教教义在中国流传。以上是佛教最初传入中国的情形。佛教和道教有相通的东西，如清静无为、清心寡欲等，能给人精神上带来慰藉和寄托，因此能迅快地传播开。

3. 走向辉煌灿烂的两汉文学

在《诗经》、《楚辞》、先秦散文的基础上，汉代文学走向了新的辉煌。散文方面出现了像《史记》这样大型而优美的巨著，又出现了许多语言优美生动，说理深刻有力的政论文章，如贾谊的《过秦论》、《治安策》、晁错的《论贵粟疏》、《徙民实边疏》以及王符的《潜夫论》、荀悦的《申鉴》等书中的某些文章都最具代表性。还有桓宽的《盐铁论》是讨论西汉王朝盐铁政策为中心的著作，是优美生动活泼流畅的对话体文学作品。

特别值得提出的是汉赋。赋体文学是继楚辞之后的《诗经》的又一产儿。最早写赋的是战国时的荀子，但走向成熟，影响后世，像唐诗、宋词一样，成为一个时代标志性文学的，那是在汉代形成的被文学史家彪炳的汉赋。汉赋有大、小两种，西汉时期主要是大赋，篇幅很长，基本上是为统治者歌功颂德的工具，缺乏人民性，如司马相如的《子虚赋》、《上林赋》等。东汉时期的赋篇幅较小，向反映社会现实的方向发展，具有人民性。如张衡的《思玄赋》、《归田赋》，赵壹的《刺世疾邪赋》等，都反映了人民的疾苦，揭露了统治者的腐朽。

在诗歌方面，《乐府诗》和《古诗十九首》也是脍炙人口，享誉千古的作品。乐府是汉武帝时期为采集民歌加以配乐的政府机关，作品都是来自民间，广阔地反映了社会生活的各个方面，其中如《战城南》、《十五从军征》、《陌上桑》等都是富有人民性的作品。

《古诗十九首》是东汉中期后中下层知识分子的作品，倾注了他们仕途坎坷，飘泊流离的感触，如《迢迢牵牛星》、《冉冉孤生竹》《明月何皎皎》等。还有反映他们生活走投无路，内心苦闷的作品，如《青青河畔草》、《生年不满百》等。汉代的诗歌发展了《诗经》的现实主义精神，对后世的诗歌创作有重大而积极的影响。

两汉的绘画、石刻、雕塑艺术也有很大发展，马王堆汉墓出土的长幅彩绘帛画、汉景帝之子鲁恭王灵光殿的壁画、霍去病墓前的石刻群以及众多墓葬中的雕塑和画像石等，都有很高的艺术价值和研究价值，对后世都有积极而深远的影响。

4. 史学

两汉的史学著作其成就和贡献是极其伟大的。司马迁的《史记》是我国第一部纪传体通史，开创了我国古代正史写作的先河和样板。上起黄帝，下迄当代，全书分为十二本记、十表、八书、三十世家、七十列传、共一百三十篇，五十二万六千五百字。这部书的价值有多大？可以这么说，如果没有《史记》，那么我国的上古史将是一片空白。那将是很遗憾的。

班固的《汉书》是我国第一部体例完整、内容丰富的断代史，为此后各王朝正史的写作提供了样板。全书共一百卷，分为十二纪、八表、十志、七十列传。始于刘邦，止于王莽覆灭，记述了二百三十余年间的史事人物。对于西汉前期的史事，多取自《史记》。全书体例仿照《史记》，唯改"书"为"志"，废"世家"入"列传"。新创《刑法志》、《五行志》、《地理志》、《艺文志》和《百官公卿表》，比起《史记》来丰富了这些方面的内容。但将《史记》中的《项羽本纪》和《陈涉世家》都改为《列传》，反映了班固的封建正统思想，就显得《汉书》的政治思想性远不及《史记》了。

两汉的史学著作尚有班固、蔡邕等人撰写的《东观汉记》143卷（今存24卷）。东观是洛阳宫中的殿名，是修史之处。还有东汉末荀悦撰写的《汉纪》30卷，赵晔撰写的《越绝书·12卷（今存10卷），还有袁康撰写的《吴越春秋》25卷（今存15卷）。

5. 科学技术

纸张的应用，使人们摆脱了竹简木牍的笨重，也摆脱了丝帛的昂贵。考古工作的发现，西安灞桥附近的一个西汉前期的墓葬中就有麻类纤维制成的纸片。新疆罗布淖尔和内蒙古等地的墓葬中也有西汉末和东汉初用植物纤维制成的纸张。东汉和帝元兴元年（公元105年）宦官蔡伦将用树皮、苎麻、破布、渔网等捣成浆液制成质量较好的纸张献给汉和帝，从此造纸术得到了推广和运用，这对文化科技的发展带来极大的方便和帮助。

两汉在科学技术方面的重大成就主要表现在数学、天文、历法和医学等方面。

数学：

西汉中期，我国第一部数学著作《周髀算经》问世。这是讲述天文和历法的书。在计算方面使用了复杂的分数运算和开平方的方法。还用竿标测日影，运用勾股定理计算日高。这是我国最早运用勾股定理的著作。东汉前期，我国另一部数学著作《九章算术》问世，共分九章：①方田（分数四则和平面求面积法），②粟米（粮食贸易计算法），③衰（cui 催）分（计算比例法），④少广（开平方和开立方法），⑤商功（求体积法），⑥均输（计算粮食运输均匀负担的方法），⑦盈不足（盈亏类问题解法）⑧方程（一次方程和正负数），⑨勾股法。全书由246道算术题和解法汇编而成，标志我国古代数学已经形成完整的体系，其中负数、分数运算、联立方程的解法已具世界先进水平。

天文学

汉代的天文学研究成果硕大。东汉安帝时，任命张衡为太史令，并掌天文。张衡撰写了《灵宪》一书，对很多天文现象的描述都较正确。他还在西汉浑天仪的基础上，制作了一种新的浑天仪，以漏水转动，星宿出没，与灵台观象所见的情景相符合。张衡还制作了候风仪和地动仪。候风仪的制法已经失传。地动仪是用精铜制成，圆径八尺，形似酒樽，内置机关，在八个方向安装龙头，各口衔铜丸一枚。哪个方向发生地震，其口中铜丸就会吐出，发出警报。浑天仪和地动仪是人类科学史上的重大发明，也是张衡唯物主义科学世界观的重大发展，对东汉喧嚣一时的鬼神迷信思想是一个有力的打击。

历法

汉武帝时，发现秦统一后制定的《颛顼历》出现了"朔晦月见，弦望满亏"的情况，显然不能再用了。汉武帝命太史令司马迁、星官射姓、历官邓平和民间历算家唐都、落下闳等二十余人改进历法，于汉武帝太初元年（公元前104年）编成有名的《太初历》。它根据天象实测和历年来史官的记录，制定了一百三十五个月的日食周期，依据这个周期，历家可以校正朔望，预知日食。这是西汉时在历法学研究上的一个重大成果。

医学

祖国医学发展到汉代已经达到了高度成熟的阶段，《黄帝内经》、

《神农本草经》、《伤寒论》等医学经典著作的问世，标志着我国的医学科学已经形成了理法方药的科学结构，应该说这已经是世界医学的领先地位。

《黄帝内经》是我国，也是人类最早的医学理论著作，包括《素问》九卷和《针经》九卷（唐以后改称《灵枢》），其成书年代向无定论。按战国时期秦越人作《难经》是取自《内经》的内容加以问难，可见战国时已有此书，但应该不是《素问》九卷、《针经》九卷的十八卷本，此书非一人一时之作，而是前后经过数百年由无数医家相继研究的成果。根据当今学者从语言风格和文字等多方面的的考察，此书的最后的成书应该是由西汉王莽时期精通医学的文人统稿整理完成。书中以医学理论为主，兼及方药、针灸的治疗，含养生（预防医学）、治疗（临床医学）和康复医学为一体，奠定了中医学的理论基础，为医师的理论研究和临床实践有极其重要的指导作用。

《神农本草经》是我国现存最早的药物学专著，其成书年代也说法不一，有人说成书于战国，但最晚不会晚于汉平帝元始元年（公元元年），显然亦非一人一时之作。书中总结了古代药物学研究的成就。首为序例，总论药物理论及配伍规律。共收药365种，分上、中、下三品。其中上品120种，中品120种，下品125种。对每种药物的别名、性味、生长环境及主治功用等都作了叙述。其中不少药物的疗效已经得到现代科学方法的证实。此书为后世我国药物学的研究有着极其重要的参考价值和指导作用。

《伤寒论》，相传为东汉张仲景所著（本人对此有疑问，见前《伤寒论究竟何人所著》），原为《伤寒杂病论》，西晋王叔和将其分为《伤寒论》和《金匮要略》。该书在伊尹《汤液经法》的基础上，总结前人的经验和吸取时人的新成就，将《内经》以来的病因学说、脏腑经络学说同四诊（望、闻、问、切）、八纲（阴、阳、表、里、寒、热、虚、实）等辩证方法结合起来，总结出汗、吐、下、和、温、清、补、消等治疗法则。作者以六经辩证为纲，对伤寒各阶段的辨脉审证大法和立法、用药规律，以条文形式作了较全面的论述。总结了汉代以前有关急性热病及有关病症诊治的丰富经验，奠定了辨证论治的基础，对后世临床医学的发展具有极其深远的影响。

汉代产生过名扬千古的杰出医学家。西汉初的淳于意（约前215～?），曾担任过齐国的太仓长，故又称仓公。他少年时从同郡公乘阳庆学"黄帝、扁鹊之脉书，五色诊病，知人生死，决嫌疑、定可治及药论甚精。"著有《诊籍》，是我国最早的医案学。此外还著有《决死生秘要》一卷（已佚）。东汉时有更享盛名的医学家华佗（110～208），他通晓儒家经书，而酷爱医学，是一位精通内、外、妇、儿各科，又擅长针灸的全才的医学家，他发明了麻沸散，是人类医学史上第一个使用麻醉剂的人，他还发明了五禽戏，流传至今。他著作甚多，惜被曹操杀死狱中而"索火烧之"。佗殁，弟子汇其经验，著《枕中灸刺经》、《内事》、《观形察色并三部脉经》、《华佗方》，宋以后，有《中藏经》一书行世。

总之，有汉一代，在文化艺术、科学技术等方面所取得的成就是广阔的，丰厚的，是为后世启发智慧，育养人才的宝贵而丰足的财富。这也就是我们在谈论皇甫谧时为什么要用如此大的篇幅，从广阔的历史时空加以介绍的原因。

三、皇甫谧的生平概略及其成就

要了解皇甫谧的一生，可从以下几个方面：

1. 少不知学，游荡无度。

皇甫谧有一本记录自身经历及生活琐事的类似编年体的著作，叫《玄晏春秋》，此书早佚，现在只能从《艺文类聚》、《太平御览》《北堂书钞》《初学记》等书中看到一些残存的片断。关于他少不知学的情形，有这样的记录：

> 十七年，春，王正月己酉，予长七尺四寸矣，未通史书，与从姑子梁柳等击壤于路，或编荆为盾，执荻为戈，分陈相刺，有若习兵，共以为乐。母数谴予。予出得瓜果，归以进母。母投诸地曰："《孝经》称：'日用三牲之养，犹为不孝'者，莫大于欣亲。今尔年近乎二十，志不存教，心不入道，曾不怵惕！少慰我心，修身笃学，尔自得之，于我何有？"因对予流涕。予心少感，遂伏史书。（《太平御览》351、607、755）

又《晋书·皇甫谧传》也有这样的记述：

> 皇甫谧，字士安，幼名静，安定朝那人，汉太尉嵩之曾孙也。出后叔父，徙居新安。年二十，不好学，游荡无度，或以为痴。尝得瓜果，辄进所后叔母任氏。任氏曰："《孝经》云：'三牲之养，犹为不孝。'汝今年余二十，目不存教，心不入道，无以慰我。"因叹曰："昔孟母三徙以成仁，曾父烹豕以存教，岂我居不卜邻，教有所阙？何尔鲁钝之甚也！修身笃学，自汝得之，于我何有？"因对之流涕。谧乃感激，就乡人席坦受书，勤力不怠。

一个十七八岁，或说二十挂零的大小伙子，还整天玩儿那种类似今天保龄球似的击壤，或者拿着芦苇棍当武器玩儿童打仗的游戏，甚至为了躲过叔母的责怪，弄些瓜果来讨好她。如此游荡无度，调皮捣蛋，真是不上进，没出息，难怪有人说他是个痴呆子。

这就是少年时代的皇甫谧。人们不禁要问：著作为魏晋首富，身价可与孔子齐名的皇甫谧，怎么是一个贪玩成性不求上进的痴呆呢？

这不能怪他本人，这完全是社会、时代，乃至家境等多种因素造成的。

公元215年（汉献帝建安20年）皇甫谧在古安定郡的朝那镇出生了。其时军阀混战，天下大乱，东汉王朝正在一步一步地走向它的灭亡之路。昔日显赫的皇甫家族已经衰落成农耕之家，其父皇甫叔侯虽然有个孝廉的光环，但没有物质上的实惠，也得靠务农养家。公元216年，才一岁多还不到两岁的皇甫谧，其母病亡，其父无力养活这个婴儿，就把他过继给小静儿的叔父，由叔母任氏抚养，并且由安定朝那迁徙到新安（今河南渑池）。公元217年（建安22年）中原瘟疫流行，出现了曹植在《说疫气》中"或阖门而殪，或覆族而殇"的惨状。建安七子之一的王粲当时在由长安去荆州的途中也见到了这样的情景，写了一首《七哀诗》："出门无所见，白骨蔽平原。路有饥妇人，抱子弃草间。顾闻号泣声，挥泪独不还。未知生死所，何能两相完。"曹操《蒿里行》也写道："白骨露于野，千里无鸡鸣。生民百遗一，念之断人肠。"在天下大乱，民不聊生，颠沛流离时代，还有谁能去顾及到孩子的志向、仕进呢？这是其一。

其二，汉代虽有孝廉、茂才制度来选拔官吏，但东汉长期的宦官专权，各级官员皆由宦官掌控，所以，一般士子再怎么努力也是白搭。皇甫谧的父亲皇甫叔侯就是个孝廉，但也没有官做，还得靠务农为生，这也是造成皇甫谧这样的少年人少无大志的原因。

其三，公元220年，东汉灭亡，曹操控制了北方，建立了曹魏政权，开始了曹、刘、孙争霸的历史时期。而千孔百疮的北中国依然如故，而战争时代和流行的战争故事，则给孩子们带来浓厚的兴趣和强烈的刺激，这就是皇甫谧和他的表兄弟梁柳等喜欢玩儿击壤、打仗等游戏的原因，他们不知道人生的方向，时代把他们麻木了。

2. 叔母泣言，感而向学。

上面所述叔母任氏对皇甫谧如泣如诉的一番话，指责皇甫谧"目不存教，心不入道"，而且以"孟母三徙以成仁，曾父烹豕以存教"来自责："岂我居不择邻，教有所缺？"使皇甫谧非常感怀激动，就师从乡人席坦，悉心向学，刻苦攻读。

叔母任氏的这番话对皇甫谧来讲，是他人生的一个重大转折。

所谓"存教"、"入道"，教，指孔教，道，指儒道。也就是指儒家的典籍和思想学说。也就是修身、齐家、治国、平天下之道。皇甫谧对叔母的话为什么会感激，就是因为叔母的话及时地给他指引了人生的方向，使他"始有高尚之志。"说"及时"，是说早了社会尚在动乱，战争频仍，还没有实现这个问题的空间条件，而当皇甫谧将近二十岁了，曹魏政权虽然忙于跟孙刘争霸，但魏国的日常行政也已走上轨道，如国家对官吏的选拔和任用，已经启动了九品中正制，是要从贵族士林中选用品学兼优的士子。所以叔母的话犹如春风吹过荒原，犹如春雨滋润他的心田，而使之感激，遂拜席坛为师，发奋读书了。当然这不是从识字开始，像皇甫家族这样显赫的贵族之家自是书香传世，虽然社会动乱，家境贫困，但教孩子读书识字还是有的，否则，六七年之后就能写出《帝王世纪》那样的著作是不可能的。

皇甫谧的求学之路，是带经而农，耕读成才，其酷爱读书程度被人比为"书淫"。其《玄晏春秋》有这样一段记录：

"余家素贫窭，昼则愍于作劳，夜则甘于寝寐。及三时之务，书卷生尘，箧不解缄，惟季冬末裁得一旬学尔。或兼夜寐，或戏独否，或对食忘餐，或不觉日夕。是以游出之事，吉凶略绝。富阳男数以全生之道诲予，方之好色，号予为书淫。

为方便一般读者，不妨将其语译一过：

我家一向贫寒困窭，白天勤苦于劳作农活，夜里就睡得很甘甜。每年到春、夏、秋农忙的季节，书卷上就积满灰尘，书箧子也没有工夫开启。唯在腊月下旬的十天，才有十天时间用来学习。其间有时两晚才能睡一次，有时别人在戏耍，而我却在独自读书而不能参与。有时面对食物竟忘了饥饿，有时沉浸在书中竟不知夜晚已经到来。所以外出访亲问友或喜庆吊丧之事大概也都断绝了。富阳的一位男氏多次用房事养生之道教导我，把我的好读比作好色，给我起了个外号叫"书淫"。

这是皇甫谧苦读的自述，为了务农，他一年只有十天的时间用于读书。但这种情况应该不是年年如此，因为《晋书》本传还说他"带经而农""手不辍卷"，他还可以利用田间地头，劳动间隙读书诵经。务农是他生活所迫，也是他在长期的劳动中养成的爱好。他在《玄晏春秋》中说："又好桑农种藏之事，且养鸡鹜，园圃之事勤不舍力焉！"

皇甫谧勤学好问，又特别爱好收集图书。《玄晏春秋》辑自《艺文类聚》八十，又《太平御览》八百七十云："计君又授与《司马相如传》，遂涉《汉书》。读《匈奴传》，不识'撑梨孤涂'之字，有胡奴执烛，顾而问之。奴曰：'撑梨，天子也。言匈奴之号单于，犹汉人有天子也。'于是乎旷然发悟。"

皇甫谧因为"书淫"，所以酷爱图书，晋武帝泰始四年（268）他还打报告向晋武帝借书，"帝送一车书与之。"

由于他勤奋求学，刻苦读书，带经而农，手不辍卷，正如韩愈在《进学解》里所说："口不绝吟于六艺之文，手不停披于百家之编。记事者必提其要，篡言者必钩其玄。贪多务得，细大不捐。焚膏油以继晷，恒兀兀以穷年。"所以他能博综经典百家之言，成为魏晋时期最著名的布衣学者。

3. 沉静寡欲，一生以著述为务。

据前面所引《玄晏春秋》说皇甫谧十七岁时还贪玩游荡，后来听到叔母训诲，才"予心少感，遂伏史书。"又《晋书》本传说："谧乃感激，就乡人席坦受书，勤力不怠。""始有高尚之志．"这里透露给我们两条信息。一是所谓"高尚之志"，是说皇甫谧悉心向学的动力也还是"学而优则仕，仕而优则学"，登阶仕途，光宗耀祖的儒者之愿。二是读书从史书开始，以求学问纵横。从《玄晏春秋》记述计君赠单卷本《司马相如传》"遂涉《汉书》。读《匈奴传》

……"可见他不断地广泛地搜罗阅读史书的情况，终于经过八九年的时间，在魏文帝正始元年（240）皇甫谧二十六岁时他的第一部著作《帝王世纪》问世。

这是一部极有价值的史学著作，全书共十章，第一章至第九章记叙历代各王朝帝位的传承、禅位、定都、帝号、庙号、陵墓等等资料。上自开天辟地，下至三国曹魏王朝终结。第十章《星野历代垦田户口数》记载华夏民族历朝的疆域、地理、面积、户籍、人口数等。由于宋以后《帝王世纪》已佚，此部分内容多为注家和类书摘引。清儒王谟专就诸书摘引《帝王世纪》中历代都域疆界地理沿革的文字辑成《帝王经界纪》一帙。今有刊印本行世。

不过，皇甫谧26岁时问世的《帝王世纪》只有八章，亦即只写到后汉。三国曹魏王朝才到齐王曹芳，所以第九章和第十章是曹魏灭亡后进入西晋王朝（265）后，皇甫谧去世以前完成的。

司马迁的《史记》自黄帝写起，则黄帝以前是个什么样子就不知道了。人们就得像屈原那样"天问"、地问，上猜下猜了。皇甫谧从《开天辟地至三皇》写起，则就填补了这个空白。皇甫谧的三皇是指伏羲、神农、黄帝。说庖牺氏，"风姓也，蛇身人首，"代燧人氏（发明用火）继天而王，在位一百一十年，子孙分为五十九种姓氏，时代传续五万余年。后传女皇女娲氏，也是风姓，又传承十五世，皆袭庖牺氏之号。

庖牺氏后，有神农氏，人身牛首，作耒耜，教民耕作，在位一百二十年，传至榆罔，凡八世，合五百三十年。

神农以后就连接到司马迁《史记》时期的黄帝时代了。因此就有人说皇甫谧把中国历史说前推了五万余年。春秋战国以后，学术思想非常活跃，人们对于史前史的无知，于是就出现了种种猜想，也就层垒地来编造史前史。如《论语》中最早的古人是尧和舜，《庄子》中就有了黄帝，后又有了神农、伏羲。司马迁把有关黄帝的神话写入《史记》，作为信史。而到皇甫谧时代有关上古的神话就更多了，他把这些神话归总起来，且从开天辟地，人类的起源写起，这样就完成了人类的史前史。人类从燧人氏发明用火，到伏羲氏畜养牲畜且庖厨熟食，人类由渔猎经济进入畜牧经济时代，而到神农氏，就进入农耕经济时代了。伏羲女娲的蛇身人面，神农的牛首人身，显然是一种神话，但符合人类的进化论和社会发展论的观点。所以，皇甫谧把史前史这样写下来，是古人史前史观的大总结。

《帝王世纪》甚受后世学的推崇，唐人张守节的《史记正义》、司马贞的《史记补》、宋人裴骃的《史记集解》都引用其资料。

《帝王世纪》问世后，名声大噪。有人劝他"修名广交"。意即劝他求功名，出仕做官。他写了《玄守论》作回答。这一年他三十岁，是齐王曹芳正始五年。

所谓"玄守"，就是守玄。玄是什么？是道。守玄就是守道。

二十岁以前的皇甫谧思想是空虚的，头脑是空白的，经过十年的博综经典，特别在写作《帝王世纪》的过程中，考察历代王朝的兴衰更替，统治者的争夺打斗，官场的腐朽败坏，东汉政权在腐败中灭亡，曹魏政权在杀戮劫夺中取得，这一切使他的思想走进了《老子》《庄子》《周易》所谓三玄的境界，不慕荣华富贵，淡于功名利禄，静心寡欲，全身养性，守玄向道。他自号玄晏先生应该就是这时开始的。所以他回答说：**"谧以为非圣人孰能兼存出处，居田里之中亦可以乐尧舜之道，何必崇接世利，事官鞅掌，然后为名乎？"**译成今语："皇甫谧认为，不是圣人谁能同时做到出世为官和居家为民呢？居住在乡野田里之中，也可以喜爱尧舜之道，何必要崇尚交接世俗利禄去为做官的事务烦劳然后出名呢？"又说："清贫是读书人的常事，低贱是道的本质。处在通常贫贱的地位而能得到道的本质，就终身免以忧愁了。这于富贵扰乱精神、耗损正气相比，哪一种更好呢"他还说："最高的的道是不减损，最高尚的德行是不增益。为什么呢？是因为道德完备了。…安心于道的厚实不薄的真正处境，立身于减损和增益之外，遨游于形骸之表，我的道就完备了。"于是他决定不去做官。

皇甫谧的这种解释性的论文尚有《释劝论》、《让征聘表》两篇，都是为辞征明志，不愿做官而写的。都是用主客问答的形式，用词对仗骈俪，语言铿锵流畅，音韵和谐优美，读来朗朗上口，显然有汉赋的流风。

《释劝论》作于晋武帝司马炎泰始元年（265），武帝登基，西晋王朝刚刚建立，一方面为收揽人心，另一方面也需要贤才，而此前魏郡及相国司马昭已先后两次征召，司马昭征召的一共37人，其余36人都已经到任，有的拜骑都尉，有的封关内侯，唯独皇甫谧没有应诏。所以这一次是武帝亲自下诏敦逼了。他当然是不会去应诏的，于是朋友中有的就以常言相劝，有的为他因违命而担忧。为了回答朋友们的劝和忧，他写了这篇《释劝论》。

文章用主客问答的形式，说古论今，曲折地诉说他不能为官的缘由，最后一段是总结性的归纳："**夫才不周用，众所斥也；寝疾弥年，朝所弃也。是以胥克之废，丘明列焉；伯牛有疾，孔子斯叹。**"意思是说，才学不够，不能为国家所用，是众人要排斥的；整年躺在病床上，朝廷也是要废弃不用的。因此春秋时的胥克患有蛊症，晋灵公就把他废了，这件事左丘明写在《左传》里；冉伯牛得了重病，孔子也只能远远地离开他叹息了。下面又写了黄帝、岐伯、扁鹊、文挚、医和、仓公、华佗、仲景这些医学人物。说此生遗憾的是没有遇到他们，所以他向晋武帝乞求，能够让他读完这些最喜爱的宝书，体察他的辛苦，希望能够对陛下有所感动，让我待罪独处在家中。

然而武帝并未许可，《晋书》本传曰："其后武帝敦逼不已。"皇甫谧于泰始三年（267）又上书陈情，自称草莽臣，写了《让征聘表》。让，是辞让的意思。表，是一种上行文书，是臣民给皇帝打的报告。文中首先说明了他屡征不仕的原因："臣以疤弊，迷于道趣，因疾抽簪，散发林皋，人纲不闲。"现在的情况是"久婴笃疾，躯半不仁…于今困劣，救命呼噏…"皇甫谧言辞十分恳切，晋武帝最终听从许可了他的请求。

皇甫谧是中国历史上最彻底的布衣学者，是真正的隐士。他淡于功名利禄，不慕荣华富贵，还可以从他与梁柳的关系中看出来。梁柳是他的表兄，也是发小。二人从小在一起嬉戏玩耍，直到20岁，感情应该是很深厚的。然而当梁柳去赴任阳城太守，有人劝他为梁柳饯行，他却拒绝了。说："柳作布衣时过吾，吾送迎不出门，食不过盐菜，贫者不以酒肉谓礼。今作郡而送之，是贵城阳太守而贱梁柳，岂中古人之道？是非吾心所安也。"

皇甫谧的散文还有两篇响震千古的论文，一是那篇提倡薄葬的惊世骇俗的《笃终论》，二是那篇使洛阳纸贵的《三都赋序》。

《笃终论》是一篇论述丧葬的文章，充分地，甚至彻底地反映了皇甫谧求真归真的生死观。此文写于晋咸宁4年（278），作者64岁。自《周礼》定葬礼以往，王公贵族尽皆遵制行葬，地宫、棺椁、衣物、金银珠宝等等随葬殉物，真是生不带来，死带多多。历代帝王多自登基日起，即行修地宫之事，秦皇陵可谓是前无古人，后无来者了。皇甫谧说："《易》称：'古之葬者，衣之以薪，葬之中野，不封不树。'是以死得归真，亡不损生。"他提出了裸葬的观点："吾欲朝死夕葬，夕死朝葬，不设棺椁，不加缠敛。不修沐浴，不造新服。殡唅之物，一皆绝之。…气绝之后，便即时服、幅巾、故衣，以蘧篨裹尸，麻约两头，置尸床上，择不毛之地，穿坑十尺，长一丈五尺，广六尺。坑讫，举床就坑，去床下尸。…"这真是惊世骇俗的一声轰雷，在当时虽不能移风易俗，但与人类今天能走到火葬，恐怕也不无关系。

晋太康二年（281），皇甫谧67岁。西晋著名文学家秘书郎左思（字太冲，临菑人）用了十年的时间写成《三都赋》（蜀都赋、吴都赋、魏都赋）并自作了序文。据说初无影响，无人理会，后拜见皇甫谧，邀请谧为其作序。序成，富豪之家竞相传钞，遂有洛阳纸贵的佳话。此文是一篇诠赋论赋之作，是在左思序的基础上诠释赋的定义，论述赋的特点、写作原则及赋体文学的源流史。其价值可与曹丕的《典论论文》、陆机的《文赋》相伯仲。

皇甫谧的论文大气磅礴，铿锵有力，底蕴浓厚，读之有鞳鞳鞳鞳之震撼感，其所以如此，是因为他善用赋体的表现能力和大量地运用典故，才使得文章语言优美，节奏鲜明，内容充实。这是因为他博综经典，库藏厚实的缘故。他为写《帝王世纪》，必须要有广泛的阅读，丰厚的积攒，才能足够这部时空广阔，人事繁多的历史著作的写作之用。在写完《帝王世纪》之后，必然还有很多知识、人物、事件、思想的积攒，加之他是以著述为务，依然带经而农，手不辍卷，在书山文海中开凿航行，所获弥多，掌握了大量的历史资料和文献资料。于是就用他自己的思想之光照察寻找，爬罗剔抉，遴选挑拣，终于又写出了《高士传》、《逸士传》、《达士传》、《列女传》等著作。

东汉以来，魏晋连续，社会黑暗，政治腐败，世风卑污，统治者争斗不已。正直贤德之士，皆不愿与统治者合作，或避居乡野，或隐处山林，至于竹林七贤那些人，则是公开地与朝廷冷漠了。当然古代有很多这样的高士、隐士，皇甫谧把他们写下来，实际上是他自己思想光焰的直射，是内心情感的流露，也就知道他屡征不仕的原因了。

晋泰始三年（267）皇甫谧53岁，所著《高士传》、《逸士传》等著作问世。

皇甫谧《高士传序》有云："谧采古今八代之士，身不屈于王公，名不耗于终始，自尧至魏，凡九十余人。虽执节若夷齐，去就若两龚，皆不录也。"这里皇甫谧讲出了他选取标准，要不屈节投身与王公贵族，始终能够保持自己名节的贤人高让之士才能录入。即使像伯夷叔齐那样忠于殷商，不食周粟，隐居首阳山而死，像两龚那样做了官又辞官的行为不定的人，都不收录的。

《逸士传》早佚，在《太平御览》、《世说新语》《三国志》《昭明文选》中尚可觅得十五篇，内容与《高士传》类似，多是隐居民间的品德贤良之士。

《达士传》，史志目录均不见载，唯《御览》四九六引繆斐事，称来自《皇甫谧达士传》，只有寥寥数语："" 繆斐，字文雅，代修儒学，继踵六博士。以经行修明，学士称之，故时人谓之语曰："素车白马繆文雅。"意思说，繆家世世代代研修儒学，接连出了六个博士。因为繆斐通明经学，修饬德行，学士们都称赞说："素车白马繆文雅。"何谓达士？唐孟郊《达士》诗曰："四时如逝水，百川皆东波。青春去不还，白发镊更多。达人识元化，变愁为高歌。倾产取一醉，富者奈贫何？君看土中宅，富贵无偏颇。"看来，达士是齐生死，等荣辱，达天命，知物理的道家人物。而繆斐不像，故有人将其并入《逸士传》中。

《烈女传》，宋后已佚，今尚可从《三国志》、《艺文类聚》、《初学记》、《御览》等书中辑得36篇，所写女子皆刚烈不屈，贞洁守义，宣传了儒家的道德观。

晋咸宁5年（279），《玄晏春秋》问世，谧年65岁。此书宋后已佚，今从《御览》《书抄》《初学记》等丛书中尚可辑得七八篇。章宗源《隋书考证》卷十三说："此书体例，似用编年法，如后世年谱之类。"但查看内容，此说似乎不妥。如："邻人亡斧及鸡，意予窃之。居三日鸡还，斧又自得，邻人大愧。"又；"予朴呐不好戏弄，口又不能谈。"这两条，孰先孰后呢、就看不出了。此书应该是作者平素所见、所遇、所梦、所闻之事，偶尔记之，有顺序，但不一定是编年。如：十二月乙丑日的夜里我做梦来到京城洛阳，又梦到自己从太庙出来，看见很多车马，拿着东西向太庙献礼，说是大将军曹爽被杀了。醒来后告诉给表兄梁析。梁析不信，说他是在做春秋时的曹人之梦。如果不是第二年司马懿制造高平陵事件杀了曹爽，验证了此事，谁知此梦是在哪一年呢？

《晋书》本传云："谧所著诗赋诔颂论难甚多，又撰《帝王世纪》、《年历》、《高士》《逸士》、《烈女》等传、《玄晏春秋》，并重于世。""还有《韦氏家传》、《鬼谷子注》等都已失传。《年历》是写历法的，后人还从类书丛书中辑得《帝王经界纪》，是讲历史地理的，疑是《帝王世纪》中的内容，当收还原书中。另外，《隋书》载有《朔气长历》，《艺文类聚》载皇甫谧《答辛旷书》，秦荣光、丁国钧的《补晋书艺文志》载有《周易解》、《周易正义》、《地书》、《国都城记》、《郡国记》等皇甫谧所撰书目。

以上就是皇甫谧一生以著述为务，在文学、史学取得的成就。下面我们要谈谈他在医学方面的伟大贡献——《针灸甲乙经》。

祖国医学源远流长，在这医学历史的长河中，产生了无数的医学家，流传下来的古医书有一万多种。今之学术界推出了中国古代十大名医：扁鹊、华佗、张仲景、皇甫谧、葛洪、孙思邈、钱乙、朱丹溪、李时珍、叶天士。而皇甫谧就赫然在其中的第四位。

古代习医从业者有多种情况，有如范仲淹所说"不为良相，宁为良医"，有拒征不仕而习医者，有罢官无奈或科考不顺而习医者，有自己或家人有病而矢志习医者。那么皇甫谧属于哪一种呢？

皇甫谧《针灸甲乙经序》中有这一段话："甘露中，吾病风加苦聋，百日方治，要皆浅近。"又说："夫人受父母之体，有八尺之躯，而不知医事，此所谓游魂耳！若不精通于医道，虽有忠孝之心，仁慈之性，君父危困，赤子涂地，无以济之。此固圣贤所以精思极论尽其理也。由此言之，焉可忽乎?"这里，他告诉我们，他是因为患了重病才习医的。当然还有一个原因，那就是为了忠君孝亲，不过这是封建社会的政治套话，是当时每个人必须具备的礼教道德观。魏高贵乡公曹髦甘露二年（257），皇甫谧43岁，患了风痹症，"躯半不仁。右脚偏小"。后又误服寒食散，导致"隆冬裸袒食冰，当暑烦闷，加以咳逆，或若温虐，或类伤寒，浮气流肿，"甚至食物不能下咽，"对食垂涕，援刀欲自刺"，幸亏叔母阻止，才免于非命。这是皇甫谧习医的根本原因。

前面说过，祖国医学发展到汉代已经相当成熟，医学理论著作《黄帝内经》（含《素问》和《灵枢》）、药物学著作《神农本草经》、方剂学著作《伤寒论》都已问世，且这些书和《汉志》中所列医书，甚或其他医书皇甫谧差不多都已读过，这些都为他习医提供了良好的基础。现在要问，皇甫谧为什么要着重攻针灸呢？这是因为他的病情所迫使的。皇甫谧患的是风痹，《内经》曰："风、寒、湿三气杂至合而为痹。风气胜者为风痹，…"也就是中风，是经络受邪，临床上当以针灸为主，辅以汤剂，因为曾经有医生给他做了一百天的处方治疗，总之是没有什么效果。于是他研究经脉理论，详究腧穴的功能主治，探求针刺方法，并在自己身上试验。终于他发现《内经》内容广博高深，理论阐述较多，切合临床的内容少，又缺乏条理次序。《灵枢》是从本源上论述经脉的，但内容深奥，不易阅览。又有《明堂孔穴针灸治要》，都是黄帝、岐伯临床上看病的事情。三部书内容相同，文辞有很多重复，错杂混乱的地方也很不少。于是习览经方，手不辍卷，遂尽其妙。把这三本书进行编写整理，按事情的类属有序地排列，删掉其中没有用的话，除去重复的内容，选择精华重要的内容，系统地总结了晋代以前的针灸治疗的经验，最后编成十二卷，共120篇，命名为《黄帝三部针灸甲乙经》，简称《甲乙经》。"甲乙"者，顺序次第之义也。内容包括脏腑、经络、腧穴、治疗等方面，书中校正了当时的腧穴总数和穴位共六百五十四个，记述各部穴位的适应症和禁忌，说明了各种操作方法。这是我国第一部针灸学专著，成就辉煌，意义重大，影响广远，该书五世纪就已流传到日本、朝鲜，且被用作教材，国际针灸学会也早就把它用作教材了。

不要误会，认为皇甫谧只是一个针灸文献学家，他在自己身上不知扎了多少针！在别人身上也不知扎了多少针！也不要因此认为皇甫谧只是一个针灸师而不能处方用药！《内经》云："针之理即药之理也。"魏景元二年（261），他47岁，由于病痛难忍，服用寒食散（矿物药，即石药），结果反而加重，自己就用别的方法治疗，后来写出了《解服散说》，此文很有学术价值，后来到公元十世纪日本人丹波康赖将其中很多内容收入他的《医心方》中。他不仅给自己治病，找他看病的人也很不少，上至王公贵族，下至平民百姓，特别是家乡的百姓都去找他看病，不仅用针灸，也处方开药。

皇甫谧在魏晋士林中在文学和史学方面的成就数老大，而他在医学方面的成就和贡献跟他在文学、史学方面的成就比较起来，则更是老大中的老大，他是我国针灸学的鼻祖，他是我国古代十大名医之一！

四、皇甫谧贫困而富有的一生

皇甫谧是中国历史上最彻底的布衣学者，他里居乡野，带经而农，以著述为务，树立了耕读人家的典范，他的儿子童灵、方回亦以务农为生。他的一生是贫困的，物质生活很窘厄；他又是很富有的，他创造了魏晋文人无与伦比的文化财富。他本可以升官发财，过富有的贵族生活，但是他七次被征召，都被他拒绝了。第一次是魏甘露四年（259），45岁，魏郡守召为上计掾，举孝廉。他拒绝了。第二次是魏景元元年（260）他46岁，司马昭立曹奂下诏征皇甫谧等 37 人入朝为官，那 36 人都去了，唯皇甫谧没有去。公元 265 年，他 51 岁，司马炎废曹奂建立晋朝，下诏敦迫皇甫谧应诏入仕，这是他第三次拒诏。第四次是晋泰始二年（266）举贤良方正，拒之。第五次是晋咸宁五年（275），他 61 岁，诏封为太子中庶子，以笃疾固辞。同年又征召为议郎，又诏补著作郎，皆不应。第七次是晋咸宁二年，司隶校尉刘毅请为功曹，他没有应命。皇甫谧以他的三玄思想，不愿与统治者合作，任贫任病，不慕荣华富贵，在污浊的社会政治环境中，能够处污泥而不染，体现了中国古代正直的知识分子的特有的品质和气节。

皇甫谧 215 年出生于灵台朝那镇皇甫湾，第二年，因丧母过继给叔父，由叔母领养，并东迁新安（河南渑池），十七八岁时，在叔母的教育下，发奋读书，一心向学，开始了他以著述为务的人生生涯，41 岁时，叔父的儿子已长大成人，遂还本宗。有人说他还本宗是回到灵台朝那皇甫湾，住在张鳌坡。此说恐怕不一定。因为还本宗是指承嗣和祭祀的问题，不一定要还归故里（如唐刘禹锡），当然去世后得葬于故里。且他他患风痹症时已经 43 岁，操刀自杀被叔母劝阻，说明他还跟叔母在一起。也可能在叔母去世后携带二子归灵台。但这只能是猜测，未见有史料根据。他第七次拒绝征召后，还写了《笃终论》和《三都赋序》这两篇震撼人心和扬名天下的文章，公元 282 年，在他去世前，完成了他划时代的医学著作《针灸甲乙经》。他用他自己的一生塑造了魏晋之际文学家和史学家巨擘的形象，他用他贫病交迫的一生，塑造了中国针灸学鼻祖和中国古代十大名医之一的光辉形象，像一面灿烂的旗帜永远飘扬在中国历史文化的天空！

二十四、灵台皇甫谧针灸医学养生园勒石题词

灵台，殷商时在古密须国内，密须国是殷商的诸侯国，与地处西岐的周国为邻。密须国经常骚扰周围邻国，早就有灭商之念的周文王于公元前 1050 年率师讨伐，灭了密须国，为了庆功纪念，命在此筑台，台成，周文王主持庆典，昭示与民同乐。《诗经·大雅·灵台》有诗称颂。隋朝依台名而置灵台县，属于古安定郡（今平凉市）。历朝都有为灵台修葺者。民国二十三年（1934）时任灵台县长张东野偕同杨虎城将军的十七路军所属陇东绥靖司令杨子恒，筹措编纂了空缺近三百年的《灵台县志》，修复了已经夷毁的古迹灵台，并柬请中央政府及各部院、省市当局军政要人为灵台题字留赠，遂成远近闻名的灵台碑林。2011 年，中共灵台县委为科技兴国，利用灵台的历史文脉，决定打造皇甫谧品牌，修建皇甫谧针灸医药文化养生园，成立皇甫谧国际针灸学院，广招国内外学子，集教学、科研、临床于一园。园内多设景点，勒石刻碑，点缀风景，渲染文化气氛。中国性学会科技开发部部长、作家于承良嘱我撰写词条，遵嘱草成如下，以供选用。

（一）

士安桑梓地，杏林橘井乡。

安定山川秀，灵台文脉长。

（二）

左思三都赋十年，书成竟无人理会。

一经士安作了序，洛阳纸张价昂贵。

（三）

物华天宝，医星曜灵台之分野。

人杰地灵，左丘绪皇甫之群贤。

（四）

文王伐密须，奏凯筑灵台。

人文荟萃地，福祉永是在。

（五）

学宗岐黄著甲乙，泽被苍生惠万代。

更有文章传士林，留与后世育人才。

（六）

钟灵毓秀，周有左丘，

晋有皇甫，隋唐二牛。

自此而后屈指数，

灵台有多少风流！

（七）

灵台福地，一塬两川一面山；

风流人物，一史二宦一针祖。

（八）

人物繁华，灵台多贤才达士。

山川秀丽，杏林有文苑俊彦。

（九）

高山曾孙，神枢宗祖。

子姓后裔，学侔孔儒。

（十）

德泽乡梓，郡望故里。

功垂千秋，学传永世。

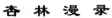
（十一）

誉满杏苑，功侔相业。

（十二）

里居灵台，惠溥华夏。

（十三）

高山仰止，杏林师表。

（十四）

术肇轩岐，望隆卢扁。

（十五）

黄帝针灸甲乙经者，

乃针学大师皇甫谧撰著也。

针学大师皇甫谧者，

就是我灵台县朝那镇人也。

（十六）

千古流芳皇甫谧，

万世敬仰针祖师。

（十七）

一面南山荫杏苑，

两川北水润橘井。

（十八）

叔母泣言，始有高尚之志；

席师受书，学成大才济世。

（十九）

手不辍卷，耽习群籍，

废寝忘食，人称书淫。

（二十）

躬自稼穑，带经而农，

神迷其心，博综经典

（二十一）

沉静寡欲，高尚其志，

以著述为务，先生号玄晏。

（二十二）

焚膏油以继晷，方之好色；

恒兀兀以穷年，真是书淫。

（二十三）

口不绝吟于六艺之文，苦攀书山；

手不停披于百家之编，穷游学海。

（二十四）

贫者士之常，贱者道之实，

处常得实，没齿不忧。

（二十五）

至道不损，至德不益。

何哉？体足也。

（二十六）

耕读成才，垂范后世；

抱疴著述，誉满士林。

（二十七）

魏晋文章伯，

杏林针灸祖。

（二十八）

著作为魏晋首富，

声誉同孔子齐名。

（二十九）

士安七辞征召，

非为执志箕山，

实乃迷于道趣，

故而因疾抽簪。

（三十）

左丘失明，

厥有国语；

皇甫尪瘠，

岂止甲乙？

（三十一）

研精于六艺之府，

散意于众妙之门。

（三十二）

批阅百家，友与古人，

何必修名广交？

针疗民瘼，文育学子，

岂非相国之业？

（三十三）

甲乙传世，育就多少灵枢子；

史传梓行，润养古今儒林生。

（三十四）

杏苑泰斗，

儒林师长。

（三十五）

望灵台，思涌古周文脉；

登荆山，目观今朝气象。

（三十六）

物华天宝，灵台胜牛斗龙光之无价。

人杰地灵，名流岂徐孺陈蕃之可比。

（三十七）

周原膴膴，养我一方人民；

灵台巍巍，荫此多少俊才。

（三十八）

昔文王筑灵台，光显岐丰；

今当政建医园，功在华夏。

（三十九）

昔西伯收钓渭滨，士安额赞；

今县府创建医园，皇甫泉知。

（四十）

灵台无计逃神矢，此乃鲁迅名诗句。

两个灵台不同义，都会通在人心里。

现今创建针医园，告慰先祖皇甫谧。

功在当代垂万世，弘扬光大我中医。

（四十一）

灵光照西岐，周原膴膴。

台辉映东塬，杏林蔚蔚。

（四十二）

经之营之，针医园地，

辉映灵台，民胞物与。

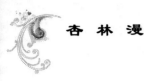
（四十三）

荆山达水，灵台风光美；

皇甫故里，针医养生园，

人皆翘拇指，齐声最最最！

（四十四）

令誉皆因灵台著，

郡望全赖人文萃。

左氏若续春秋传，

谁入子部医家类？

（四十五）

古儒吟灵台，

颂文王仁德。

时彦题医园，

歌太平盛世。

（四十六）

文王灵台，与民同乐。

针医养园，聿怀寿福。

（四十七）

文王台成麋鹿至，

白鹤双翔献瑞来；

针医园地告竣日，

各方纷沓送关怀。

（四十八）

灵台人感灵台福，

灵台赐福灵台人。

皇甫针医养生园，

文定厥祥万古传。

（四十九）

天上众星拱北辰，

世间灵台祐陇人。

皇甫针灸医学园，

功出县门越国门。

（五十）

白鸟翯翯，牝鹿攸伏，

献瑞张公灵台告竣。

鼓乐喧天，鞭炮轰鸣，

庆祝皇甫医园落成。

（五十一）

民胞物与，

利世济众。

（五十二）

弘扬岐黄学术，

光大皇甫精神。

（五十三）

密须易名为灵台，

史载此事在隋代。

欲知士安著甲乙，

请把晋书来打开。

（五十四）

张公葺修灵台成，

各界名流撰诗文。

皇甫医园庆典日，

轰动媒体发新闻。

（五十五）

荆山城北横，

达水东坡流；

八景佳胜地，

医园今新修。

（五十六）

文王灵台昭经传，

医园今创是新闻。

功在千秋当勒石，

传统谓此为宣仁。

（五十七）

灵台八景旧胜迹，

针医养园今新添。

绘得陇东美画图，

沼囿鹿鹤更增艳。

（五十八）

精医理，研阅黄帝内经。

通针术，诵读士安甲乙。

（五十九）

灵台公园东野建，

党政军要倾墨砚，

赖因风教传文脉，

贞珉勒石琳琅遍。

今创皇甫针医苑，

更是国人大盛典。

刻碑题字礼中事，

垂示后人知俊彦。

（六十）

汲井酿浆神仙事，

种杏栽橘医人业。

（六十一）

脉之浮沉弦紧，

请问王叔和；

针之虚实补泻，

当询皇甫谧。

（六十二）

大医精诚，济世利物。

（六十三）

文王灵台，崇德化民；

皇甫甲乙，仁术寿世。

（六十四）

灵台县委，为政务实，

科技兴国，创建医园。

福祉乡里，不朽伟业。

（六十五）

祖国医学，大力弘扬；

针医养生，祐民寿康。

（六十六）

晋代皇甫谧，一生辉煌业：

高士烈女传，儒人多喜阅；

尤推甲乙经，贡献更卓越，

中国杏林子，千秋万代学。

（六十七）

灵台兴医园，得天又独厚。

针灸太祖乡，此条最为优。

当政具慧眼，资源尽筹收，

故能创大业，宏图绘在手。

造福为子孙，千秋万年后。

（六十八）

你看今日灵台人，

大展宏图建家园。

改革开放浪潮滚，

抢速争效换新颜。

兴业岂在百事废

建功要于无中生。

为欲向党献厚礼，

先以杏苑荐轩辕。

（注：杏苑，即灵台县皇甫谧针灸医学养生园。）

（六十九）

文王德业因台著，

左丘功绩赖传名。

卓荦杰出皇甫谧，

一部甲乙常页新。

（七十）

灵台胜迹不湮灭，

皇甫医园映辉光。

领导兴县善决策，

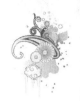

秦陇文化谱新章。

（七十一）

皇甫针灸医学园，

最是灵台闪亮点。

临床教学加科研，

三位一体形成链。

广招中外杏林子

国医之花全球艳。

此事意义非小可，

功大德广史无前。

（2011 年 4 月 29 日于北京）

二十五、贺北京四大名医之孔伯华、施今墨之再传弟子齐来增收徒王耀堂拜师典礼

【绪言】

二〇一一年九月二十五日在首都大酒店举办了京城四大名医之孔伯华、施今墨之再传弟子齐来增收徒王耀堂拜师典礼。到会祝贺者近200人，支持媒体有《中新网》、《健康报》、《中国中医药报》、《半月谈》、《人民政协报》、《京华时报》、《法制晚报》、《中国经济人物》杂志、《世纪人物》杂志等。场面壮观，气氛热烈，盛况空前，开当今中医教育之新面，启人迪思。为有助于理解拜师典礼的意义，兹将师承关系的有关情况略作介绍。

自上世纪二十年起，京城盛传着孔伯华、施今墨、肖龙友、汪逢春四大名医，他们是近百年来中国医学史的宿影，他们的门徒众多，齐来增是孔门和施门的再传弟子，王耀堂则是其四传弟子了。

四大名医是挽狂澜、斗恶浪、砥柱中流的人物，他们是现代中医学的奠基人和开拓者，因此传承他们学术和事业，应该有不平常的意义。

1929年，南京国民政府卫生部的一个委员，叫余云岫，他是从日本学西医回来的，他提出了废除中医的议案。时任行政院长的汪精卫批准了这个议案，下令"取缔中医"，这一下激起了全国中医同仁和广大人民的强烈反对，全国各中医药团体的代表云集上海，3月27日集会通过决议，组织联合请愿团赴南京请愿，孔伯华被选为

华北团的主席，施今墨亦到处奔走呼号，声势浩大。南京政府被迫收回成命。时值汪精卫丈母娘患痢疾，遍请西医名家皆未治愈，有人推荐施今墨，迅快痊愈了。于是南京政府决定成立中央国医馆，任命施今墨为副馆长，请愿斗争取得了彻底胜利。此后，为了发展中医事业，培养中医人才，先后办起了华北国医学院和北平国医学院。1934 年，当局成立中医资格考试委员会，任命四大名医为考试官，负责命题和阅卷，这样，四大名医的称呼就响彻京华了。他们医德高尚，医术精湛，皆以德艺双馨垂范后世。皆弟子众多，学有传承。孔、施二门是齐来增的祖师。

孔伯华（1884～1955），原名繁棣，号不龟手庐主人，山东曲阜人。多次受到周恩来总理的接见，曾任第二届全国政协委员，疗效卓著，投无不效，善用鲜药和石膏，人称孔石膏。著作有《八种传染病证治析疑》、《脏腑发挥》、《藏象发微》、《时斋医话》、《中风》、《痢疾》等。在众多的门人中，王友为是最受其关爱的弟子。

王友为（1925～1984），毕业于北京医学院，为追随孔师，遂投奔其门下。因其是学西医的，但最终还是博得了孔师的喜爱并接受了他。王氏早年丧父，家境贫穷，孔师破例自行出资请来师友为其举办了拜师典礼。王氏跟随孔老十余年，不离左右，深得孔师教诲，尽得其传，成为孔师得意的关门弟子和挚友。孔师生前将自己的验案用墨笔书写，裱糊成册，赠与王友为，以资鼓励和习用。王氏视为珍宝，缜密珍藏，可惜文革期间王受迫害，两次被抄家，先生遗著被撕碎践踏，荡然无存了。孔师逝世后，王友为不久就职于北京中医学院东直门医院，担任临床和教学工作，甚受患者和学生的欢迎。

施今墨（1881～1969），浙江萧山人，原名毓黔，字奖生。近代中医著名临床家、教育家、改革家。曾给孙中山、杨虎城等名人看过病名，解放后亦给中央首长看病，曾任第二、三、四全国政协委员，其学术思想可见于《祝选施今墨医案》、《施今墨临床经验集》、《施今墨对药临床经验集》等书中。文革动乱，施今墨亦受冲击，幸有周总理派邓大姐看望，方能免遭一些罪过。其优秀弟子众多，索延昌亦是其中佼佼者。

索延昌（1918～2000），1937 年毕业于施今墨创办的华北国医学院，悬壶于北京，是京城名医"六君子"之一。著作有《虚证论》、《新脾胃论》。索延昌重视对清末御医生平业绩的搜集整理工作，著有《京城国医谱》一书，为后人在这一领域的研究留下了宝贵的历史文献资料。索延昌门人众多，齐来增是其弟子之一。

齐来增，1946 年 1 月出生，北京人。其外祖父是老中医，受其影响，从小酷爱中医，1965 年拜孔门弟子王友为为师，1967 年又拜施今墨弟子索延昌为师，他是施今墨、孔伯华二门的再传弟子。1984 年他在崇文中医院首创全国第一家男科门诊，得到时任卫生部长的崔月犁的重视和关注，此后又首创全国第一家精子库，他还是把中医男科引进美国走向世界的第一人，是美国南加州东国皇家大学中医学教授，为中医男科事业作出了重大贡献。

王耀堂，原名王庆华，山东金乡县人，1966 年 10 月出生。毕业于济宁医学院，从事临床工作，兼修中医。耀堂早就仰慕齐师之为人及医术，1991 年即已师从之，随齐师学习中医男科，得益匪浅。1993 年创立了济宁生殖医学研究院，2003 年创办青岛育仁中西医结合不孕不育症专科医院。王耀堂随齐师学艺 20 年，继承了齐师的经验，结合现代医学理论，形成了一套行之有效的治疗方法，用于治疗男科常见病、多发病、前列腺疾病、生育困难等，疗效甚佳啊，慕名就医者络绎不绝。

王耀堂现已事业有成，他是青岛育仁医院院长，美国东西方性学研究所研究员，中国人民大学健康管理学院客座教授，全国高等医学院校应用心理学教材编委，发表论文及科普文章 40 余篇，荣获国家七项专利，创新性医学观点 20 余项，多次被新闻媒体采访报道。为了把京城四大名医的文脉引向青岛，特举办此盛大的拜师会，会后又在青岛举办同样规模的感恩答谢会，为进一步继承发展四大名医的事业做更广泛、更深入的工作。任重而道远！

翻开中国教育史，家传师授，师徒传承应该是教育模式的主流，中医学由于其专业学术的特殊性，尤其要注重这种师带徒的教育模式。古代虽有经院式的庠序之教，但中医学子毕业后走出校门就能临床看病恐怕还是很困难的，这就是拜名师为入室弟子的原因。经院式的课堂教育固然不可少，但若不跟老大夫抄方受教，还是单独上不了临床的。

1996 年，国家中医药管理局在人民大会堂举办全国五百名老中医的收徒拜师会，这是中国中医教育史上空前的一大创举。但这是政府行为，一时还很难普及推广。而此次京城四大名医之再传弟子收徒拜师会，是民间行为，易于普及和推广。为了便于社会的仿效，兹特将其主要内容及程序介绍如下：

大会主席台上有一巨大布幕，左上方是师祖孔伯华、施今墨的巨幅照片，下面分别是其入室弟子王友为和索延昌。右边是一行大字：再传弟子齐来增收徒王耀堂拜师仪礼。布幕前方摆放条桌香案，左前一张太师椅。

大会主持人有孔伯华之孙孔令谦担任。上午九时正主持人宣布：京城四大名医之孔伯华、施今墨之再传弟子齐来增收徒王耀堂拜师仪礼正式开始，先请领导讲话；接着，齐来增上香礼拜祭奠先师。接着拜师仪礼开始：齐师于椅子上坐定，弟子耀堂行跪拜礼，呈拜师帖，其文曰：

齐先生大鉴：

后生耀堂，多年仰慕齐先生，欲投门下为徒，请先生不辞。先生医道高明，为人处世为晚辈楷模，学生并愿效之。

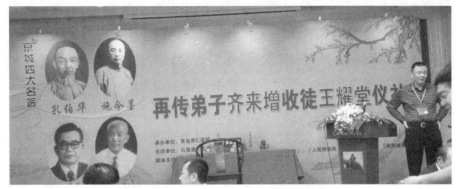

入门后，学生定会刻苦专研，精益求精，悬壶济世，为弘扬祖国医学不懈努力。

诚具名帖，恭行拜师大礼！

主礼：

见证：

老师：

弟子：

公元二〇一一年九月二十五日于北京

齐师读《师回帖》，其文如下：

师回帖

弟子耀堂面前：

切磋琢磨，造就上等之玉器；勤径苦舟，培育优秀之人才。尔宿有宏愿，且善于开创，勤于进取，今投我门下，入为弟子，研求医学，甚慰吾心。吾当悉心持教，传先师之德艺，扬先师之风范，解国学之精粹，述医道之本源，以增汝之德才慧智，以尽我传道、授业、解惑之天职。汝当知晓，医为司命之寄，唯仁者乃可习医。医学之事，亦修、齐、治、平之大业也。临床治病，须当战战兢兢，如履薄冰，谨之慎之。在学期间，乃至此生，愿吾师生携手，为弘扬祖国医学，为人类的卫生健康事业鞠躬尽瘁，奋斗终身！

汝师齐来增谨复

2011 年 9 月 25 日于北京首都大酒店

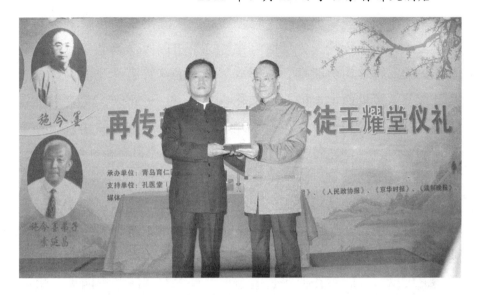

　　主持人宣告"礼成！"然后是来宾讲话致贺词。最后是师傅齐来增致感谢语，收徒拜师会圆满落幕。

　　齐先生的讲话除了对各位来宾表示感谢外，重点讲的是师带徒这种育才模式的认识，讲得很好，因有西医人员对此有异议，故有必要将其全文抄录于下：

　　各位领导、各位师长、各位同道、各位朋友：大家好！

　　今天在这里为我的徒弟王耀堂举行隆重的拜师典礼，我代表全家向各位来宾表示衷心的感谢！

　　为了让我国传统的中医药学发扬光大，后继有人，做好老一辈学术经验的继承工作，师带徒是培养高水平中医临床人才的最佳模式。我作为北京四大名医孔伯华、施今墨的再传弟子，多年来一直十分重视祖国医学的传承和发扬，今天收徒，就是要把我毕生所学和经验全部传授给徒弟。

自古以来，医学教育都是依靠师带徒的模式传授的，张仲景、金元四大家都有师传的记载。清代叶天士先后拜师达十七人之多，兼收并蓄，终成大家。

辛亥革命后，京师名医云集，连同太医院出来的宫廷御医共有二千多人，皆师传授受，梯队有序。这是祖国医学繁荣于民间、资源于民间的特殊历史时期，它形成了庞大的燕京医学流派网，自然也就留下了宝贵而丰富的医药文化科技财富。近年来，北京市政府十分重视名医经验的传承工作，并把它和名医工作室的建设、燕京学派的研究与建设、名医验方的研究与开发等项目有机地结合起来。使人充分认识到"燕京医学流派"是以师承家传的群体医术为基础，以北京四大名医及其学院派门生学术经验为核心，以宫廷学派为亮点，同时将中西医汇通及中西医结合等众多学派融合为一体，形成世人公认的燕京医学整体框架、理论体系以及对后世有影响的人才传承之梯队。开展对孔伯华、施今墨、肖龙友、汪逢春四大名医的研究和建设其研究室，是为了更加深入挖掘他们的学术思想和临床经验，充分认识"燕京医学"的文化底蕴和科技内涵，立足于传承、发扬和创新，促进首都中医药学术的繁荣和提高。1984 年，北京市卫生局曾在全国政协礼堂召开纪念孔伯华诞生 100 周年的大会，1989 年北京成立了施今墨学术研究中心，这些都是为燕京医学的传薪活动而作出的努力。著名科学家钱学森说过："21 世纪医学的主宰者是中医中药。"邓铁涛教授说的更好："21 世纪是中华文化的世纪，是中医药腾飞的世纪！"让我们首都的中医同仁和全国的中医同仁，共同来创造新世纪的中国医药学的辉煌吧！

我今天收徒弟，也是为中医事业培养人才。就我个人来讲，学术并不精深，授徒本无资格。但入师门 46 载，有责任和义务把所学施、孔二师之道传承下去，这是中医人的责任，是祖国医学事业需要！

二十五、贺北京四大名医之孔伯华、施今墨之再传弟子齐来增收徒王耀堂拜师典礼

今天十分荣幸，有这么多前辈和同道见证了如此隆重的拜师会，我同徒弟耀堂表示深深的感谢！我们决心为弘扬祖国医学、丰富传统文化贡献自己的绵薄之力，努力为人民造福。

谢谢大家！

本人亦赴会祝贺，作诗一首，题曰《贺拜师典礼》，并作朗读发言：

京华四医圣，德艺冠群伦。

弟子多才俊，传承厥有新。

来增授高徒，耀堂拜师门。

盛典同仁贺，齐颂杏苑春。

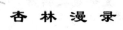

二十六、附录：杏林题咏

赞美籍华人 针学博士　吴奇

　　辛巳孟夏，美籍华人针学博士吴奇应邀来国内巡诊讲学。吴君炉菁于天津中医药大学，后悬壶传道授业于美国加州，德高术精，起躄回春，效验大奇，誉名遠播。此次聆听其讲学，以太太极之理妙解岐黄之学，颇感耳目一新。授课之暇，求诊者甚夥，多为疑难杂症久治不愈者，吴氏针到即效。余亲睹一双目先天失明之盲童，吴氏针下，经络气通，盲童渐渐获明，随即颤声淚下，围观者大为动容，啧啧称神也！特此诗以志之。

　　詩曰：

儀范儒雅才士風，

標格俊逸醫林雄。

學貫中西精易理，

術通古今卓針工。

太極妙道解軒岐，

靈樞神技起庶眾。

兩洋潮水傳美譽，

四海豎家赞吳公。

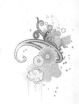

赞连云港老中医　陈广尧

题曰：陈广尧，江苏连云港人，精方剂，工针术，疑难杂症之克星，往往一剂即效，一针即愈，病家皆称誉之。余同感，作此藏头诗以赞之。

陈布岐黄刀圭丹

广施仁术济苍生

尧舜贤德感怀远

令誉传扬海州城

台湾游感

2009 年夏，老干部处组团赴台观光旅游，从台南到台北，其风土人情，皆华夏遗风也。全程令人甚感喜悦而兴奋，特作此诗志之。

昔有海客谈瀛洲，

烟涛微茫信难求。

今圆六十年头梦，

飞越天堑宝岛游。

日月潭涌西子浪，

阿里山延昆仑丘。

天公谱就华夏曲，

两岸儿女共展喉。

即席赋赠韩国罗州大学
韩药系林采圭教授之父

乙酉中秋，余被派任韩国罗州大学讲学，韩药系林采圭教授邀请我赴林府作客，得识其父林元泽公，雅望者也，年八十余，通汉学，工韵律，乃林氏沧溪书院第十代掌门人。余心敬羡深深，因即席赋赠之。

> 名门望族大姓后，
> 郡誉声望响罗州。
> 孔术儒道传薪人，
> 沧溪书院继世胄。
> 丝伦文章渊源深，
> 汉学功底鲜堪仇。
> 今日有幸识林公，
> 明岁请作华夏游。

贺友人之子王冠与隗莹女士新婚

友人王均贵，原北京宣武中医医院院长，过从颇密。庚辰国庆佳节，为其子王冠与隗莹女士假座北京国际饭店举办婚礼，邀请赴宴，即席用手机发此诗为贺。

> 燕尔新婚钟鼓乐，
> 琴瑟友之天作合。
> 采得荇菜连理结
> 冠莹伉俪关睢祝

嵌名诗赠苏树秀

苏树秀，女，美籍华人国际医学会会长，祖籍广西防城港市，出生于越南。其父是慈善家，侨居越南，从事慈善事业，为救助麻风病人，专门开办了一家麻风病医院。越战中随难民人群逃难，举家去了美国。后在洛杉矶加州中医学院学中医，并悬壶开业。专攻中医男科，特回国到中国性学会拜师受业。一日，其师拿来团扇两把，要我为其题句，特草此二首。

（一）赞

苏门女子才士风，
树勋立业杏苑中。
秀兰金桂香飘越，
大洋彼岸井橘红。

（二）题武当学道

桂林漓畔觅屠苏
武当峰上临玉树，
东风化雨天下秀，
学道何须拜仙姑。

杏林一株菩提树（二首）

（一）题青岛育仁不孕不育专科医院并赠王耀堂院长

耀辉满堂放异彩，
堂满耀辉聚英才。
育为化工泽含灵，
仁作慈航济世海。
杏林一株菩提树，
全仗橘井泉水溉。
事业创新人气旺，
荣荣欣欣向未来。

（二）贺育仁医院十周年院庆

今天这个日子，对于育仁医院来说，是个喜庆的日子，是个盛大的节日。十年来，在青岛市开发区相关政府部门的关怀和支持下，在王耀堂院长带领全体职工的辛勤努力下，风雨兼程，已经走过了起步、前进、发展，取得了初步的辉煌历程。育仁医院是专治不孕不育症的专科医院，《诗经》上有"弄璋"、"弄瓦"之说，把生男孩子叫"弄璋之喜"，生女孩叫"弄瓦之庆"，从这个意义上讲，女性的育仁人都可以称作送子观音、送子娘娘，男性的育仁人可以称作送嗣公公，送嗣爷爷。育仁医院又是中西医结合医院，十年来，为开发区人民除疾治病、健康养生作出了重大贡献，被开发区人民称作"健康天使"。俗话说，"十年树木，百年树人"，十年来，育仁医院已经长成了一棵枝叶纷披、本固枝荣、葱绿茂盛的菩提树，凝聚着育仁人的佛心、道心、慈心、善心、仁者爱人之心。今天在这个喜庆的日子，王耀堂院长又把"北京四大名医学术研究中心青岛分中心"在这里举行成立揭牌仪式，将新开创的"国医馆"举行挂牌仪式，又在此举行与开发区龙头山国际养生苑和乳山市东方养生园合作的签字仪式，所以今天这个庆典是育仁医院继往开来、开拓发展，再创辉煌的庆典，应该用最滚烫的语言，最喜悦的心情表示最热烈的祝贺。我写了下面八句话，五十六个字，作为向辛劳敬业的王耀堂院长，向全体育仁人、向育仁十周年的献词：

> 青岛西岸黄海畔，
> 育仁十年庆华诞。
> 慈心济世弄璋瓦，
> 慧手成春送康健。
> 杏林一株菩提树，

寰宇万国养生苑。

耀辉藏马乳山下，①

堂上相业开新篇。

与齐来增教授同贺王耀堂
《决定一生健康的九型人格》出版

九型论著义深广，

作者青岛王耀堂。

哲学医学心理学，

涉及学术有多样。

观点新颖资料丰，

宗旨生命与健康。

博采中外名家论，

命题立意有独创。

我欲因之赞一句，

却恐纸张贵洛阳。

又同贺其《只有医生才知道的一百个健康秘密》出版

吃喝拉撒睡，个中有智慧。

耀堂著此书，助你享百岁。

生活要规律，习惯好行为。

科学求健康，仔细去领会。

勿以事小而不为，积小成大悔莫追。

---

① 指青岛市经济开发区藏马山国际旅游养生园和乳山市东方国际养生园，育仁医院跟他们共创中医药养生基地。

书中道理讲得透，关键在于勤修为。

请君牢记书中语，自会得益有实惠。

保你健康倍儿棒，保你长寿棒儿倍

贺西安协和医院任超院长耳顺寿诞

任重道远，肩荷岐黄，金方济世，福被诸夏，渭曲乐奏庆华诞

超尘脱俗，心洁冰雪，仁术施慈，德香杏苑，秦韵声唱贺甲子

戊子季春手机发送贺联于北京中医药大学

录荣毅仁家训以手机短信示儿寄语其四十岁生日

择高处立，就平处坐，向宽处行。

发上等愿，结中等缘，享下等福。

生日寄语（用吴音读）

人生四十曰不惑，

不惑生辰当庆祝。

世事洞明则不惑，

人情练达即是福。

毋为孔方忘根族，

生命延续人伦足；

即使生子非仲谋，

也是你身掉的肉。